病位病性辨治心法
内科常见病症诊治经验

刘宝厚　丁建文　著

U0332761

人民卫生出版社

图书在版编目（CIP）数据

病位病性辨治心法 / 刘宝厚，丁建文著 .—北京：
人民卫生出版社，2019
ISBN 978 - 7 - 117 - 28161 - 4

Ⅰ.①病…　Ⅱ.①刘…②丁…　Ⅲ.①辨证论治
Ⅳ.① R241

中国版本图书馆 CIP 数据核字（2019）第 030437 号

人卫智网	www.ipmph.com	医学教育、学术、考试、健康，购书智慧智能综合服务平台
人卫官网	www.pmph.com	人卫官方资讯发布平台

病位病性辨治心法

著　　者：刘宝厚　丁建文
出版发行：人民卫生出版社（中继线 010-59780011）
地　　址：北京市朝阳区潘家园南里 19 号
邮　　编：100021
E - mail：pmph @ pmph.com
购书热线：010-59787592　010-59787584　010-65264830
印　　刷：三河市潮河印业有限公司
经　　销：新华书店
开　　本：710×1000　1/16　印张：19
字　　数：222 千字
版　　次：2019 年 3 月第 1 版　2019 年 3 月第 1 版第 1 次印刷
标准书号：ISBN 978-7-117-28161-4
定　　价：58.00 元

打击盗版举报电话：**010-59787491**　**E-mail：WQ @ pmph.com**
（凡属印装质量问题请与本社市场营销中心联系退换）

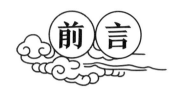

前言

任何病、证都必然会反映出一定的"症"。主症是患者就诊时所陈述的主诉，往往是其当前最痛苦的症状或体征，医生只要抓准主诉，围绕主诉进一步问清发病的时间、发病的原因和诱因、起病的缓急、当前的主要症状，以及与主症相关的其他表现，观察面部气色、舌象，诊脉象，结合中医基本理论知识，便能清楚地认识疾病当前的病变部位（病位）和病变性质（病性），这便是中医诊断疾病的基本原则和方法。如患者自述"咳嗽、咳痰2天，伴有发热"，说明患者的咳嗽为新感外邪所致，与六淫外邪犯肺有关，故其病位在肺卫，病性属风寒或风热；又如患者自述"反复咳嗽10余年，气喘1年"，说明该患者系内伤咳嗽，与脏腑功能失调，外邪袭肺有关。病位多在肺、脾、肾三脏，病性属痰湿，或痰热，或脏腑虚损。有些主症还可明确提示疾病的病位和病性。如：厌食油腻为主者，常提示湿热蕴脾，或肝胆湿热，说明其病位在脾或肝胆，病性属湿热；多食易饥者，多为胃热炽盛，病位在胃，病性属热；又如小便频数、涩痛、短赤，多为膀胱湿热，病位在膀胱，病性属湿热。所以，只要抓准主诉，围绕主诉进行望、闻、问、切，便可得出正确的辨证结论，为论治提供重要依据。

辨证论治是中医诊疗疾病的基本原则和方法，是中医学的核心和精髓。辨证论治包括辨证和论治两大部分。辨证是中医诊断学，论治是中医治疗学。"证候"简称为证，是中医学术体系中特有的概念。它既不是症状，也不是病名，而是疾病发生、发展过程中当前阶段的病位、病性的病理性概括。

中医有很多种辨证方法，如传统的"六经辨证""脏腑辨证""经络辨证""八纲辨证""气血津液辨证""六淫辨证""卫气营血辨证"和"三焦辨证"八种辨证方法。这些辨证方法形成于不同的历史时期，由历代医家根据各自的临床经验及不同角度总结而成，有各自不同的适用范围和特点。因此，其在内容上既有彼此交叉，又有相互重叠，既不能相互取代，又显得各不全面，从而使中医辨证方法显得非常庞杂，给学习中医者带来了不少困惑，也给临证时正确选择和运用辨证方法带来困扰，阻碍了中医学的传承与发展，也是开展国内外学术交流的一大瓶颈。为此，创立规范、统一的中医辨证方法，显得尤为必要。

通过对传统八种辨证方法的剖析、研究和多年来的临床运用，笔者认为，这八种辨证方法的核心内容不外是辨明和确定疾病当前的病变部位（病位）和病变性质（病性）两大要素。如六经辨证中的三阳病证、三阴病证，八纲辨证中的阴、阳、表、里，气血津液辨证中的气、血、津液，三焦辨证中的上、中、下三焦，卫气营血辨证中的卫、气、营、血，脏腑辨证中的五脏六腑，以及经络辨证中的十四经脉等，都是属于病位辨证的内容，即病位辨证；而八纲辨证中的寒、热、虚、实，六淫辨证中的风、寒、暑、热（火）、燥、湿（水、浊），以及病理产物辨证中的痰（饮）、滞、瘀、毒等，则是属于病性辨证的内容，即病性辨证。只有阴阳二纲，既属病位，又属病性，具有双重

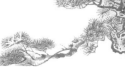

含义。它无所不指，也无所定指，是一个宏观的概念。将病位与病性辨证结合起来，即"病位病性辨证"法。临证时先辨病位，后辨病性，病位病性相结合，就是疾病当前的证。

"病位病性辨证"法，是对中医传统辨证方法的高度整合，起到了删繁就简、提纲挈领的作用。对提高中医辨证的准确性、规范性、统一性具有重大意义，是中医诊断学的一大创新与发展。其详细内容，笔者已在人民卫生出版社出版的《杏林耕耘拾珍——病位病性辨证精要》一书中做了详尽地阐述。这里主要是介绍笔者多年来运用"病位病性辨证"法，辨证论治内科常见病症的一些经验体会，其中包括 35 种常见病症，计 155 个证型，并附验案 83 例，以供中医临床医生、院校师生学习参考使用。不妥之处，望多赐教。

刘宝厚　于兰州翠英门

2018 年 3 月 15 日

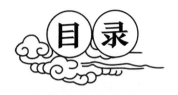

目录

第一章

病位病性辨证法

创立及临床意义

第一节　病位病性辨证法的思路与方法

一、传承与创新并举

　　病位病性辨证是在中医学理论指导下，运用比较、归纳、类比、演绎等方法对四诊所收集的临床资料进行综合分析，以辨别疾病当前的病变部位（病位）和病变性质（病性）的一种方法。这种方法是在继承中医传统8种辨证方法的基础上发展起来的，既涵盖了传统辨证方法的核心内容，又达到了删繁就简、提纲挈领的效果，对提高辨证的准确性、规范性和可操作性有重大意义。如患者表现为黎明前腹痛、腹泻，完谷不化，畏寒肢冷，腰膝酸软，面色㿠白，舌质淡胖，苔白滑，脉沉迟无力。根据中医学藏象学说，脾的生理功能是主运化、主统血，肾具有温煦、固摄、推动与化生作用，能促进人体的新陈代谢和气血津液的化生。根据这一理论就可以确定本病：由于肾阳虚衰，不能温养脾胃，导致脾不运化，故黎明前腹痛、腹泻，完谷不化；阳虚失于温煦，故见畏寒肢冷，腰膝酸软；面色㿠白，舌质淡胖，苔白滑，脉沉迟无力，皆为脾肾阳虚之候。说明本证的病位在脾、肾二脏，病性属阳虚，辨证结论为脾肾阳虚证。这种分析、归纳的辨证方法，既建立在中医学脏腑辨证和八纲辨证的基础之上，又显得提纲挈领，简明扼要。又如患者由于长期思虑过度，出现不思饮食，脘腹胀满，头晕目眩，腹痛泄泻等症，日久之后，逐渐出现消瘦，倦怠，四肢无力，面黄肌瘦等症，这是由于"脾在志为思"，思虑过度影响到脾的运

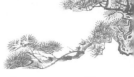

化功能，进而导致气血生化不足。所以其病位在脾气，病性属虚，辨证结论为脾气虚证。治疗就应益气健脾，脾运健旺，气血自生。这足见病位病性辨证法充分体现了传承与创新并举的理念。

二、辨证的思路与方法

病位病性辨证的思维过程，是对患者当前所表现的主要症状和体征，在中医学理论指导下，通过比较、归纳、类比、演绎等方法进行综合分析，对疾病当前的病理反应状态——病位、病性做出客观的判断，提出完整的证名，为治疗提供可靠的依据。譬如患者主诉为腹泻、腹痛，按中医学理论讲，泄泻有虚实之分：外感、食滞泄泻多属实证；脾肾亏虚泄泻多属虚证；肝气乘脾导致的泄泻，属本虚标实证。这就要求医生围绕主诉进行全面、细致地了解和分析病情。如患者因感受风寒，突发腹痛、腹泻，泻下清稀，脘闷纳少，并伴有恶寒、发热、舌苔白厚，脉濡缓者，说明病位在表，在里（胃肠），病性属风、寒、湿，辨证则是外感风寒，内伤湿滞证，治疗应采用藿香正气散加减；若因饮食不节，引起的腹痛、腹泻，伴有脘腹胀满、嗳腐酸臭，舌苔厚腻者，说明病位在胃肠，病性属食滞，辨证则为食滞胃肠证，治疗应采用保和丸加减；若泄泻日久，迁延不愈，伴有疲乏无力、不思饮食、面色萎黄，舌淡苔白，脉细弱者，说明病位在脾、胃，病性属虚，辨证则应考虑为脾胃虚弱证，治疗应采用参苓白术散加减；若泄泻多发于黎明前，肠鸣即泻，泻后则安，伴有形寒肢冷，腰膝酸软者，说明病位在肾阳，病性属虚，辨证则为肾阳虚衰证，治疗则应采用四神丸加减。若腹痛、腹泻与精神情绪有关，伴有腹中雷鸣，攻窜作痛者，说明肝强脾弱（按五行学说来讲，就是木克土），病位在肝、脾，病性属虚实夹杂，辨证则应为肝气乘脾证，治疗则需用痛泻要方加减。

三、审证求因，司外揣内

"证"是中医学特有的概念，是哲学、医理与临床实践的结合。中医辨证的思维方法是"审证求因""司外揣内"，即以疾病临床表现为依据，进行综合分析和归纳，探求病因，明辨病位与病性，为确定相应的立法、处方、用药提供依据。

譬如，痹证是由于风、寒、湿、热等邪气侵入经络，导致肢体筋脉、关节、肌肉经络痹阻，气血运行不畅，发生疼痛、重着、酸楚、麻木，或关节屈伸不利，僵硬、肿大、变形等症状。在疾病过程中，若风邪胜者称行痹，表现以全身关节游走性疼痛为主，病位偏上；寒邪胜者称痛痹，表现为疼痛剧烈，部位固定不移；湿邪胜者称着痹，表现为骨节疼痛，肌肤麻木不仁，病位偏下；热邪胜者称为热痹，表现为关节红肿热痛。足见痹证的病位虽均在关节之气、血，但因病性的风、寒、湿、热侧重不同，临床上可有不同的类型。所以说，病位与病性是组成证的两大要素，是辨证的核心和要点。

四、对虚证的评估方法

为了减少辨证的复杂性，对性质相同、程度不等的证可以采取分度的方法进行表达。如虚证中的阳虚证、阴虚证、气虚证、血虚证，均可采取以下方法：

1. 阳虚证可以用阳虚Ⅰ度来代表，亡阳证可以用阳虚Ⅱ度来代表。

2. 阴虚证可以用阴虚Ⅰ度来代表，亡阴证可以用阴虚Ⅱ度来代表。

3. 气虚证可以用气虚Ⅰ度来代表，气不固证可以用气虚Ⅱ

4

第一章 病位病性辨证法创立及临床意义

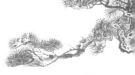

度来代表，气陷证可以用气虚Ⅲ度来代表，气脱证可以用气虚Ⅳ度来代表。

4. 血虚证可以用血虚Ⅰ度来代表，血脱证可以用血虚Ⅱ度来代表。

对于气机失调之气滞、气逆及气闭，笔者亦采取分度的方法进行表达。气滞证可以用气滞Ⅰ度来代表，气逆证可以用气滞Ⅱ度来代表，气闭证可以用气滞Ⅲ度来代表。

第二节　病位病性辨证法的创立

　　笔者通过对传统八种辨证方法的剖析、研究和反复临床验证，提出的"病位病性辨证"法，既体现了中医学理论体系的基本特点，又涵盖了中医传统八种辨证法的核心内容，达到了全面、准确、精炼、规范的目的和要求。

　　笔者认为，病位、病性的内容不宜过于繁杂，既要贯穿中医学理论体系，又能涵盖临床常见症。中医藏象学说中明确提出五脏与人体形、窍、志、液等有密切的联系，如肺在体合皮，其华在毛，开窍于鼻，在志为忧（悲），在液为涕。所以，凡属肺系功能失常所表现的症（如咳嗽、气喘、咯痰、失音等），皮毛、口鼻病变（如出汗多、易感冒、皮毛枯槁、鼻塞流涕、喷嚏频频、嗅觉失灵等），以及情绪低落、悲伤忧愁等病理变化，都应归入于肺；又如脾在体合肌肉、主四肢，开窍于口，其华在唇，在志为思，在液为涎，所以凡脾的功能失常所表现的症候（如腹胀、便溏、食欲不振、倦怠等），肌肉、四肢、口唇（如肌肉消瘦、四肢不举、口淡乏味、口唇淡白等），以及思虑过度、失眠健忘等病理变化，都应归入于脾。其他三脏也都如此，不再赘述。再如病性辨证中所列的暑，其性质与热相同，故应将暑与热相合并，因为暑邪为火热之气所化；再如痰和饮，水和湿，它们都是水液代谢障碍所形成的病理产物，其关系是：湿聚为水，积水成饮，饮凝成痰。其区别仅在于稠浊者为痰，清稀者为饮。所以，痰和饮，水和湿，都应合二为一，不宜单列，

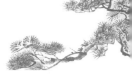

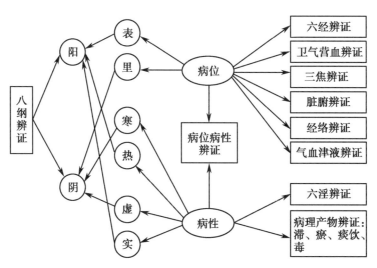

以免重复。至于临床上少见的一些证候，如气陷（指气虚升举无力的重证）、气脱（指元气亏虚至极的危重证）、亡阳（指阳气极度衰微的危重证）、亡阴（指阴津严重耗损的危重证）等，虽都属气虚、阴虚、阳虚至极的重危证，但其性质相同，只是病情程度轻重不等。笔者认为，对阴虚、阳虚、气虚、血虚、气滞证可以采取分度的方法来表示，不宜再单列为病性辨证内容。总之，证的内容越少，医生越容易掌握，可操作性越强，证的组合越多，越能反映病情的多样性和辨证的灵活性。

证是疾病在特定阶段内，机体的病理反应状态。任何复杂的证，都离不开病位、病性两大要素。如表、里、气、血、五脏（肝、心、脾、肺、肾）、五腑（胆、小肠、胃、大肠、膀胱）、脑、女子胞，以及十四经脉等都是属于病位辨证的内容；寒、热（火、暑）、虚（不足、衰弱）、实（亢盛）、风、痰（饮）、湿（水）、燥、滞、瘀、毒等，都是属于病性辨证的范畴。所以，临证时只要抓准病位、病性两大要素，辨证就会迎刃而解。

病位病性辨证与传统八种辨证方法的关系及其衍化，归纳如下图（图1）所示。

图1 病位病性辨证法与传统八种辨证方法的关系与衍化

第三节　病位病性辨证法的临床意义

病位病性辨证法涵盖了中医传统八种辨证方法的核心内容，既体现了中医辨证思维方法，又有规律可循，临证时先辨病位，后辨病性，病位、病性相参，就可得出辨证的结论。其实用价值是：提纲挈领，标准规范；一种方法，临床通用；易于掌握，便于交流。

一、提纲挈领，标准规范

医生临诊时，对望、闻、问、切四诊所得的临床资料进行分析、归纳，首先要找出疾病的病位在表，还是在里，在气分还是在血分，在哪一脏，或哪一腑，哪一条经络，以确定疾病当前的病变部位。然后再辨明病变的性质，是属寒，还是属热、属虚、还是属实，有无风邪、燥邪，有无痰饮、水湿、气滞、血瘀、湿毒等病理产物存在，以确定疾病当前的病变性质。病位与病性明确之后，位性相参，便是辨证的结论。譬如患者的主要症候是心悸，失眠，多梦，头晕眼花，面色萎黄，唇舌色淡，脉细无力。根据脏腑、气血的功能，其病机是血液亏虚，心失濡养，神不守舍所致。于是就可以归纳为病位在心、在血，病性属虚，辨证为心血虚证。所以说，病位病性是辨证的纲领，只要抓准这一纲领，就会得出正确、规范的辨证结论。

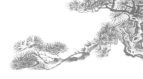

二、一种方法，临床通用

　　临床医学不论是内科，还是外科、儿科、妇科，都是运用中医学理论和中医临床诊断方法来辨明所属疾病的病因、病机、病位、病性、病势，以制订相应的治疗原则和方法的临床学科。所以，病位病性辨证法适用于中医内科、外科、妇科、儿科，以及外感热病各科临床。不论哪一种证候，或多脏腑、多经络病证，均离不开病位与病性两大要素。

三、易于掌握，便于交流

　　病位病性辨证法涵盖了中医传统八种辨证方法的核心内容，将复杂、多元的传统辨证方法进行了高度整合和优化，达到了简明扼要、提纲挈领的效果，避免医生在诊疗疾病时，既要考虑脏腑辨证，又要结合八纲辨证，或六淫辨证，甚至还要考虑有无气滞、血瘀、痰湿、水饮、疫毒等，非常繁杂。而病位病性辨证法，只要辨清、找准疾病的病位和病性，辨证就会一目了然。同时，这一方法规律性强，通俗易懂，便于交流。所以，病位病性辨证法不仅适用于中医学的教学，而且也便于对外交流，让中医走向世界。

第二章

病位病性辨证法

内容、方法和步骤

辨证论治是中医临床治疗疾病的基本法则，包括辨证与论治两大部分。辨证的方法是以中医学的阴阳、五行、脏象、经络、病因、病机等基本理论为指导，通过四诊所收集的病史、症状、体征（包括舌和脉）等，进行分析、归纳，辨明疾病的病因病机、病变部位和病变性质，所做出的综合性判断。论治是根据辨证的结论来确定治疗原则和方法。中医治疗疾病的基本原则，是在整体观念和辨证论治理念指导下制订的，对治疗过程中的立法、处方、用药具有指导意义。其内容可概括为"平调阴阳，整体论治；权衡缓急，治病求本；动态观察，动中施治；医护结合，重视预防"。治疗方法一般是"汗、吐、下、和、温、清、补、消"八法，正如《素问·至真要大论》所说："谨守病机，各司其属，有者求之，无者求之，盛者责之，虚者责之，必先五胜，疏其血气，令其调达，而致和平。"所以说，辨证是决定治疗的前提和依据，论治是治疗疾病的手段和方法。辨证论治在中医学理论体系和临床实践中具有重要意义。举例来说，如患者于近期内暴怒之后，出现胃脘胀满，攻撑作痛，连及两胁，食欲不振，嗳气，大便不畅，舌质红，苔薄白，脉弦等。根据中医脏腑理论，肝主疏泄，性喜舒展、条达。患者由于恼怒伤肝，肝气失于疏泄，气机不畅，横逆犯胃而致胃脘胀满。肝经循行于胁肋，气病游走，故攻撑作痛，连及两胁。气机不利，胃失和降，因而胀满、食欲不振、嗳气、大便不畅。患者发病是由于情志不疏所致，故脾虚湿浊不甚，所以舌质红，苔薄白，脉象弦。通过上述分析来看，病变的病位在肝、胃，病性属气滞，故辨证为"肝气犯胃证"。治疗原则为疏肝理气，和胃止痛。选方柴胡疏肝散加减。药物组成：柴胡 15g，白芍 12g，陈皮 10g，炒枳壳 10g，香附子 10g，川芎 10g，木香 10g，甘草 6g。这就是辨证论治的全过程，亦即中医诊疗疾病的原则

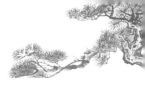

和方法——理、法、方、药。

　　病位病性辨证的核心是从不同角度、不同侧面、不同层次确定疾病的病变部位（病位）和辨明疾病的病变性质（病性）的两大要素。如八纲辨证中的表、里，气血津液辨证中的气、血、津液，脏腑辨证中的肝、心、脾、肺、肾、胆、小肠、胃、大肠、膀胱，奇恒之腑中的脑、女子胞，以及经络辨证中的十四经脉等，都是属于辨明病变部位的内容，即病位辨证。寒、热（火、暑）、虚（不足、衰弱）、实（亢盛）、风、痰（饮）、燥、湿（水）、滞、瘀、毒等，都是属于辨别病变性质的内容，即病性辨证。唯独阴、阳二纲，既属病位辨证，又属病性辨证，两者兼容。它无所不指，无所定指，是一个宏观的概念。将病位辨证与病性辨证结合起来，实行"病位病性辨证"法，是对中医传统辨证方法的高度整合，起到了删繁就简、提纲挈领的作用，对提高中医辨证的准确性、规范性和可操作性具有重大意义，是中医诊断学的一大创新与发展。

第一节　病 位 辨 证

　　"表里""气血""津液""脏腑"和"经络"都是属于辨别疾病病变部位的内容，简称病位辨证。它是根据中医学的阴阳五行学说、病因学说、藏象学说、经络学说等有关内容，结合临床实践，对疾病做出病位辨证，以确定疾病发生在哪一个脏、哪一个腑，哪一条经络，在表还是在里，在气分还是在血分，属阴证（以五脏及阴经病变为主）还是阳证（以五腑及阳经病变为主）。所以病位辨证是中医临床辨证的第一步。现将病位辨证的步骤和方法归纳如下。

一、表里辨证

　　表里是辨别疾病的病变部位和病势深浅趋势的两个纲领。人体的皮毛、肌腠、浅表的经络等部位均属表，脏腑、骨髓、血脉等部位均属里。一般来说：凡病邪在皮毛、肌腠，病位浅在者，属表证，即病位在表；病邪深入脏腑、骨髓、血脉，病位深入者，属里证，即病位在里。在临床实践中，表、里的辨别主要以患者的临床表现为依据，绝不能把表、里机械地理解为人体的解剖部位。

　　外邪侵犯人体，往往是由表入里、由浅而深、由轻而重的传变过程，故辨别表、里，是外感疾病辨证的重要环节。如太阳病属表，少阳病属半表半里，阳明病和三阴病证属里。内伤杂病，起病于里，一般不再辨别表里，而重在辨别病变在脏腑、

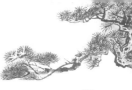

气血、经络的具体部位。

（一）表证

表证多见于六淫、疫疠等邪气，通过皮毛、口鼻侵入人体后所引起的一系列症候，是外感病初期阶段的临床表现。因此，表证多具有起病急、病位浅、病情轻、病程短的特点。其常见于上呼吸道感染、急性传染病及其他感染性疾病的初起阶段。

症候表现： 恶寒（或恶风）发热，头痛，身痛，喷嚏，鼻塞，流涕，咽喉痒痛，咳嗽、气喘，舌质淡红，舌苔薄白，脉浮等。

病机分析： 外邪袭表，正邪相争，阻遏人体卫气的正常宣发和温煦肌肤的功能，故见恶寒、发热；外邪束表，经气郁滞不畅，不通则痛，故头痛、身痛；肺主皮毛，鼻为肺窍，皮毛受邪，内应于肺，鼻咽不利，引发肺气宣发不利，因而出现喷嚏、鼻塞、流涕、咽喉痒痛；肺气失宣，故咳嗽、气喘；病邪在表，尚未入里，故见舌质淡红，舌苔薄白；正邪相争于表，脉气鼓动于外，故脉浮。

辨证要点： 恶寒（或恶风）发热，喷嚏，鼻塞，流涕，头身疼痛，咽喉痒痛，脉浮等为主要表现。

（二）里证

里证是病变深入脏腑、气血、骨髓所出现的症候。里证可由表邪不解，内传入里，侵犯脏腑而产生，或病邪直接侵犯脏腑而发病，或由其他原因导致脏腑功能失调而产生。一般来说，旧病，病程长者，常为里证。

症候表现： 里证包括的症候范围很广，临床表现也多种多样，但主要还是取决于脏腑病变的部位。脏腑部位不同，其表现亦各不相同。如：病位在肺，则以咳嗽，咳痰，气喘，胸痛为主；病位在脾胃，则以乏力，纳差，腹痛，腹泻为主；病位在肝，则以胸胁疼痛，口苦咽干，眩晕耳鸣等为主；病位在肾，则见腰膝酸软，腰痛，耳鸣耳聋，须发早白、早脱，牙齿松动，阳痿，遗精，精少不育，月经量少，经闭不孕等；病位在膀胱，常见尿频，尿急，尿痛，尿闭，遗尿及尿失禁等。

病机分析： 形成里证的原因有三个方面：一是外邪袭表，邪气强盛或机体正气虚弱，病邪传里，形成里证；二是外邪直接入里，侵犯脏腑等部位，即所谓"直中"为病；三是情志内伤、饮食劳倦等因素，直接损伤脏腑气血，或脏腑气血功能紊乱而出现的各种症候。一般地说，外感疾病的中、后期阶段，或内伤疾病最为多见。

里证的病位虽然同属于"里"，但仍有浅深之别。一般：病变在腑、在上、在气者较为轻浅；病变在脏、在下、在血者，较为深重。

辨证要点： 以脏腑功能失调为主要表现。

（三）半表半里证

半表半里证指病变既不完全在表，又未完全入里，病位处于表里进退变化之中，邪正分争，枢机不利，胆火内郁，经气不畅所表现的一系列症候。以六经辨证中的少阳病证为典型症候。

症候表现： 寒热往来，口苦，咽干，目眩，胸胁苦满，心烦喜呕，默默不欲饮食，脉弦。

病机分析： 半表半里证在六经辨证中称为少阳病证，是外感病邪由表入里的过程中，邪正分争，少阳枢机不利所表现的证。少阳阳气较弱，邪正分争，正胜则发热，邪胜则恶寒，邪正互有胜负，故见寒热往来；少阳受病，邪热熏蒸，胆热上泛则口苦；津为热灼则咽干；少阳风火上逆，上窜头目，故有目眩；少阳之脉布于胁肋，邪郁少阳，经气不利，故胸胁苦满；胆热木郁，横逆犯胃，胃气上逆，故默默不欲饮食，甚或时时

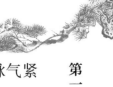

欲呕；胆热上逆，内扰心神，故心中烦扰；胆气被郁，脉气紧张，故见脉弦。

辨证要点：寒热往来，胸胁苦满，口苦、咽干、目眩，脉弦为主要表现。

临床辨证少阳病，其症候表现不可一一求全，临证只要见到能够反映少阳病机的症候，便可作出诊断，正是"有柴胡证，但见一证便是，不必悉具"。

（四）表里同病证

表里同病是指在同一患者身上，既有表证，又有里证的症候。表里同病的形成可概括为以下三种情况：一是发病时同时出现表证与里证的表现；二是表证未解，又出现里证；三是先有内伤里证，病尚未愈而又复感外邪。

症候表现：表里同病，可有以下六种表现。

1. **表里俱寒证** 如患者素体脾胃虚寒，复感风寒之邪，或外感寒邪之后，同时又伤及里，出现恶寒重，发热轻，头身疼痛，鼻塞流涕，脘腹冷痛，大便溏稀，脉迟或浮紧。

2. **表里俱热证** 素有内热之人，又感风热之邪，或外感风热未解，又传及入里，出现发热重、恶寒轻，咽喉疼痛，咳嗽气喘，便秘，尿黄，舌红苔黄，脉数或浮数。

3. **表寒里热证** 表寒未解，又入里化热，或先有里热之人，复感风寒之邪，出现恶寒发热，无汗，头身疼痛，口渴喜饮，烦躁，尿黄便秘，舌红苔黄等。

4. **表热里寒证** 素体阳气不足之人，复感风热之邪，出现发热恶寒，有汗，头痛咽痛，尿清便溏，腹部胀满等症候。

5. **表里俱实证** 如饮食停滞之人，复感风寒之邪，出现恶寒发热，鼻塞流涕，脘腹胀满，厌食便秘，脉浮紧等。

6. **表实里虚证** 素体气血虚弱之人，复感风寒之邪，出现恶寒发热，无汗，头身疼痛，神疲乏力，少气懒言，心悸失眠，舌淡脉弱等。

（五）表证和里证的相互转化

表证和里证相互转化的原因主要取决于正邪盛衰的状况。表证和里证的相互转化，常表现为"由表入里"或"由里出表"两种趋势。人体正气不足，或邪气过盛，或护理不当，或失治、误治等因素，均能导致表证转化为里证。如外感表邪不解，病情发展，出现高热不退，咳喘，痰黄黏稠或带血，口渴，脉洪大等症，说明表邪由表已入里化热，侵袭于肺，形成痰热壅肺的里实热证。若经及时治疗，患者热势减退，咳喘渐平，痰液清稀，脉象缓和，则表示邪气从内向外透达，由里出表，病情逐渐好转。说明：凡病邪由表入里，表示病势加重；病邪由里出表，表示病势减轻。

二、气血辨证

气血辨证是根据气血的生理功能、病理特点，对四诊所收集的各种病情资料，进行分析、归纳，辨别疾病当前病变部位的一种辨证方法。

气血是人体内不断运行着的具有很强活力的精微物质，是构成人体和维持人体生命活动的基本物质，具有推动、温煦、防御、固摄、气化等生理功能。其生成与运行有赖于脏腑生理功能的正常，而脏腑功能活动也依赖于气血的推动与濡养。因此，脏腑功能失调，就必然会影响到气血的生成、敷布与运行，从而产生气血的病变，如气虚证、气陷证、气不固证、气脱证、气滞证、气逆证、气闭证，或血虚证、血脱证、血瘀证、血热证等，其病位分别在气、在血；反之，气血的病变也会导致脏腑功能的失常。如心气虚证、肺气虚证、脾气虚证、肾气虚证

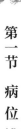

等。所以两者在生理上相互依存，相互促进，在病理上相互影响。故气血辨证与脏腑辨证必须相互结合，互为补充。

（一）气病辨证

气病的范围较为广泛，一是指人体的元气，二是指人体的气机。故气病以气的功能减退和气机的升降出入、调畅通达功能失常为基本病机。

1. 气虚证（气虚Ⅰ度）

气虚证多因先天不足，或后天失养，或久病、重病、劳伤过度、年老体衰等因素，导致机体元气亏虚，脏腑功能减退所致。临床上以心气虚证、肺气虚证、脾气虚证、肾气虚证、胃气虚证最为多见。也可多脏气虚证相兼出现，如心肺气虚证、脾胃气虚证、脾肾气虚证、肺脾气虚证等。

症候表现：疲乏无力，少气懒言，气短，头晕目眩，自汗，动则诸症加重，平素易感冒，舌质淡嫩，脉虚弱。

病机分析：元气不足，脏腑功能减退，故疲乏无力，少气懒言，气短；气虚推动无力，清阳不升，头目失养，则头晕目眩；气虚卫外不固，肌表不密，腠理疏松，故自汗；劳则耗气，故劳累或活动后诸症加重；气虚卫外不固，故易感冒；气虚无力推动血脉上荣于舌，故舌质淡嫩；气虚无力鼓动血脉，故脉虚弱。说明，病位在气，病性属虚。辨证：气虚证（气虚Ⅰ度）。

辨证要点：疲乏无力，少气懒言，脉虚，动则诸症加重为主要表现。

2. 气虚不固证（气虚Ⅱ度）

气虚不固证是指气虚失其固摄的功能，以自汗，或二便、经血、精液、胎元等不固为主要表现。

症候表现：气短，疲乏，舌质淡嫩，脉虚弱，或自汗不止；

或流涎不止；或见遗尿，余溺不尽，小便失禁；或大便滑脱失禁；或各种出血，妇女崩漏；或滑胎、小产；或见男子遗精、滑精、早泄等。

病机分析：气虚不能固摄津液则可表现为自汗、流涎；气虚不能固摄二便，可表现为遗尿，余溺不尽，小便失禁，或大便滑脱失禁；气虚不能固摄血液，则可导致各种慢性出血及妇女崩漏；气虚胎元不固，则可导致滑胎、流产；气虚不能摄精，则见遗精、滑精、早泄。说明，病位在气，病性属虚（气虚Ⅱ度），此证为气虚证的进一步发展，故将其称为"气虚Ⅱ度"。

辨证要点：自汗，或慢性出血，或二便失禁，或遗精、滑精、早泄、滑胎、流产等与气虚症状共见。

3. 气陷证（气虚Ⅲ度）

气陷是指气虚升举无力而下陷的一种病证，是气虚的进一步发展。主要发生在中焦，所以又称为"中气下陷"。

凡是能引起气虚证的原因，均可导致本证的发生。临床以脱肛、子宫脱垂、胃下垂、肾下垂等为常见。

症候表现：头晕眼花，神疲气短，腹部坠胀，或久泄久痢，或见内脏下垂、脱肛、阴挺（即子宫脱垂）等，舌质淡嫩，脉象虚弱。

病机分析：元气大伤，脏腑功能减退，故神疲气短；气虚推动无力，清阳不升，头目失养，则头晕眼花；中气亏虚，脾失健运，清阳不升，气陷于下，则久泄久痢；气虚下陷，无力升举，或临产用力过度，损伤胞络所致，故见内脏下垂，或有脱肛、子宫脱垂。气虚无力推动营血上荣于舌，故舌质淡嫩；气虚无力鼓动血脉，故脉象虚弱。说明，病位在气，病性属虚（Ⅲ度）。此证为气虚证的更进一步发展，故将其称为"气虚Ⅲ度"。

辨证要点：内脏下垂与气虚症状共见。

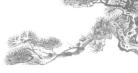

4. 气脱证（气虚Ⅳ度）

气脱证是指元气亏虚已极而欲脱，以气息微弱、汗出不止、脉微等为主要表现的危重证。临床上气脱与亡阳常同时出现，症候亦基本相同，只是亡阳以四肢厥逆为特征，气脱以气息微弱为主症，故临床又常称为阳气虚脱证。

症候表现： 气息微弱而不规则，汗出不止，口开目合，手撒身软，神志淡漠或神志朦胧，面色苍白，口唇青紫，二便失禁，舌质淡白，舌苔白润，脉微欲绝。

病机分析： 多由气虚、气不固发展而来，也可由于大汗、大吐、暴泻、大出血等因素，出现"气随津脱"（大汗亡阳，即严重脱水导致的休克）"气随血脱"（指出血过多，阳气虚脱，即失血性休克），或在长期饥饿、极度疲劳、暴邪骤袭等状态下发生。元气欲脱，则肺、心、脾、肾等脏之气皆衰。肺气衰败，则气息微弱而不规则，汗出不止；心气外脱，则神志淡漠或神志朦胧，面色苍白，口唇青紫；脾气衰败，则口开目合，手撒身软；肾气衰败，则二便失禁；舌质淡白，舌苔白润，脉微欲绝，皆为元气亏虚之候。说明，病位在气，病性属重度气虚，故将其称为（气虚Ⅳ度）。

辨证要点： 气息微弱，汗出不止，神志淡漠或神志朦胧，脉微欲绝为主要表现。

衷中参西： 气脱证与现代医学的休克极为相似，常发生于各种强烈致病因素（包括心泵衰竭、出血、脱水、过敏、严重感染和创伤等）作用下，有效循环血量急剧减少，导致机体组织血流灌注不足为特征的循环衰竭状态。临床主要表现为低血压、心动过速、脉搏细弱、皮肤湿冷及苍白、发音含糊、神志淡漠或烦躁不安、昏迷及代谢性酸中毒、少尿或无尿等。

5. 气滞证（气滞Ⅰ度）

气滞证是指人体某一部位，或某一脏腑、经络的气机阻滞，运行不畅所表现的一系列症候。由于引起气滞的原因不同，气滞部位、病变脏腑各不相同，故其症候表现亦各有特点。临床常见的气滞证有肝郁气滞证、胃肠气滞证、肝胃气滞证。

症候表现：主要表现为胸闷不舒，胸胁或脘腹胀闷窜痛，情志抑郁或易怒，嗳气，纳呆，症状时轻时重，常随情绪变化而增减。妇女可见乳房胀痛，舌红，脉弦。

病机分析：本证多因情志不遂，忧郁悲伤，思虑过度而致气机郁滞；或痰饮、瘀血、食积、虫积、砂石等病邪阻塞，使气机闭阻；或阴寒凝滞、湿邪阻碍、外伤络阻等因素，导致气机不畅；或因阳气不足，脏气虚弱，运行无力，导致气机阻滞。气机阻滞，不通则痛，故胀闷、疼痛；气滞聚散无常，故疼痛多见胀痛、窜痛、攻痛，按之无形，症状时轻时重；若气机舒畅，则症状减轻，故胀痛常在嗳气、肠鸣、矢气、太息后减轻，或随情绪变化而加重或减轻。脉弦为气机不利，脉气不疏之象。说明，病位在气，病性属滞。辨证：气滞证（Ⅰ度）。

辨证要点：胀闷、疼痛、脉弦等为主要表现。

6. 气逆证（气滞Ⅱ度）

气逆证是指人体气机升降失常，当降不降，反而上升，或升发太过所出现的一种病理状态，一般多为实证。临床辨证时，须结合病位、病性，以作出准确的辨证结论。

症候表现：咳嗽，喘促；或呃逆，嗳气，恶心，呕吐；或头痛、眩晕，甚至昏厥，呕血等。

病机分析：气逆一般是在气滞的基础上发展而来的，常因外邪侵袭、饮食失节、痰饮瘀血内阻、强烈寒热刺激、情志过

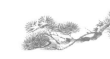

激等所致。由于气逆证有肺气上逆、胃气上逆、肝气横逆等不同，故临床表现亦各不相同。如肺气失于肃降而上逆，则表现为咳嗽，喘促；胃气失于和降而上逆，则表现为呃逆，嗳气，恶心，呕吐；肝气升发太过而上逆，气血上冲，阻闭清窍，轻则头痛、眩晕，重则昏厥；血随气逆，并走于上，脉络受损，血溢脉外，则见呕血等。说明，病位在气，病性属滞（Ⅱ度）。辨证：气逆证（气滞Ⅱ度）。

辨证要点：咳嗽喘促，呃逆，嗳气，恶心，呕吐，头痛、眩晕等为主要表现。

7. 气闭证（气滞Ⅲ度）

气闭证邪气阻闭髓海或脏器、官窍，以致气机逆乱，闭塞不通，以突发神昏晕厥、绞痛等为主要表现的证。

症候表现：突发神昏，晕厥，或脏器绞痛，或二便不通，呼吸气粗、声高，脉沉实有力等症。

病机分析：常因大怒、暴惊、忧思过度等强烈精神刺激，导致神机闭塞；或瘀血、砂石、蛔虫、痰浊等阻塞脉络、管腔，导致气机阻闭；或因溺水、电击等意外事故，致使心肺气闭。极度精神刺激，神机闭塞，神失所主，则见突发神昏，晕厥；有形实邪（痰浊、瘀血、砂石、蛔虫）闭塞气机，故脏器绞痛；气机闭阻不通，则二便闭塞；邪气阻闭，肺气不通，故呼吸气粗、声高；实邪内阻，故脉沉实有力。说明，病位在气，病性属闭。辨证：气闭证（气滞Ⅲ度）。

辨证要点：突发神昏、晕厥，或脏器绞痛，或二便不通等为主要表现。

（二）血病辨证

血病的主要病理变化为血量不足，或血行障碍。其常见证有血虚证、血脱证、血瘀证、血热证和血寒证。

1. 血虚证

凡患者临床表现以血液或某些营养物质的缺乏而致病者，一般称为"血虚证"，属虚证。引起血虚的原因，主要有两个方面：一是血液耗伤过多，主要见于各种急、慢性出血，或久病、重病耗伤营血，或思虑过度，暗耗阴血，或虫积肠道，耗吸营血等；二是血液生化乏源，可见于禀赋不足，或脾胃运化功能减退，或营养不足，或因其他脏腑功能减退，不能化生血液，或瘀血阻络，新血不生等。

症候表现：面色苍白无华或萎黄，眼睑、口唇、爪甲苍白，头晕眼花，心悸，失眠多梦，健忘，手足麻木，妇女经血量少色淡、愆期，甚或闭经，舌淡苔白，脉细弱。

病机分析：血液亏虚，不能濡养头目，上荣舌面，故面色苍白无华或萎黄，眼睑、口唇苍白，头晕眼花；血虚心失所养则心悸，神失滋养则失眠、多梦；血少不能濡养筋脉、肌肤，故手足麻木，爪甲苍白；血虚致血海空虚，冲任失充，故月经量少色淡、愆期，甚或闭经；舌淡苔白，脉细弱均为血虚之象。说明，病位在血，病性属虚。辨证：血虚证。

辨证要点：面、睑、唇、爪甲、舌色苍白、脉细弱为主要表现。

2. 血脱证

血脱证指突然大量出血或长期反复出血，致使血液亡脱，以面色苍白、心悸、脉微欲绝为主要表现的证，又称脱血证。

症候表现：面色苍白，心悸、头晕，眼花、舌质淡白，脉微弱与血虚症状共见。

病机分析：因外伤失血过多，或消化道大量呕血，或妇女突发阴道大量出血，或因长期慢性失血，如吐血、咯血、便血、崩漏、外伤失血等，或因血虚进一步发展，导致血液亡脱。血

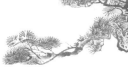

液亡脱，脉络空虚，不能荣润舌、面，故面色苍白，舌淡白；血液亡失，心脏、清窍失养，则见心悸、头晕，眼花，脉象微弱。若出血量过多，使气失依附，还可出现大汗淋漓，四肢厥冷，脉微欲绝等气随血脱的症候。

辨证要点：患者有大量失血病史，面色苍白，心悸，头晕，眼花，脉象微弱。

衷中参西：血脱证即现代医学中的失血性休克，诊断可根据病史（外伤史，内脏出血史，妇女异位妊娠、产后大出血等）和休克表现即可作出诊断。

3. 血瘀证

凡属离经之血液，未能及时消散而留滞于人体组织，或血液运行不畅，瘀积、停滞于经脉或脏腑组织之内者，均为瘀血，由瘀血所引起的种种症候，称为"血瘀证"，属实证。

症候表现：疼痛、肿块、出血、舌质紫暗，或见紫点、紫斑，脉涩或结。其疼痛的特点为刺痛，痛处拒按、固定不移、常在夜间痛甚。肿块在体表者，色呈青紫，在腹内者，触之坚硬，推之不移。出血的特点是出血反复不止，色紫暗或夹有血块。脉络瘀阻则见唇舌青紫或有瘀点、瘀斑，皮肤干燥无光泽（又称肌肤甲错），或有皮下紫斑（皮下出血）、丝状血缕（蜘蛛痣），以及腹部青筋暴露等。

病机分析：气血运行受阻，不通则痛，故有刺痛、拒按的特点；血液瘀积不散，凝结成块，滞留于体表则色呈青紫；滞留腹内，则触之坚硬；气血不能濡养肌肤，则见肌肤甲错；血行障碍，故见面色黧黑、唇甲青紫；脉络瘀阻，皮肤显现丝状血缕、皮下紫斑，以及腹部青筋暴露；舌质紫暗，或见瘀斑、瘀点、脉涩均为瘀血之候。说明，病位在血，病性属瘀。辨证：血瘀证。

根据瘀血阻滞的病位不同，临床常见的血瘀证有心脉痹阻证（心肌梗死）、脑络瘀阻证（脑梗死）、胃肠血瘀证、肝经血瘀证、胞宫血瘀证、胸膈瘀滞证（肝硬化）、下焦瘀滞证、肌肤瘀滞证、脉络瘀滞证、筋骨瘀滞证等。

辨证要点：刺痛，拒按，肿块，皮下紫斑，唇舌青紫或有紫点、紫斑为主要表现。

4. 血热证

多由外感热邪，或情志过极，或过食辛辣燥热之品等因素，化热生火，侵扰血分所致的症候，称为"血热证"。

症候表现：咳血、吐血、衄血、尿血、便血、崩漏、妇女月经量多或月经先期，血色鲜红，质地黏稠，舌红绛，脉弦数。

病机分析：热邪灼伤血络，血不循经，而致出血。由于火热所伤脏腑不同，其出血的部位各异，如：肺络灼伤则咳血、衄血；胃络灼伤则吐血；肾及膀胱络脉灼伤则尿血；肠络灼伤则便血；胞络受损，则见崩漏，女子月经量多或月经先期；邪热煎熬，血液浓缩，故血色鲜红，质地黏稠；舌红绛，脉弦数为血热炽盛，血流涌盛之象。说明，病位在血，病性属热。

辨证要点：出血与实热症状共见。

衷中参西：血热证常见病如过敏性紫癜、血小板减少性紫癜、荨麻疹、再生障碍性贫血、白血病、妇女崩漏等。

5. 血寒证

多因寒邪客于血脉，或阴寒内盛，凝滞脉络，血行不畅而致本证。

症候表现：手足或局部冷痛，肤色紫暗发凉，形寒肢冷，得温则减；或少腹拘急冷痛；或痛经，或月经愆期，经色紫暗，夹有血块；舌淡紫，苔白润或滑，脉沉迟弦涩。

病机分析：寒凝血脉，脉道收引，血行不畅，致手足络脉

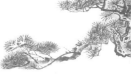

瘀阻，气血流通不畅，故手足或局部冷痛，肤色紫暗发凉；寒邪遏制阳气，阳气不达肌肤与四肢，失去温煦，故形寒肢冷，得温则减；寒滞肝脉，则少腹拘急冷痛；寒凝胞宫，经血受阻，故痛经，或月经愆期，经色紫暗，夹有血块。舌淡紫，苔白润或滑，脉沉迟弦涩为阴寒内盛，血行不畅之象。说明，病位在血，病性属寒。

辨证要点：病变部位拘急冷痛，形寒，肤色紫暗，妇女痛经，或月经愆期，经色紫暗，夹有血块等与实寒症状共见。

三、津液辨证

津液是人体正常水液的总称，包括各脏腑组织器官的内在液体及其正常的分泌物，如胃液、肠液、唾液、关节腔液、涕、泪等，有滋养脏腑、润滑关节、濡养肌肤等作用。其生成运行与脏腑关系密切，特别是肺、脾、肾三脏。

病因分析：多因高热、大汗、暴吐、暴泻、大面积烧伤，或高温作业等因素，导致津液亏虚证。

症候表现：口、鼻、唇、舌、咽喉、皮肤干燥，或皮肤干瘪而缺乏弹性，眼球深陷，口渴欲饮，小便短少而黄，大便干结难解，舌红少津，脉细数无力。

病机分析：津液亏损，人体失于濡润，则见口、鼻、唇、舌、咽喉、皮肤干燥，或皮肤干瘪而缺乏弹性，眼球深陷，口渴欲饮等症；津液耗伤，尿液化生乏源，则小便短少而黄；肠道津液匮乏，失于濡润，以致便干难解；阴津亏少，阳气偏旺，则舌红少津，脉细数无力。说明，病位在津液，病性属虚（亏虚）。辨证：津液亏虚证。

辨证要点：以口渴，尿少，便干，口、鼻、唇、舌、咽喉、皮肤干燥为主要表现。

四、脏腑、经络辨证

脏腑辨证和经络辨证，是以脏腑的生理功能和病理特点，以及经络循行部位为依据，根据四诊所收集的各种病情资料，进行分析、归纳，以辨别疾病当前所在的脏腑部位和经络循行部位的一种辨证方法。

（一）肝（胆）疾病的病位辨证

1. 经络循行部位定位

根据足厥阴肝经和足少阳胆经的经络循行，人体头部的两颞侧及巅顶、耳周围、两胁肋部、少腹及腹股沟部位、外阴，以及两下肢是两经相应循行部位，络属于肝（胆）经。故凡患者症状表现在上述部位时，如头顶及两颞侧疼痛，耳部疾病，两胁肋部胀满疼痛，少腹痛，腹股沟疾患，外阴疾患，下肢相应部位疾患等，其病位均可定于肝（胆）经。

2. 脏腑功能定位

肝的主要生理功能是主疏泄和主藏血。肝主疏泄是指肝有调畅人体全身气机的功能，促进血液与津液的运行和输布，促进脾胃的运化功能，调畅精神情志，有助于女子调经、男子泄精；肝又主藏血，具有贮藏血液和调节血量的功能。胆能贮藏和排泄胆汁，有助于饮食物的消化和吸收。因此，凡有上述功能方面的失调，其病位均可定位于肝（胆）。

3. 肝的附属功能定位

肝位于右胁下，胆附于肝，互为表里。在功能联系上的特点是：肝在体合筋，其华在爪，开窍于目，在液为泪，在志为怒，在声为呼，在变动为握，在味为酸，在色为青，在脉为弦，通于春之气。因此，患者凡有上述功能异常的症候，如爪甲干瘪，眼球活动障碍，直视、斜视，精神反常表现以愤怒呼号为特点，肢体不能屈

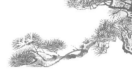

伸自如，反酸，肤色发青，脉弦等，均可定位于肝（胆）。

4. 病因特点定位

肝与怒的情绪反应密切相关，因此凡患者于发病前有明显愤怒或抑郁病史者，其病位均可定位在肝。

5. 常见证型

肝病常见证候有虚、实和虚实夹杂之分。虚证多见肝血虚证、肝阴虚证；实证多见肝郁气滞证、肝火炽盛证、肝经湿热证、寒滞肝脉证；虚实夹杂证多见肝阳上亢证、肝风内动证。胆病的常见证有胆郁痰扰证。现举例如下。

（1）肝血虚证

病因分析：多由脾胃虚弱，或肾精亏损，血源不足，或久病耗伤肝血，或失血过多等而形成。

症候表现：头晕目眩，视力减退，或夜盲，爪甲干枯脆薄，肢体麻木，失眠多梦，妇女月经量少、色淡，甚至闭经，面、唇色淡，舌淡，脉细。

病机分析：肝血不足，头目失养，故头晕目眩，视力减退，或夜盲；爪甲失养则干枯脆薄；筋脉失养则肢体麻木；肝血不足，神魂不安，故失眠多梦；肝血不足，不能充盈冲任之脉，所以，月经量少、色淡，甚至闭经；血虚不能上荣于面、唇、舌，则见面、唇、爪甲苍白，舌淡红；血虚不能充盈脉道，则脉细。说明，病位在肝，在血，病性属虚。辨证：肝血虚证。

辨证要点：眩晕，视力减退，肢体麻木，面、唇、爪甲苍白，舌淡红，脉细为主要表现。

（2）肝阴虚证

病因分析：多因情志不遂，肝郁化火而伤阴，或热病后期，阴液耗伤，或多服、久服辛燥药物，耗伤肝阴，或肾阴不足，水不涵木，累及肝阴所致。

症候表现：头晕眼花，双目干涩，视物不清，胁肋隐隐灼痛，口干咽燥，五心烦热，两颧潮红，潮热盗汗，舌红少苔，脉弦细数。

病机分析：肝阴不足，头目失养，故头晕眼花，双目干涩，视物不清；阴虚内热，虚火内灼，故胁肋隐隐灼痛；阴津亏虚，口咽失润，故口干咽燥；阴虚不能制阳，虚火内蒸，故五心烦热，午后潮热；阴虚内热，迫津外泄，故见盗汗；虚火上炎，故两颧潮红；舌红少苔，脉弦细数为肝阴不足，虚热内生之候。说明，病位在肝，病性属阴虚。辨证：肝阴虚证。

辨证要点：眩晕、目涩、胁肋隐痛与阴虚症状共见。

（3）肝郁气滞证

病因分析：多由精神刺激，情志不遂，郁怒伤肝，或因病邪侵犯，肝失疏泄，气机不畅所致。

症候表现：胸胁、少腹胀满疼痛，走窜不定，情志抑郁，善太息，妇女可见乳房胀痛、月经不调、痛经、闭经，舌红苔白，脉弦。

病机分析：肝失疏泄，经气不利，故胸胁、少腹胀满疼痛，走窜不定；肝气不疏，情志失调，则情志抑郁，善太息；肝失疏泄，气血失和，冲任失调，故月经不调、痛经、闭经；肝气失疏，脉气紧张，故见弦脉。说明，病位在肝、气，病性属郁滞。辨证：肝郁气滞证。

辨证要点：情志抑郁，胸胁、少腹胀痛，脉弦与气滞症状共见。

（4）肝阳上亢证

病因分析：多因肝肾阴亏，阴不潜阳，肝阳亢逆，或长期恼怒焦虑，气火内郁，暗耗阴液，导致阴不制阳，阳亢于上而成。

症候表现：头目胀痛，眩晕耳鸣，面红目赤，急躁易怒，

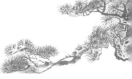

失眠多梦，腰膝酸软，头重脚轻，舌红少津，脉弦或弦细数。

病机分析：肝肾阴亏，不能潜阳，使肝阳亢逆，气血上冲，故头目胀痛，眩晕耳鸣，面红目赤；肝肾阴虚，肝阳亢盛，肝失柔和，故急躁易怒；火热内扰，神魄不安，故失眠多梦；肝肾阴亏，腰膝失养，则腰膝酸软；肝肾阴亏于下，肝阳亢逆于上，上盛下虚，故头重脚轻；舌红少津，脉弦或弦细数为肝肾阴亏，肝阳上亢之候。说明，病位在肝、肾，病性属虚（肾阴）、实（肝阳）夹杂。辨证：肝阳上亢证（阴亏阳亢证）。

辨证要点：眩晕耳鸣，头目胀痛，烦躁易怒，腰膝酸软，头重脚轻等上盛下虚症状为主要表现。

（二）心（小肠）疾病的病位辨证

1. 经络循行定位

根据手少阴心经和手太阳小肠经的循行部位，人体两眼内外眦，面颧部，胸部正中、肩胛部，腋窝、手掌心、上肢内侧沿中指、小指线上相应部位，络属于心（小肠）经。另外，左乳下心尖搏动处，中医学命名为"虚里"，认为是宗气所在部位。所以，凡是患者症状表现在上述部位时，如眼角糜烂，面颧部发红，肩胛痛，腋窝或肘窝病变，手心潮热、多汗，上肢尺侧麻木，心前区闷痛或心慌等，其病位均可定位在心（小肠）。

2. 脏腑功能定位

心的主要生理功能是主血脉、主神明。心主血脉是指心气能推动血液运行。主神明是指心有统师全身脏腑、形体、官窍的生理活动和人的精神、意识、思维等心理活动的作用。因此，凡上述功能方面的失调，就会出现心悸、怔忡、心痛、心烦、失眠、健忘、神志错乱、神志昏迷，以及某些舌体病变等症候。心与小肠相表里。小肠的主要功能是泌别清浊，若其功能失常，就会出现腹胀、腹痛、肠鸣、腹泻或小便赤涩疼痛、小便浑浊

31

等症。因此，凡具有上述表现者，其病位可分别定位在心或小肠。

3. 心的附属功能定位

心与小肠相表里，在功能联系上的特点：在体合脉，其华在面，开窍于舌，在志为喜，在液为汗，通于夏气等。因此，患者凡有上述功能异常的症候，如面色红赤或面色青紫，舌红生疮，口苦，出现精神反常表现，如喜笑不休或易悲伤，汗出过多，脉洪或脉率不齐等，其病位均可定位在心。

4. 病因特点定位

根据藏象学说："喜伤心""大汗亡阳""苦入心"，凡患者发病诱因明显由于喜乐兴奋过度，或汗出太多，或过食苦寒之物所致者，其病位均可以考虑定位在心。

5. 常见证型

虚证多见心血虚证、心阴虚证、心气虚证、心阳虚证；实证多见心火亢盛证、心脉痹阻证、痰蒙心神证、痰火扰神证及瘀阻脑络证。小肠实证有小肠实热证，虚证有小肠虚寒证。现举例如下。

（1）心血虚证

病因分析：多因劳神过度，或失血过多，或久病伤及营血引起；也可因脾失健运或肾精亏损，生血之源不足而导致。

症候表现：心悸、失眠、多梦，健忘，头晕眼花，面色淡白或萎黄，唇舌色淡，脉细无力。

病机分析：心血虚，心失濡养，心动失常，故见心悸；心神失养，神不守舍，则见失眠、多梦；血虚不能上荣于头、面，故见头晕眼花、健忘、面色淡白或萎黄，唇、舌色淡；血少脉道失充，故脉细无力。说明，病位在心、在血，病性属虚。辨证：心血虚证。

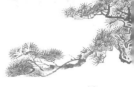

辨证要点：心悸、失眠、多梦与血虚症状共见。

（2）心阴虚证

病因分析：多因思虑劳神太过，暗耗心阴，或温热火邪，灼伤心阴，或肝肾阴亏，不能上济，累及心阴而成。

症候表现：心悸，心烦，失眠，多梦，口燥咽干，形体消瘦，两颧潮红，或手足心热，潮热盗汗，舌红少苔乏津，脉细数。

病机分析：心阴虚，心失濡养，心动失常，故见心悸；虚热扰心，神不守舍，故见心烦，失眠，多梦；阴虚津少，失于滋养，故口燥咽干，形体消瘦；阴不制阳，虚热内生，故手足心热，潮热盗汗，舌红少苔乏津，脉细数。说明，病位在心阴，病性属虚。辨证：心阴虚证。

辨证要点：心悸、心烦、失眠与虚热症状共见。

（3）心气虚证

病因分析：多因素体虚弱，或久病失养，或劳倦过度，或先天不足，或年高气衰等原因而成。

症候表现：心悸怔忡，气短胸闷，精神疲倦，或有自汗，动则诸症加剧，面色淡白，舌质淡红，脉象虚弱。

病机分析：心气不足，鼓动无力，心动失常，故见心悸怔忡；宗气衰少，功能减退，故气短胸闷，精神疲倦；气虚卫外不固，故自汗；动则气耗，故活动劳累后诸症加剧；气虚运血无力，气血不足，血脉不荣，故面色淡白，舌质淡红，脉象虚弱。说明，病位在心，在气，病性属虚。辨证：心气虚证。

辨证要点：心悸怔忡与气虚症状共见。

（4）心阳虚证（心阳虚轻证）

病因分析：多由心气虚弱进一步发展而来，或因其他脏腑病证损伤心阳而成。

症候表现：心悸怔忡，胸闷气短，或心前区疼痛，畏寒肢冷，自汗，神疲乏力，面色㿠白，或面唇青紫，舌质淡胖或紫暗，苔白滑，脉弱或结、代。

病机分析：心阳虚衰，推动、温运无力，心动失常，轻则心悸，重则怔忡；心阳虚衰，宗气衰少，胸阳不展，故见胸闷气短；心脉失其温通而痹阻不畅，故见心前区疼痛；阳虚温煦失职，故见畏寒肢冷；阳虚卫外不固，故见自汗；温运乏力，面部血脉失充，血行不畅，故见面色㿠白，或面唇青紫，舌质紫暗，脉弱或结、代；阳虚水湿不化，故见舌淡胖嫩，苔白滑。说明：部位在心阳，病性属虚。辨证：心阳虚证。

辨证要点：心悸怔忡，或心前区疼痛与阳虚症状共见。

（5）心阳衰竭证（心阳虚重证）

病因分析：多为心阳虚证的进一步恶化，亦可因寒邪暴伤心阳，或痰瘀阻塞心脉引起，还可因失血亡津，气无所依，心阳随之外脱而成。

症候表现：冷汗淋漓，四肢厥冷，面色苍白，呼吸微弱，或心悸，心胸剧痛，神志模糊或昏迷，唇舌青紫，脉微欲绝。

病机分析：心阳衰竭，阳气欲脱，故冷汗淋漓；阳气衰微，不能温煦四肢，故见四肢厥冷；阳气衰微，宗气外泄，故见呼吸微弱；阳气外脱，脉道失充，故面色苍白无华；阳气衰微，血脉痹阻，则见心胸剧痛，唇舌青紫；心神涣散，故见神志模糊，甚则昏迷；心阳衰竭，故脉微欲绝。说明：部位在心阳，病性属衰竭（虚之极度）。辨证：心阳衰竭证（心阳虚重度）。

辨证要点：神志模糊，甚则昏迷，四肢厥冷，脉微欲绝。

衷中参西：心阳衰竭证与现代医学的心力衰竭基本相同。急性左心衰竭多由冠心病、高血压、瓣膜病、心肌炎、先天性心脏病等引起，临床主要表现：呼吸困难，大汗淋漓，面色苍

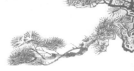

白，口唇青紫，四肢湿冷，皮肤苍白或发绀，血压下降，脉细数。

（6）心火亢盛证

病因分析：多因情志不疏，抑郁化火，或火热之邪内侵，或过食辛辣刺激食物、温补之品，久蕴化火，导致心火内炽，扰神迫血所致。

症候表现：心烦失眠，或狂躁谵语，神志不清，或舌上生疮，溃烂疼痛，或吐血，衄血，或小便赤涩，灼热疼痛，伴见发热口渴，便秘尿黄，面红舌赤，苔黄脉数。

病机分析：心火内炽，热扰心神，故心烦失眠；火热闭窍扰神，故狂躁谵语，神志不清；火热迫血妄行，故见吐血，衄血；心火上炎，故见舌上生疮，溃烂疼痛；心火下移小肠，故见小便赤涩，灼热疼痛。热蒸于外故发热；热盛伤津故口渴，便秘尿黄；火热内盛，故面红舌赤，苔黄，脉数。说明，病位在心，病性属火（火为热之极）、实（亢盛）。辨证：心火亢盛证。

辨证要点：心烦失眠，舌上生疮，吐血，衄血，或小便短赤与实热症状共见。

（7）心脉痹阻证

病因分析：多因气滞、血瘀、痰阻、寒凝等因素诱发，发病多与精神因素有关。故其性质多为本虚标实。

症候表现：心悸怔忡，心胸憋闷疼痛，或呈刺痛，痛引肩背内臂，时作时止，舌质晦暗，或有青紫斑点，脉细涩、结代。

病机分析：心阳不振，失于温运，心脉失养，心动失常，故见心悸怔忡；阳气不运，心脉阻滞不通，故心胸憋闷疼痛；手少阴心经之脉横出腋下，循肩背、内臂后缘，故痛引肩背内臂；瘀阻心脉，故见舌质晦黯，或有青紫斑点；脉细涩、结代皆为瘀血内阻之候。气滞心脉，故发病多与精神因素有关。说明，病位在心经，病性属瘀、滞。辨证：心脉痹阻证。

辨证要点：心悸怔忡，心胸憋闷疼痛与气滞、血瘀、痰阻、寒凝症状共见。

衷中参西：心脉痹阻证相当于现代医学的冠心病。

（三）脾（胃）疾病的病位辨证

1. 经络循行定位

根据足太阴脾经和足阳明胃经的循行部位，人体的鼻根部、头角部、前额部、下颌部、舌部、上齿部、胃脘部、腹股沟、胫骨外侧，均络属于脾（胃）经。故凡患者症状表现在上述部位时，如头顶或额部疼痛，下颌开合不利，上齿痛，舌部疾病，胃脘部疼痛或胀满等，其病位均可定位在脾（胃）。

2. 脏腑功能定位

脾的主要功能为主运化、升清，主统摄血液；胃主收纳、腐熟水谷，以降为和。脾胃同居中焦，是人体对饮食物进行消化、吸收，并输布其精微物质和水液的主要脏器，人体生命活动的延续和气血津液的化生均赖于脾胃运化的水谷精微，故称脾胃为"后天之本"。脾的生理特性是主升清、喜燥恶湿。胃的生理功能是主受纳，腐熟水谷；生理特性是主通降，胃气以降为顺，性喜润恶燥。脾与胃阴阳相合，燥湿相济，升降相因，纳运相助，共同完成饮食物的消化、吸收及精微的输布，化生气血，以营养全身，故称脾胃为"气血生化之源"。若脾的运化、升清、统血功能失常，就会出现食欲不振、腹胀、便溏、浮肿、内脏下垂、慢性出血等。胃的受纳、和降、腐熟功能障碍，就会出现胃脘胀满或疼痛、嗳气、恶心、呕吐、呃逆等症状。故凡临床上出现上述脾胃功能失常有关的症状时，其病位均可定位于脾（胃）。

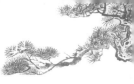

3. 脾的附属功能定位

脾与胃相表里，在功能联系上的特点是：脾在体合肌肉，主四肢，开窍于口，其华在唇，在志为思，在声为歌，在液为涎，在变动为呕吐，噫呃，在味为甘，在色为黄，脉濡等。凡患者临床上出现与上述附属功能相关的症候，如口唇苍白无华，或焦枯皱揭，口腔溃疡，精神反常，表现以喜歌唱为特点，呕吐，噫气，呃逆，口中发甜，吐泻物发甜，黄疸，濡脉，其病位均可定位在脾（胃）。

4. 病因特点定位

根据藏象学说："思伤脾""饮食不节伤胃"，凡患者发病前明显由于思虑过度或饮食不节、暴饮暴食等原因者，其病位均可定位在脾（胃）。

5. 常见证型

脾胃病常见证型有虚、实之分。脾病虚证多见脾气虚证、脾虚气陷证、脾阳虚证、脾不统血证等；脾病实证有湿热蕴脾证、寒湿困脾证。胃病虚证多见胃气虚证、胃阳虚证、胃阴虚证；胃病实证有寒滞胃脘证、胃热炽盛证、食滞胃脘证等。现将临床常见证型简介如下。

（1）脾气虚证

病因分析： 多因饮食不节，或劳倦过度，或忧思日久，或素体脾胃虚弱，或年老体衰，或久病耗伤，失于调养等所致。

症候表现： 食欲不振或纳少，腹胀，食后胀甚，便溏，神疲乏力，少气懒言，肢体倦怠，或浮肿，或消瘦，或肥胖，面色萎黄，舌淡苔白，脉缓或弱。

病机分析： 脾气虚弱，运化无力，水谷不化，故食欲不振或纳少，腹胀，便溏；食后脾气被困，故腹胀愈甚；气虚推动乏力，则神疲乏力，少气懒言；脾失健运，气血生化不足，肢体、肌肉、颜面和舌，失于充养，故肢体倦怠，消瘦，面色萎黄，舌淡；脾虚不能运化水液，水湿留滞，充斥形体，泛溢肌肤，则可见肢体浮肿或形体肥胖；脉缓或弱为脾气虚弱之候。说明，病位在脾、在气，病性属虚。辨证：脾气虚证。

辨证要点：纳少、腹胀、便溏与气虚症状共见。

（2）脾虚气陷证

病因分析：多由脾气虚证进一步发展而来，或因久泻不止，或劳累太过，或妇女孕产过多，产后失于调护等损伤脾气，导致清阳下陷所致。

症候表现：眩晕，久泄，脘腹坠胀，食后益甚，或小便浑浊如米泔，或便意频数，肛门部坠胀，甚或内脏下垂，或脱肛、子宫下垂，神疲乏力，气短懒言，纳少，面白无华，舌淡苔白，脉缓或弱。

病机分析：脾气虚弱，不能将水谷精微吸收并上输头目，头目失养，则见眩晕；脾气虚，水谷精微不能上承，水湿不化，乃至清浊混杂，下注于肠道，则泄泻；脾气虚弱，精微不得输布，下趋膀胱，则小便浑浊如米泔；脾主升举，脾气亏虚，升举无力，故脘腹坠胀；餐后脾气被困，故食后益甚；中气下陷，内脏失于举托，则便意频数，肛门部坠胀，甚或内脏下垂，或见胃、肾、子宫等脏器下垂；脾气虚弱，运化失职，则纳少；脾气虚，气血生化乏源，气虚推动乏力，血虚充养不足，则神疲乏力，气短懒言；面白无华，舌淡苔白，脉缓或弱，皆为脾气虚弱之候。说明病位在脾气，病性属虚衰。辨证：脾虚气陷证（脾气虚之重证）。

辨证要点：眩晕，泄泻，脘腹坠胀，内脏下垂与气虚症状共见。

（3）脾阳虚证

病因分析：多因脾气虚加重而形成，或过食生冷、过用苦

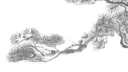

寒药物，或外寒直中，损伤脾阳，或肾阳不足，命门火衰，火不生土所致。

症候表现：腹痛绵绵，喜温喜按，纳少，腹胀，大便溏稀或完谷不化，畏寒肢冷，或肢体浮肿，或妇女白带清稀量多，或小便短少，舌质淡胖或有齿痕，舌苔白滑，脉沉迟无力。

病机分析：脾阳亏虚，阴寒内生，寒凝气滞，不通则痛，故腹痛绵绵，喜温喜按；脾阳虚衰，运化失权，则纳少、腹胀，大便溏稀，甚至完谷不化；脾阳亏虚，温煦失职，则见畏寒肢冷；脾阳不足，水液不化，泛溢肌肤，则肢体浮肿，小便短少；水湿下注，带脉不固，则白带清稀量多；舌质淡胖，边有齿痕，苔白滑，脉沉迟无力，均为脾阳虚衰，阴寒内生，水湿内停所致。说明，病位在脾阳，病性属虚。辨证：脾阳虚证。

辨证要点：腹胀、腹痛、大便溏稀与阳虚症状共见。

鉴别诊断：脾阳虚证与脾气虚证，二证皆以纳少、腹胀，便溏为主症，皆可见全身功能活动减退的症状表现。但脾阳虚证多因脾气虚证病久失治发展而形成，故尚可见畏寒肢冷，腹痛绵绵，喜温喜按及脉沉迟无力等阳虚表现。

（4）脾不统血证（又称气不摄血证）

病因分析：多由久病伤气，或忧思日久，劳倦过度，损伤脾气，导致脾不统血，血溢脉外所致。

症候表现：各种出血，如呕血、便血、尿血、肌衄、鼻衄、齿衄，妇女月经过多、崩漏等，常伴见神疲乏力，气短懒言，食少便溏，面色萎黄，舌淡苔白，脉细弱等脾气亏虚症候。

病机分析：脾气亏虚，统血失职，则血溢脉外，可见各种慢性出血。血液溢出于胃肠，则见呕血、便血；溢出于膀胱，则见尿血；溢出于肌肤，则见肌衄；溢出于鼻、齿龈，则为鼻衄、齿衄；脾虚冲任不固，则妇女月经过多，甚或崩漏。脾气虚弱，运化失健，故食少便溏；气虚推动乏力，则神疲乏力，气短懒言；脾气亏虚，气血生化不足，加之慢性出血，日久营血愈亏，面、舌、脉失于充养，故面色萎黄，舌淡苔白，脉细弱。说明，病位在脾、在气，病性属虚。辨证：脾不统血证（又称气不摄血证）。

辨证要点：各种出血与脾气虚症状共见。

（5）胃阴虚证

病因分析：多因热病后期，或气郁化火，或吐泻太过，或过食辛温香燥之品，耗伤胃阴所致。

症候表现：胃脘隐隐灼痛，嘈杂不舒，饥不欲食，干呕，呃逆，口干咽燥，大便干结，小便短少，舌红少苔，脉细数。

病机分析：胃阴不足，虚热内生，胃失濡养，气失和降，则胃脘隐隐灼痛，嘈杂不舒；胃中虚热扰动，则饥，然胃虚失于和降，故不欲食；胃失和降，胃气上逆，可见干呕、呃逆；胃阴亏虚，津液不能上承，则口干咽燥；不能下润肠道，则大便干结；津液亏虚，尿液化源不足，故小便短少；舌红少苔，脉细数，为阴虚内热之候。说明，病位在胃、在阴，病性属虚。辨证：胃阴虚证。

辨证要点：胃脘隐隐灼痛，饥不欲食与阴虚症状共见。

（6）脾胃虚寒证

病因分析：多因嗜食生冷，或多用苦寒，或久病失养，或其他脏腑病变伤及胃阳，或脾阳气素弱等原因所致。

症候表现：胃痛隐隐，绵绵不休，喜温喜按，空腹痛甚，得食缓解，劳累或受凉后发作或加重，泛吐清水，神疲乏力，四肢倦怠，手足不温，大便溏稀，舌淡苔白，脉虚弱或迟缓。

病机分析：中阳不足，脾胃虚寒，失于温养，则胃痛隐隐，绵绵不休，喜温喜按，空腹痛甚，得食缓解，劳累或受凉后发

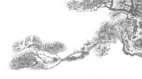

作或加重；阳虚失于温煦，则神疲乏力，四肢倦怠，手足不温；脾胃虚弱，纳运失司，则纳呆食少，泛吐清水，大便溏稀；舌淡苔白，脉虚弱或迟缓，皆为虚寒之候。说明病位在脾胃，病性属虚寒。辨证：脾胃虚寒证。

辨证要点：胃痛隐隐，绵绵不休，喜温喜按，空腹痛甚，得食缓解与阳虚症状共见。

（7）食滞胃脘证

病因分析：多因暴饮暴食，食积不化所致。

症候表现：胃脘胀满疼痛，拒按，厌恶食物，嗳腐吞酸，或呕吐酸馊食物，吐后胀痛得减，或腹胀腹痛，泻下不爽，肠鸣，矢气臭如败卵，大便酸腐臭秽，舌苔厚腻，脉滑。

病机分析：食积胃脘，气机不畅，故胃脘胀满疼痛、拒按；食积于内，腐熟不及，则拒于受纳，故厌恶食物；胃失和降，胃气上逆，食积不化，浊气上逆，则嗳腐吞酸，或呕吐酸馊食物；吐后胃气暂得通畅，故吐后胀痛得减；若积食下移肠道，阻塞气机，则腹胀腹痛，泻下不爽，肠鸣，矢气臭如败卵；腐败食物下注，则泻下不爽，肠鸣，矢气臭如败卵；胃中腐浊之气上蒸，则舌苔厚腻，脉滑。说明，病位在胃，病性属滞（食滞）。辨证：食滞胃脘证。

辨证要点：胃脘胀满疼痛，嗳腐吞酸，泻下臭秽与气滞症状共见。

（四）肺（大肠）疾病的病位辨证

1. 经络循行定位

根据手太阴肺经和手阳明大肠经的循行部位，人体鼻咽部，下牙床，肩背部，胸部，腋窝部，肛门，两上肢肘部，手大拇指、食指，均络属于肺（大肠）经。故凡患者症状表现在上述部位时，如鼻病，咽喉病，下齿龈病，肩部疾患，咳嗽引起的胸痛，手大拇指、食指麻木，肘痛，肛门疾病等，其病位均可定位在肺（大肠）。

2. 脏腑功能定位

肺的主要生理功能有主气、司呼吸，主宣发肃降，通调水道，朝百脉而主治节等。大肠具有传化糟粕的功能，被称为"传导之官"。因此，凡出现上述功能失调有关的症候，如咽喉疼痛、声音嘶哑、喷嚏、鼻塞、流涕、咳嗽、气喘、咯痰、胸闷胸痛等，或便秘、腹泻、腹痛等，其病位均可定位在肺或大肠。

3. 肺的附属功能定位

肺在功能联系上的特点：在体合皮，其华在毛，开窍于鼻，在液为涕，在志为忧（悲），通于秋气。在变动为咳、喘、哮，在味为辛，在色为白。因此，凡患者临床上出现与上述功能相关的症候，如皮毛枯槁，肌表调节功能障碍所致的自汗、盗汗、面色㿠白，咳嗽，哮喘，口辛，精神反常表现以喜哭、善悲为特点，脉浮等，其病位均可定位在肺。

4. 病因特点定位

根据藏象学说："悲伤肺""受寒饮冷伤肺""辛入肺"，凡患者发病明显由于悲哀过度，或受寒饮冷，或过食辛燥之物所致者，均可以考虑定位在肺。

5. 常见证型

肺病证型有虚实之分。虚证有肺气虚证、肺阴虚证，实证有风寒犯肺证、风热犯肺证、燥邪犯肺证、肺热炽盛证、痰热壅肺证、寒痰阻肺证、饮停胸胁证、风水搏肺证等。大肠病常见证型亦有虚实之分。虚证有肠燥津亏证，实证有大肠湿热证、肠道虫积证等。现举例如下。

（1）肺气虚证

病因分析：多因久患肺疾，耗损肺气，或脾虚，肺气生化

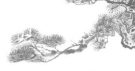

不足所致。

症候表现：咳喘无力，咯痰清稀，少气懒言，语声低怯，动则尤甚，神疲体倦，面色淡白，自汗，恶风，易于感冒，舌淡苔白，脉弱。

病机分析：肺主一身之气，肺气亏虚，宣肃功能失职，气逆于上，故见咳喘；肺气亏虚，津液不布，聚为痰浊，故咯痰清稀；肺气亏虚，宗气生成减少，故见神疲体倦，少气懒言，语声低怯；劳则伤气，稍事活动，肺气益虚，故上述诸症加重；肺气亏虚，宣发卫气无力，气不摄津，故自汗；气虚不能固表，故恶风，易于感冒；面色淡白，舌淡苔白，脉弱，均为气虚之候。说明，病位在肺、在气，病性属虚。辨证：肺气虚证。

辨证要点：咳、喘、痰稀与气虚症状共见。

（2）肺阴虚证

病因分析：多因内伤杂病，久咳耗阴伤肺，或痨虫蚀肺，消烁肺阴所致；亦可由外感热病后期，肺阴损伤所致。

症候表现：干咳无痰，或痰少而黏，甚或痰中带血，声音嘶哑，形体消瘦，口干咽燥，五心烦热，潮热盗汗，两颧潮红，舌红少津，脉细数。

病机分析：肺阴不足，肺失滋润，清肃失司，气逆于上，故干咳、无痰；虚热内生，炼津为痰，则见痰少而黏；阴虚火旺，火灼肺系，咽喉失养，则声音嘶哑；火热灼伤肺络，则痰中带血；肺阴亏虚，机体失濡，则见形体消瘦，口干咽燥；五心烦热，潮热盗汗，两颧潮红，则为阴虚内热之典型见候；舌红少津，脉细数，亦属阴虚内热之症候。说明，病位在肺、在阴，病性属虚。辨证：肺阴虚证。

辨证要点：干咳无痰，或痰少而黏与阴虚证共见。

（3）风寒犯肺证

病因分析： 多因风寒邪气侵犯肺卫所致。

症候表现： 咳嗽，痰稀色白，恶寒发热，鼻塞，流清涕，头身疼痛，无汗，舌淡，苔薄白，脉浮紧。

病机分析： 风寒犯肺，肺气不宣，则咳嗽；宣肃失职，津液不布，故见痰稀色白；风寒袭表，卫阳被遏，肌表失于温煦，故见恶寒；卫阳郁遏与邪相争则发热；风寒侵犯肺卫，肺气失宣，鼻窍不利，故见鼻塞，流清涕；寒邪凝滞经脉，气血运行不畅，故头身疼痛；腠理闭塞，则无汗；舌淡，苔薄白，脉浮紧，乃风寒在表之候。说明，病位在肺，病性属风寒。辨证：风寒犯肺证。

辨证要点： 风寒犯肺证与风寒表证的症状共见。

（4）风热犯肺证

病因分析： 多因风热邪气，侵犯肺卫所致。

症候表现： 咳嗽，痰稠色黄，发热，微恶风寒，鼻塞，流浊涕，口干微渴，咽喉肿痛，舌尖红，苔薄黄，脉浮数。

病机分析： 风热犯肺，肺气上逆，故咳嗽；风热为阳邪，灼津为痰，故痰稠色黄；肺卫受邪，卫气被遏，失于温煦，故恶寒；卫气抗邪，则发热；郁遏卫阳较轻，故热重寒轻；肺系受邪，鼻窍不利，故见鼻塞、流浊涕；肺热上熏咽喉，故咽喉肿痛；风热在肺卫，伤津不甚，故见口干微渴；舌尖红，苔薄黄，脉浮数，乃风热犯表之候。说明，病位在肺，病性属风热。辨证：风热犯肺证。

辨证要点： 咳嗽，痰稠色黄与风热表证的症状共见。

（5）燥热犯肺证

病因分析： 多发于秋季或身处干燥环境，外感燥邪，侵犯肺卫所致。

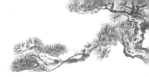

症候表现：干咳无痰，或痰少而黏，难以咯出，咳引胸痛，或痰中带血，或咯血，口、唇、舌、鼻、咽干燥，或见鼻衄，风热恶风寒，少汗或无汗，舌红，少津，苔白干燥，脉浮数。

病机分析：燥热袭肺，肺气失宣，故干咳无痰；肺气失宣，津液不布，燥性干涩伤津，故见少痰或无痰；燥邪伤津，失于润泽，故见口、唇、舌、鼻、咽干燥，少汗或无汗；邪犯卫表，卫气被遏，故见发热恶风寒，脉浮数；舌红，少津，苔白干燥，为燥热之候。说明，病位在肺，病性属燥热。辨证：燥热犯肺证。

辨证要点：干咳无痰，或痰少而黏与燥邪引起的症状共见。

（6）寒痰阻肺证

病因分析：多由痰疾，或复感寒邪，上侵于肺，或因寒湿外邪侵袭于肺，或因中阳受困，寒从内生，聚湿成痰，上干于肺所致。

症候表现：咳嗽，气喘，痰多色白，或喉中哮鸣，胸闷，形寒肢冷，舌质淡，苔白腻或白滑，脉濡缓或滑。

病机分析：寒痰阻肺，肺失宣降，肺气上逆，故见咳嗽，气喘；肺失宣降，津聚为痰，则见痰多色白；痰气搏结，上涌气道，故见喉中哮鸣；寒痰凝滞于肺，肺气不利，故见胸闷；阴寒凝滞，阳气郁而不达，肌肤失于温煦，故见形寒肢冷；舌质淡，苔白腻或白滑，脉濡缓或滑，均为寒饮痰浊内盛之候。说明，病位在肺，病性属寒、痰饮。辨证：寒痰阻肺证。

辨证要点：咳嗽，气喘，喉中哮鸣与寒痰症状共见。

（7）风水搏肺证

病因分析：多因外感风邪，肺卫受病，宣降失常，通调失职，风遏水阻，风水相搏，泛溢肌肤而成。

症候表现： 浮肿始自眼睑、头面，继及全身，上半身肿甚，来势迅速，皮薄光亮，小便短少，或见恶寒重、发热轻，无汗，舌淡、胖大，苔薄白，脉浮紧，或见发热重、恶寒轻，咽喉肿痛，舌红，苔薄黄，脉浮数。

病机分析： 风为阳邪，风邪为患，上先受之，肺居上焦，为水之上源。风邪犯肺，肺宣发肃降失职，水道失于通调，风水相搏，水气泛滥，故浮肿始自眼睑、头面；新感外邪，故发病急速，水肿迅速，皮肤发亮；宣降失司，水液难以下输膀胱，则见小便短少；若风夹寒邪，则伴恶寒重、发热轻，无汗，舌淡，胖大，苔薄白，脉浮紧等症候；若风与热邪相合，则又常伴发热重、恶寒轻，咽喉肿痛，苔薄黄，舌红，脉浮数等症候。说明，病位在肺，病性属风寒或风热。辨证：风水搏肺证。

辨证要点： 起病急剧，颜面浮肿，与表证症状共见。

（8）大肠湿热证

病因分析： 多因时令暑湿热毒侵袭，或饮食不洁，湿热秽浊，积于大肠，伤及肠道气血所致。

症候表现： 腹痛，腹泻，肛门灼热，或暴注下泻，色黄味臭，或下痢赤白脓血，里急后重，口渴，尿短赤，或伴恶寒发热，或但热不寒，舌红苔黄腻，脉滑数或濡数。

病机分析： 湿热侵袭大肠，壅阻气机，故见腹痛；湿热内迫肠道，大肠传导失常，故见腹泻、肛门灼热；湿热蕴积大肠，热迫津液随湿浊下注，可见便次增多，泻如黄水；湿热熏灼肠道，脉络损伤，血腐成脓，则见下痢脓血；湿热蒸迫肠道，肠道气机阻滞，故见里急后重；水液从大便外泄，故见小便短赤；热盛伤津，则见口渴；若热邪炽盛，则见恶寒发热；热盛于里，则但热不寒；舌红苔黄腻，脉滑数或濡数，皆为湿热内蕴之候。说明，病位在大肠，病性属湿热。辨证：大肠湿热证。

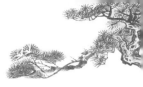

辨证要点：腹痛，腹泻，下痢脓血与湿热症状共见。

（9）津亏肠燥证

病因分析：多因素体阴津不足，或年老阴津亏损，或嗜食辛辣之物，或汗、吐、下太过，或温热病后期耗伤阴液所致。

症候表现：大便干燥，状如羊屎，数日一行，腹胀作痛，或见左少腹包块，口干，或口臭，舌红少津，苔黄燥，脉细涩。

病机分析：津液亏损，肠道失润，传导失职，则大便干燥，状如羊屎，数日一行；燥屎结聚，肠道气机阻滞，则腹胀作痛，或见左少腹包块；腑气不通，秽浊之气上逆，则口气秽臭；阴津亏损，失于濡润，则口干；舌红少津，苔黄燥，脉细涩，皆为阴津亏损之候。说明，病位在大肠津液，病性属虚（亏损）、燥。辨证：津亏肠燥证。

辨证要点：大便干燥，状如羊屎，数日一行与津液亏虚症状共见。

（10）肠道虫积证

病因分析：多因进食不洁的瓜果、蔬菜等，虫卵随食物而入，在肠道内滋生繁殖所致。

症候表现：胃脘嘈杂，腹痛时作，或嗜食异物，大便排虫，或突发腹痛，按之有条索状物，甚至剧痛，或呕吐蛔虫，面黄肌瘦，睡中磨牙，鼻痒，或面部出现白斑，下唇内有白色粟粒样凸起颗粒，白睛见蓝斑。

病机分析：虫居肠道，争食水谷，噬耗精微，故觉胃中嘈杂不舒，久则面黄肌瘦；蛔虫扰动，气机阻滞，则腹痛时作，虫静气畅则痛止，或随粪便而排出体外；若蛔虫钻窜，聚而成团，抟于肠道，阻塞不通，则腹痛且扪之有条索状物；蛔虫上窜，进入胆道，气机逆乱，则右上腹阵发剧痛，呕吐蛔虫；虫积肠道湿热内蕴，循经上熏，故可表现为睡中磨牙，鼻痒，或面部出现白斑，下唇内有白色粟粒样凸起颗粒；肺与大肠相表里，白睛属肺，蛔虫寄居肠道，故可见白睛蓝斑。说明：病位在肠，病性属虫积，辨证肠道虫积证。

辨证要点： 腹痛时作，面黄肌瘦，睡中磨牙，大便排虫或与气滞症状共见。

（五）肾（膀胱）疾病的病位辨证

1. 经络循行定位

根据足少阴肾经和足太阳膀胱经的循行部位，人体头部的巅顶、枕后位、项部、脊背部、腰部、少腹部、膝部、腘窝部、足跟、足心、外阴部等均络属肾（膀胱）经。故凡患者症状表现在上述部位时，如头痛以枕后部为主，或枕后部皮肤多发性疖肿，脊背部痛，腰脊痛或不能转侧屈伸，少腹痛，膝部或足跟痛，外阴疾患等，均可定位在肾（膀胱）。

2. 脏腑功能定位

肾的主要功能有藏精，主生长，发育和生殖，主骨，生髓，通脑，主水，并有纳气等几个方面。膀胱的生理功能主要是贮存和排泄尿液。因此，凡临床上出现与上述功能失调有关的症候，如遗精、早泄、遗尿、尿血、水肿、消渴、尿频、阴道大量分泌物，生长发育障碍等，其病位均可定位在肾或膀胱。

3. 肾的附属功能定位

肾在功能联系上的特点是：在体合骨，生髓，其华在发，齿为骨之余，上开窍于耳，下开窍于二阴，在志为恐，在液为唾，在味为咸，色黑，脉沉，通于冬气等。因此，患者凡有与上述功能相关的症候，如脱发、白发、齿摇、齿脱、耳鸣、面色黧黑、小便失禁等，其病位均可定位在肾或膀胱。

4. 病因特点定位

根据藏象学说，"恐伤肾""房劳伤肾"。凡患者发病明

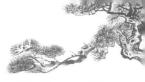

显由于恐惧所引起，或由于房劳过度所致，其病位均可定位在肾。

5. 常见证型

肾病的常见证型以虚证为多，如肾阳虚证、肾阴虚证、肾精不足证、肾气不固证、肾虚水泛证、肾不纳气证等。膀胱病的常见证型为膀胱湿热证。现举例如下。

（1）肾阳虚证

病因分析： 多因素体阳虚，或年高肾亏，久病伤阳，或房室不节等所致。

症候表现： 腰膝酸软、冷痛，畏寒肢冷，下肢尤甚，面色㿠白或黧黑，神疲乏力；或见性欲冷淡，男子阳痿、滑精、早泄，女子宫寒不孕，白带清稀量多；或尿频清长，夜尿多，舌淡苔白，脉沉细无力。

病机分析： 肾阳虚衰，不能温养筋骨、腰膝，故腰膝酸软冷痛；元阳不足，失于温煦，则畏寒肢冷，下肢尤甚；阳虚无力运行气血，血脉不充，故面色㿠白；若肾阳衰惫，阴寒内盛，则本脏之色外现，故面色黧黑；阳气虚弱，气不充身，则神疲乏力；肾阳虚弱，命火不足，则性欲冷淡，男子阳痿，女子宫寒不孕；肾阳虚弱，固摄失司，则男子滑精、早泄，女子白带清稀、量多，尿频清长，夜尿频多；舌淡苔白，脉沉细无力，为肾阳虚衰之候。说明，病位在肾阳，病性属虚。辨证：肾阳虚证。

辨证要点： 腰膝酸软、冷痛，畏寒肢冷，性欲减退，夜尿频多与阳虚症状共见。

（2）肾阴虚证

病因分析： 多因久病及肾，或温热病后期伤阴，或过服温燥伤阴之品，或房室不节，耗伤肾阴所致。

症候表现： 腰膝酸软而痛，眩晕耳鸣，失眠多梦，形体消瘦，潮热盗汗，五心烦热，咽干颧红，男子阳强易举，遗精早泄，女子经少、经闭，或见崩漏，舌质红，少苔或无苔，脉细数。

病机分析： 肾阴不足，腰膝、脑、骨、耳窍失养，故腰膝酸软而痛，眩晕耳鸣；肾水亏虚，不能上承于心，水火失济则心火偏亢，致心神不宁，则见失眠、多梦；肾阴亏虚，阴不制阳，虚火内生，故见形体消瘦，潮热盗汗，五心烦热，咽干颧红；肾阴不足，相火妄动，则男子阳强易举，精室被扰，则遗精、早泄；女子以血为用，阴亏则经血来源不足，故经少、经闭；阴虚火旺，迫血妄行，则见崩漏。舌红少苔或无苔，脉细数，皆为阴虚内热之候。说明，病位在肾阴，病性属虚。辨证：肾阴虚证。

辨证要点： 腰膝酸软，眩晕耳鸣，男子遗精，女子月经失调与阴虚症状共见。

（3）肾虚水泛证

病因分析： 多因素体虚弱，外邪入侵，三焦气化失司或久病及肾，肾阳虚衰所致。

症候表现： 全身浮肿，腰以下为甚，按之没指，小便短少，腰膝酸软冷痛，畏寒肢冷，腹部胀满，或心悸气短，咳喘痰鸣，舌淡胖大，边有齿痕，苔白厚，脉沉迟无力。

病机分析： 肾主水，肾阳不足，气化失司，水湿泛溢肌肤，则见全身浮肿，小便短少，此为阴水，水性下趋，故腰以下肿甚，胫前按之没指；肾阳虚弱，机体失其温煦，故腰膝酸软冷痛，畏寒肢冷；水气犯脾，脾失健运，气机阻滞，则腹部胀满；水气上逆凌心，则见心悸气短；水气上逆射肺，则见咳喘痰鸣；舌淡胖大，边有齿痕，苔白厚，脉沉迟无力，均为肾阳亏虚，水湿内停之候。说明，病位在肾阳，病性属虚、水湿。辨证：

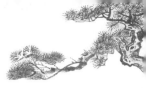

肾虚水泛证。

辨证要点：全身浮肿，腰以下为甚，小便不利与肾阳虚症状共见。

（4）肾气不固证

病因分析：多因年幼肾气未充，或年高肾气亏虚，或房劳过度，或久病伤肾所致。

症候表现：腰膝酸软，神疲乏力，耳鸣耳聋；小便频数清长，夜尿频多，或遗尿，或尿后余沥不尽，或尿失禁；男子滑精、早泄，女子月经淋漓不尽，带下清稀量多，或胎动易滑；舌质淡，舌苔白，脉弱。

病机分析：肾气亏虚，骨髓、耳窍失养，故腰膝酸软，耳鸣耳聋；气不充身，则神疲乏力；肾气亏虚，固摄无权，膀胱失约，则小便频数，尿后余沥不尽，夜尿多，遗尿，甚则尿失禁；肾气虚弱，精关不固，则男子滑精、早泄，女子带下量多、清稀；肾气不足，冲任失约，则女子月经淋漓不尽；胎元不固，则易滑胎。舌质淡，舌苔白，脉弱，为肾气虚弱之候。说明，病位在肾，在气，病性属虚（气虚Ⅱ度）。辨证：肾气不固证。

辨证要点：腰膝酸软，小便频数清长，滑精，滑胎，带下量多、清稀与肾气虚症状共见。

（5）肾不纳气证

病因分析：多因久患咳喘，肺病及肾，或年老肾亏，劳伤太过，致肾气不足，不能纳气所致。

症候表现：久病咳喘，呼多吸少，呼吸困难，动则喘甚，腰膝酸软，或神疲乏力，语声低怯，舌淡苔白，脉弱。或素患咳喘，症状加剧，冷汗淋漓，肢冷面青，脉浮大无根，或气短息粗，颧红心烦，口干咽燥，舌红少苔，脉细数。

病机分析：肺为气之主，司呼吸，肾为气之根，主纳气。肺肾相互配合，才能促进气体的交换，使气道通畅，呼吸均匀。咳喘久延不愈，累及于肾，致肺肾气虚，气不归元，故呼多吸少，呼吸困难，动则喘甚；肾气不足，失其充养，则腰膝酸软，神疲乏力；宗气不足，则语声低怯；舌淡苔白，脉弱，皆为气虚之候。若肾气极度虚衰，则肾阳亦衰，患者便会出现阳气欲脱，则见咳喘症状加剧，冷汗淋漓，面青肢冷，脉浮大无根之危象。阴阳互根，肾气虚衰，久则伤阴，或素体阴虚，均可导致肺肾气阴两虚，可见气短息粗，颧红心烦，口干咽燥，舌红少苔，脉细数等阴虚内热之症候。

辨证要点：久病咳喘，呼多吸少，呼吸困难，动则尤甚与肾气虚症状共见。

（6）膀胱湿热证

病因分析：多因外感湿热，蕴结膀胱，或饮食不节，湿热内生，下注膀胱所致。

症候表现：尿频、尿急、尿道灼痛，小便短赤，或浑浊，或尿血，或尿中见砂石，小腹坠胀疼痛，或腰、腹掣痛，或伴发热，舌红，苔黄腻，脉滑数。

病机分析：湿热蕴结膀胱，膀胱气化不利，下迫尿道，则尿频、尿急、尿道灼痛；湿热煎灼津液，则小便短赤，或浑浊；湿热灼伤血络，则尿血；湿热久郁，煎熬尿中杂质成砂石，则尿中可见砂石；膀胱湿热，气机不利，故小腹坠胀疼痛；若累及肾脏，可见腰、腹牵引而痛；若湿热外蒸，可见发热。舌红，苔黄腻，脉滑数皆为湿热胶着之候。说明，病位在膀胱，病性属湿热。辨证：膀胱湿热证。

辨证要点：尿频、尿急、尿道灼痛，小便短赤与湿热症状共见。

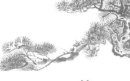

※ 病位辨证小结

表（阳）——邪在皮毛、肌腠，病位浅。

里（阴）——病位在脏腑、血脉、病位深。

气（阳）——主要表现为脏腑功能减退和气机失调。

血（阴）——主要表现为血液不足，或血行障碍。

津液（阴）——主要以津液亏虚和津液输布与运行障碍为表现。

五脏五腑 {
 肝（胆）——筋、爪甲、目、怒、泪。足厥阴肝经与足少阳胆经
 心（小肠）——脉、面部色泽、舌、喜、汗。手少阴心经与手太阳
   小肠经。
 脾（胃）——肌肉、四肢、口、唇、思、涎。足太阴脾经与足阳明
   胃经。
 肺（大肠）——皮毛、汗腺、鼻、忧（悲）、涕。手太阴肺经与手
   阳明大肠经。
 肾（膀胱）——骨骼、骨髓、关节、脑、齿、发、耳、二阴、恐、
   唾。足少阴肾经与足太阳膀胱经。
}

十四经脉——十二经脉、任督二脉。

注：

1. 恐与惊的区别

恐为自知而胆怯，乃内生之恐惧；惊为不自知，事出突然而受惊，乃是外来之惊惧。过度惊恐，出现心神不安，心气逆乱，所谓"惊则气乱"。

2. 涎与唾的区别

涎为脾液，质地较清稀，可不自觉从口角流出，故涎多从脾治；唾为肾液，质地较稠厚，可从口腔唾出，故唾多从肾治。

新观点：中医自古以来把脏腑称为"五脏六腑"。笔者认为六腑中的"三焦"并非一腑，而是一种讲人体气化的学说，即"三焦学说"。因为它是按人体五脏五腑所处的部位和功能做出的一个区域划分，称上、中、下三焦。上焦为膈肌以上的部位，包括心、肺；中焦为膈以下、脐以上部位，包括脾、胃两脏；下焦为脐以下至耻骨之间部位，包括肾、小肠、大肠、膀胱。从功能上来看，《素问·灵兰秘典论》说："三焦者，决渎之官，水道出焉。"说明三焦的主要生理功能是通行元气和运行水液。分而论之："上焦如雾"，实际上就是心、肺运行气血、宣发和布散精微物质的功能；"中焦如沤"，实际上就是脾、胃受纳、腐熟和运化水谷，转输水谷精微的作用；"下焦如渎"，实际上就是肾、膀胱、小肠、大肠等排泄尿液和粪便的功能。所以，三焦实际上是一个学说，是讲"气化作用"的学说。所以不应列为一"腑"。笔者认为应为"五脏五腑"。

第二节 病性辨证

病性辨证，是在中医学理论指导下，对四诊所得的临床资料进行综合分析，从而确定疾病性质（病性）的辨证方法。

病性是指疾病当前病理变化的本质属性。在辨证过程中所判定的病性，反映了导致疾病发生的本质性原因，即"审症求因"。这里的"因"既包括导致疾病发生的诸多病因，如外感六淫、疠气、七情内伤、饮食不节、劳逸失度及外伤等，也包括了八纲辨证中的阴、阳、虚、实、寒、热和脏腑功能失调所产生的各种病理性产物的滞留，如痰、湿、滞、瘀、毒等。

为了梳理清楚病性辨证的具体内容，抓住疾病病理变化的本质，简化中医在辨证上的步骤和方法，使其符合临床实际，笔者将病性辨证的内容归纳为：风，寒，热（暑、火），虚（不足、亏虚），实（亢盛），痰（饮），湿（浊），燥，滞，瘀，毒（疫疠）等11种，现分别介绍如下。

一、风

风有外风与内风之分。外风是指自然界中具有轻扬开泄、善行数变特性的外邪。内风是指人体内阳气亢逆变动所产生的病理变化，如肝经病变所产生的肝风。

（一）风邪的性质及其致病特点

1. 风性轻扬开泄，易袭阳位

风邪具有轻扬、升散、向上、向外的特性，故风邪致病，常侵犯人体上部的头面、肌表和腰背等阳位。风邪上扰头面，可见头项强痛，口眼喎斜等症；风邪侵袭于肺，肺气失宣，可见鼻塞流涕、鼻痒喷嚏、咽痒咳嗽等症；风邪客于肌表，伤人卫气，卫气不固，腠理开泄，则见汗出、恶风等症。

2. 风性善行数变

所谓"善行数变"是指风邪致病具有发病迅速、变化快、游走不定的特点。如风疹、荨麻疹发无定处，此起彼伏；风痹（行痹）的四肢关节游走性疼痛等，均属风邪偏盛的表现。风邪若与其他五淫之邪兼并侵袭人体时，其"数变"之性表现得更强。如风温（流行性脑炎）初起仅见发热、恶寒等肺卫表证，但可迅速入里而见高热、神昏、惊厥等热闭心包的危重症候。

3. 风性主动

风邪致病具有动摇不定的特点，常表现为眩晕、震颤、四肢抽搐、颈项强硬，甚至角弓反张、目睛上吊等症候，故称"风胜则动"。如外感热病中的"热极生风"。又如外伤后再感风邪，出现的四肢抽搐、角弓反张的破伤风。

4. 风为百病之长

风邪是外感病因的先导，既可单独作为致病因子，侵犯人体，又常兼夹其他邪气为患，与寒、热（火）、燥、湿（水）、痰（饮）等邪往往都依附于风邪而侵袭人体，从而形成病性的不同兼夹证。如：与寒邪相结合成为风寒证，与热邪相结合成为风热证，与燥邪相结合成为风燥证，与火邪相结合成为风火证，与湿邪相结合成为风湿证，与痰相结合成为风痰证，与水相结合则为风水证等。故称风邪为"百病之长""六淫之首"。

（二）辨证要点

1. 风邪侵袭人体肤表、经络，导致卫外功能失常，表现出"风"性特征的症候。

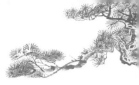

2. 风邪袭表，伤人卫气，腠理疏松，可见恶风、发热、汗出、脉浮。

3. 风邪袭肺，肺失宣降，鼻窍不利，可见咳嗽、咽喉痒痛、鼻塞、流清涕、喷嚏。

4. 风邪侵袭肤表、肌腠，营卫不和，可见突起风团，皮肤瘙痒、隐疹。

5. 风邪或风毒侵袭经络，经气阻滞不通，轻则可出现肌肤麻木、口眼歪斜，重则肌肉僵直、痉挛、抽搐。

6. 风与寒湿相兼，侵袭筋骨关节，阻痹经络，可见四肢关节游走疼痛。

7. 风邪侵犯肺卫，宣降失常，通调水道失职，可见眼睑、颜面部、肢体浮肿。

二、寒

寒既是致病的病邪，又反应疾病的性质，故有内寒和外寒之分。机体感受寒邪所致者为外寒，机体阳气虚弱所致者为里寒。所以，寒既是致病因素，又是疾病性质的具体表现。所谓"阳盛则热，阴盛则寒""阳虚则外寒，阴虚则内热"即是此意。

（一）寒邪的性质及其致病特点

1. 寒为阴邪，易伤人体阳气

寒具有收引、凝滞的特性，故寒邪侵袭人体，易使人体气机收敛，筋脉肌肉拘急、疼痛，气血凝滞不通。寒邪最易损伤人体阳气，阳气受损，失于温煦，故全身或局部可出现明显的寒象。如寒邪外束肌表，卫阳受遏，则出现恶寒、发热等症，称之为"伤寒"。如寒邪直中于里，损伤脏腑阳气者，称之为"中寒"。如伤及脾胃，则运化升降失司，以致脘腹冷痛，泄泻清稀；肺脾受寒，则宣肃运化失职，表现畏寒肢冷，腰脊冷痛，尿清便溏，水肿腹水等；若心肾阳虚，寒邪直中少阴，则可见畏寒蜷卧，四肢厥冷，下利清谷，精神萎靡，脉微细等。

2. 寒性凝滞

人体气血津液的运行，全赖阳气的温煦和推动。寒邪侵入人体，经脉气血失于阳气温煦，易致气血凝结阻滞，滞涩不通，不通则痛，从而出现各种疼痛的症状。

3. 寒性收引

寒性具有收引、拘急之特性。故寒邪侵入人体，可引起气机收敛，腠理闭塞，筋脉收缩而挛急的致病特点。若寒邪客于经脉关节，则筋脉收缩拘急，以致拘挛作痛、屈伸不利或冷厥不仁；若寒邪侵袭肤表，则毛窍收缩，故无汗。

（二）辨证要点

寒邪侵袭肌表，卫阳被遏，常可表现为伤寒证和中寒证两种。

1. 风寒表证（伤寒证）

寒邪外袭肌表，阻遏卫阳所表现的表寒实证，又称风寒表实证。寒邪束表，腠理闭塞，卫气失宣，则见恶寒、无汗、鼻塞、流清涕、脉浮紧。寒凝经脉，经气不通，则见头身疼痛。

2. 中寒证

中寒证指寒邪直中于里，伤及脏腑、气血，遏制并损伤阳气，阻滞脏腑气机和血液运行所表现的里寒证。寒邪客于脏腑，不同脏腑可有不同的症状表现。

寒邪客于肺，则肺失宣降，可见咳嗽，气喘，咯稀白痰；寒邪滞于胃肠，胃肠气机不利，和降、传导失常，则见脘腹疼痛，肠鸣腹泻，呕吐等症。

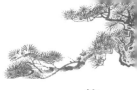

三、火（热）

火为热之极，温为热之渐，故常有火热、温热之称。火、热、温同属一类性质，仅有轻重之别。温病学说中的温邪，泛指一切温热邪气。临床上常见的外感热病，是为表热。脏腑气血失调或情志抑郁化火，是为内火，即所谓"五志皆能化火"。如肝火、心火等，就是因为情志不遂，气机壅塞不通，郁而化火所致。内火又有实火和虚火之分，实火多由脏腑阳热偏盛所致，虚火则因阴液亏虚而发。

（一）火（热）邪的性质及致病特点

1. 火为阳邪，其性炎上

火性燔炎、炎上，故为阳邪。火邪偏盛，临床多见发热、恶热喜凉，口渴欲冷饮，面赤，烦躁不宁等实热性病证。火性炎上，多见头面部症状，如目赤肿痛，口舌生疮，咽喉疼痛，牙龈肿痛等。

2. 火易入心，扰乱心神

心在五行属火，火邪入心，可导致心神不宁，甚至心神错乱，出现心烦，失眠，或狂躁、神昏、谵语等症状。

3. 火易耗气伤津

火为阳邪，消灼津液，损伤阴津；火邪内盛，迫津外泄以致汗出，损伤津液。其临床表现除高热外，常见口渴欲冷饮，咽干舌燥，便结尿赤，舌绛起芒刺，脉象疾速的症候。因津液亏损，气随津脱，可见元气大伤症候，如气息微弱、汗出不止、脉微等，甚至造成津气脱失证。

4. 火邪易生风动血

火邪内窜肝经，消灼津液，筋脉失养，出现高热、神昏、双目上视、四肢抽搐、角弓反张等肝风内动症候。若伤及脉络，则营血被迫妄行，不循常道而溢于脉外，临床可见衄血、吐血、便血、尿血、紫斑等。若火毒之邪客于血肉，与卫气相搏，聚而不散，久则化为腐肉，溃则成脓。若火毒内陷心经，轻则烦躁不安，重则狂躁妄动，登高而歌，弃衣而走，不避亲疏，更甚者，热入营血，则神昏谵语，或抽搐等，这些都是火证之危候。

（二）辨证要点

1. 热邪犯表，卫气失和，故发热微恶寒，舌边尖红，苔薄黄，脉浮数。

2. 火热上扰，故头痛，咽喉疼痛，鼻塞流浊涕。

3. 火热炽盛，充斥于外，则见壮热喜冷，舌质红或绛，苔黄而干或生芒刺，脉洪滑数。

4. 火热上炎，则面红目赤，口舌生疮，咽喉疼痛，牙龈肿痛等。

5. 热扰心神，轻则烦躁，重则神昏谵语。

6. 邪热迫津外泄，则见多汗；热盛伤津，则渴喜冷饮，咽干舌燥，小便短赤，大便秘结。

7. 热盛动血，迫血妄行，则见衄血、吐血。

8. 火热郁结不解，局部气血壅滞，肉腐血败，则发为痈肿疮疡。

四、虚（不足、衰弱、亏损）

虚指正气虚，主要是指人体正气不足，脏腑功能衰退所出现的一系列虚损症候。其多见于先天禀赋不足，后天失于调养，或久病、重病之后所导致的阴阳气血亏虚所形成。

（一）虚证的主要临床特点

精神萎靡，身倦乏力，气弱懒言，小便清长，大便溏稀，舌淡嫩，苔白，脉细弱等。由于气、血、阴、阳虚损的病位不同，所以临床上又有血虚、气虚、阴虚、阳虚的区别。若是脏

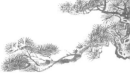

腑功能衰退所表现的虚证，又有肺气虚、肺阴虚、脾气虚、脾阳虚、肾阳虚、肾阴虚及脾肾两虚等不同证型。

（二）辨证要点

1. 气虚证

气虚证是指机体元气亏虚，脏腑功能减退而出现的证候。主要临床表现为面白无华，少气懒言，语声低微，疲倦乏力，自汗，动则诸症加剧，舌质淡红，舌体胖嫩，苔白，脉虚弱。

2. 血虚证

血虚证是由于人体血液不足，不能濡养脏腑、经脉、五官、百骸而出现的证候。其主要临床表现为面色苍白或萎黄，唇色淡白，头晕眼花，心悸失眠，手足麻木，妇女月经量少，衍期或经闭，舌质淡嫩，苔薄白或无苔，脉细无力等。

3. 阴虚证

阴虚证是机体阴液亏损的症候。主要临床表现为午后潮热，盗汗，颧红，咽干，手足心热，小便短黄，舌质红，舌体瘦瘪，少苔或无苔，脉细数等。

4. 阳虚证

阳虚证是机体阳气不足的症候，主要临床表现为形寒肢冷，面色㿠白，神疲乏力，自汗，口淡不渴，尿清长，大便稀溏，舌质淡红，舌体胖大，边有齿痕，苔白厚，脉弱等。

五、实（亢、盛）

实指邪气亢盛，正气尚未虚衰，邪正之间剧烈抗争而导致的一系列病理变化，即所谓"邪气盛则实"。

（一）实证的形成及其临床特点

1. 实证的形成

实证的形成，一是外感六淫之邪侵犯人体，二是由于脏腑功能失调，以至痰饮、水湿、瘀血等病理产物滞留在体内所致。

2. 临床特点

由于邪气的性质及所犯病位不同，临床表现亦不一样。一般常见有：高热、神昏、谵语，胸胁脘腹胀满，疼痛拒按，大便秘结或热痢下重，小便短赤，苔厚腻，脉实有力等。由病理产物滞留在体内所致者，如痰饮、水湿、瘀血、湿毒等，都可以定性为实证。

疾病的变化是一个复杂的过程，常由于体质、治疗、护理等各种因素的影响，使虚证和实证发生虚实夹杂、虚实转化、虚实真假等证候。

（二）辨证要点

1. 风、寒、暑、湿、燥、火、疫疠、虫毒等邪侵犯人体，人体正气奋起抗邪所表现的症候。

2. 内脏功能失调，气化失司，气机阻滞，形成痰、饮、水、湿、瘀血、宿食等病理产物壅聚停积于体内所产生的症候。

六、痰（饮）

痰和饮，都是由于水液代谢障碍，不能正常生化、输布和排泄而形成的病理产物。中医学认为："积水成饮，饮凝成痰。"清稀为饮，黏稠为痰，二者同出一源，故常并称为痰饮。

（一）痰饮的形成及其临床特点

1. 痰饮的形成

痰饮的形成多因肺、脾、肾三脏功能失常，影响了水液的正常代谢所致。因肺主输布津液，并有通调水道的作用。若肺失宣降，水津不能通调输布，便可停聚而成痰饮；脾主运化水液，若脾脏受邪，或脾气虚弱，运化失职，亦可使水湿不行，

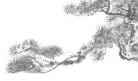

停聚而为痰饮；肾主气化，若肾阳虚衰，水液不能气化，则停聚而成痰饮。痰饮内停，再加上寒热、气化等因素，便可煎熬、凝聚而成痰。

2. 临床特点

痰饮依所停部位的不同，临床上出现的症状亦不同。如：痰浊蕴肺，肺气不能宣发肃降，则多咳嗽、喘促、咳痰、胸闷等症；痰浊蒙心，心失所养，可引起心悸、失眠、神昏、癫狂；痰上逆头部，蒙蔽清阳，多见眩晕、耳鸣、头重、头痛；痰阻脾胃，运化失司，多见脘闷腹胀、嗳气食臭、苔腻等；痰阻经络，气血运行不畅，可见手足麻木、肢体重着等；痰凝肌腠，可见痰核、瘰疬。

（二）辨证要点

1. 痰证

痰证指痰浊停聚或流窜于脏腑、组织之间所出现的一系列症候。其临床表现多端，故有"百病多因痰作祟""怪病多痰"之说。

（1）痰浊阻肺，宣降失常，肺气上逆，则见咳嗽、痰多、气喘等。

（2）肺气不利，则见胸闷不舒等。

（3）痰浊中阻，胃失和降，则见脘痞纳呆、泛恶、呕吐痰涎等症。

（4）痰蒙清窍，则见头晕目眩等。

（5）痰湿泛于肌肤，则见形体肥胖等。

（6）痰蒙心神，则见神昏、神志错乱等。

（7）痰结皮下肌肉，凝聚成块，则见身体某些部位出现圆滑柔韧的包块，如在颈部多为瘰疬、瘿瘤，在肢体多为痰核，在乳房多为乳癖，痰阻咽喉，则见梅核气。

（8）痰停经络，气血不畅，则见肢体麻木、半身不遂等。

2. 饮证

饮邪停聚于人体腔隙或胃肠所出现的一系列症候。

（1）饮邪停于胃肠，阻碍气机，胃失和降，则见脘腹痞满，泛吐清水、脘腹部水声漉漉，称之为"痰饮"。

（2）停于胸胁，则见肋间饱满，咳唾引痛，胸闷气促，称之为"悬饮"。

（3）停于心肺，阻遏心阳，则见胸闷，心悸，息促不得卧，称之为"支饮"。

（4）饮邪流行，溢于四肢，则见身体肢节疼重，称之为"溢饮"。

（5）饮邪犯肺，肺失宣降，气道滞塞，则见胸部紧闷，咳吐清稀痰涎或喉间痰鸣等。

（6）饮邪内阻，清阳不升，则见头晕目眩等。

七、湿（水）

中医学认为，人体与自然界息息相关。湿是长夏之主气，长夏正当夏秋之交，是湿气最盛的时期，故长夏多湿病。

湿证有外湿和内湿之分，外湿伤人，除与季节有关外，还与工作、生活环境有关。如长期涉水淋雨、水中作业、居处潮湿等，导致湿邪从外入内，伤及肌表、经络而发病。内湿是由脾运化水湿的功能失常，导致津液输布障碍，引起水湿痰饮蓄积停滞的病理变化。其病因多由于素体肥胖，痰湿过盛，或过度安逸，导致形体臃肿，或过食肥甘，食酒过度，或恣食生冷，内伤脾胃等因素所致。外湿和内湿又常内外相引而相兼为病，外湿可以内侵脏腑，内湿亦可外溢肌肤。

湿与水异名而同类，湿为水之渐，水为湿之积。湿邪除外

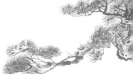

湿和内湿外，凡人体在病因作用下所产生的一切病理产物，具有重浊、黏滞性质者，均属水湿。故凡患者在临床上表现上述物质偏多或潴留为特征者，如浮肿、痰多、泻痢、白带多、黄疸等等，其病性均可以定性为水湿。

水湿为患，常因病位与病性之异，其临床表现各不相同。病位有在表、在上、在内、在下之分，病性有属寒、属热之异。

（一）湿邪的性质和致病特点

1. 湿邪的性质

（1）湿为阴邪，易阻滞气机，损伤阳气

湿性类水，水属于阴，故湿为阴邪。湿邪侵犯人体，留滞于脏腑经络，最易阻滞气机，从而使气机升降失常。湿阻胸膈，气机不畅则胸闷；湿困脾胃，脾胃运化失职，升降失常，则纳谷不香，不思饮食，脘痞腹胀，大便不爽；湿停下焦，气机阻滞，气化不利则小便短涩。由于湿为阴邪，阴盛则阳病，故湿邪为害，易伤阳气。脾喜燥而恶湿，故湿邪侵犯人体，常先困脾，使脾阳不振，运化无权，水湿停聚，发为泄泻、水肿、小便短少等症。

（2）湿性重浊

重是沉重的意思，湿邪致病，其临床症状有沉重的特点。如湿邪袭表，可见头身困重，四肢酸楚沉重，头重如裹，昏昏欲睡；湿阻经络关节，阳气输布受阻，则可见肌肤不仁，关节肿胀疼痛，沉重不举等。湿邪为患，易出现排泄物和分泌物秽浊不清的现象。如：湿浊在上则面垢、眵多；湿滞大肠，则大便溏泄，下痢脓血、黏液；湿浊下注，则小便浑浊，妇女带下色黄、量多；湿邪浸淫肌肤，可见疮疡、湿疹、脓包等。

（3）湿性黏滞

湿邪致病具有黏腻、顽固的特性。这种特性主要表现在两个方面。一是症状的黏滞性。湿病症状黏滞而不爽，如大便黏腻不爽，小便滞涩不畅，以及分泌物黏浊和舌苔黏腻等。二是病程的缠绵性。因湿性黏滞，胶着难解，故起病隐匿，病程迁延，往往反复发作或缠绵难愈。如湿温的发热症状，时起时伏，缠绵难愈。再如湿疹、湿痹等亦因湿重而不易速愈。

（4）湿性趋下，易袭阴位

水性趋下，故湿邪亦有趋下之势。湿邪致病具有伤及人体下部的特点。如水肿多以下肢为明显；带下、小便浑浊、泄泻、下痢等亦多由湿邪下注所致。

（5）湿易化热

由于湿邪与热邪相结合，或湿郁久而化热所致者，在临床上与现代医学的炎症表现很相似。如：西医诊断为上呼吸道感染，中医常辨证为湿热壅肺证；西医诊断为急性胆囊炎，中医常辨证为肝胆湿热证；西医所说的尿路感染，中医辨证称膀胱湿热证等。

2. 辨证要点

（1）湿邪郁遏经络、肌肉、筋骨，阻滞经气，气机不畅，则见头身困重，肢体倦怠，肢体关节及肌肉酸痛。

（2）湿邪郁遏肌表，卫气失和，则见恶寒发热。

（3）湿邪浸淫肌肤，则见局部渗漏湿液，或皮肤湿疹、瘙痒。

（4）湿邪阻滞气机，困遏清阳，则见面色晦垢，困倦嗜睡。

（5）湿困脾胃，气机不畅，运化失调，则见脘腹痞胀或痛，

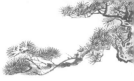

纳呆恶心，大便溏稀。

（6）湿性趋下、重浊，湿浸阴位，则见带下量多，小便浑浊。

（7）感受湿邪，则见舌苔滑腻，脉濡、缓或细。

八、燥

燥为秋季主气，多见于气候干燥的秋季，故又称为秋燥。燥邪有温燥与凉燥之分。初秋之时，尚有夏热之余气，燥与热合，易成为温燥之邪伤人致病，出现类似风热的症状；深秋已凉，有近冬之寒气，燥与寒合，易成为凉燥之邪伤人致病，出现类似风寒的症状。

内燥是津液耗伤的一种表现，多由热盛伤津，或汗、吐、下过度，伤及津液，或失血过多，或久病精血内夺等原因引起。主要病机是津液耗伤，阴血亏耗。病变可涉及肺、胃、肝、肾。内燥的临床表现有鼻燥咽干、口唇皲裂、皮肤干燥、毛发干枯、肌肉消瘦、大便干结、舌红少津等等。凡有上述症候表现之一者，均可定性为燥证。

（一）燥邪的性质及致病特点

1. 燥性干涩，易伤津液

燥邪侵犯人体，最易损伤津液，出现各种干燥、涩滞的症状，如口、鼻、咽、喉、皮肤、大便干燥，皮肤干涩甚至皲裂。

2. 燥易伤肺

肺主气司呼吸，外合皮毛，开窍于鼻，其性清润而恶燥，故为娇脏。燥邪从口鼻而入，肺气受伤，则宣降失常，出现干咳、少痰或痰黏难咯，胸痛喘息等症；若伤及肺络，则痰中带血。肺气宣降失常，津液耗伤，则可导致大肠失润，传导失职，出现大便干燥等。

（二）辨证要点

燥证发病有明显的季节性或地域性。

1. 燥证的共性

燥邪伤人，多从口鼻而入，最易耗伤肺津，影响肺的宣发和肃降功能，临床表现特点是皮肤、口唇、鼻腔、咽喉等部位干燥，干咳少痰，小便短赤，大便干燥等。

2. 温燥的表现

温燥主要是在上述症候的基础上，兼有发热、微恶风寒，汗出，喉咙疼痛，舌边尖红，脉浮数等风热表证。

3. 凉燥的表现

凉燥主要是在上述症候的基础上，兼有恶寒发热，无汗，头疼，脉浮紧等表寒证。

九、滞

滞，主要是指人体气的升、降、出、入运行不畅，或饮食停滞于胃肠所引起的症候，前者称为气滞，后者称为食滞。其多属实证。

（一）气滞（又称气郁、气结）

1. 发病原因

引起气滞的原因，主要由于情志不遂，忧郁悲伤，思虑过度，而致气机郁滞，或痰饮、食积、瘀血、虫积、砂石等病理产物阻滞，或阴寒凝滞、湿邪阻碍、外伤络阻等因素，导致气机不畅，或因阳气不足，脏气虚弱，运行乏力导致气机阻滞。

2. 临床特点

气滞的临床特点是闷、胀、痛。如气滞于某一经络或某一

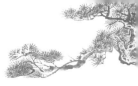

脏腑，便可出现相应部位的胀满、疼痛。

3. 辨证要点

脏腑气滞以肺、肝、脾、胃为多见。肺气壅滞，可见胸闷、咳喘；肝郁气滞，可见情志不畅、胁痛、乳房或少腹胀痛；脾胃气滞，可见脘腹胀痛、大便秘结。

4. 气滞的变证

气滞常可导致血行不畅，形成血瘀。若与血瘀相兼为病，则成气滞血瘀证；气机郁滞日久，可以化热、化火而形成火热证；气机不利，影响水液代谢，则生痰、生湿、水停，可形成痰气互结、气滞湿阻、气滞水停等证。

（二）食滞

1. 发病原因

食滞多因暴饮暴食，食积不化，或因素体胃气虚弱，稍有饮食不慎，即停滞难化而成。

2. 临床特点

胃脘胀满疼痛，拒按，厌恶食物，嗳腐吞酸，或呕吐酸馊食物，吐后胀痛得减，或腹胀腹痛，泻下不爽，肠鸣，矢气臭如败卵，大便酸腐臭秽，舌苔厚腻，脉滑。

3. 辨证要点

食积胃脘，胃失和降，气机不畅，故胃脘胀满疼痛，拒按；食积于内，消化不良，故厌恶食物；胃失和降，胃气上逆，胃气夹积食，则嗳腐吞酸，或呕吐酸馊食物；吐后胃气暂得通畅，故胀痛得减；若积食下移肠道，阻塞气机，则腹胀腹痛，泻下不爽，肠鸣，矢气臭如败卵；腐败食物下注，则大便酸腐臭秽；胃中腐浊之气上蒸，则舌苔厚腻；脉滑为食积之候。

十、瘀

人体血液正常运行，主要依赖心、肺、肝、脾等脏的功能，气的推动和固摄作用，以及脉道的通利，还与寒热等内外环境密切相关。故凡能影响血液正常运行，使血液运行不畅或血液离经而瘀积的各种因素，都可导致血瘀。

（一）发病原因

引起血瘀的原因，有气虚、气滞、血热、血寒等。古人说，"气为血之帅"，气行则血行，气滞则血瘀，故气对血的影响甚大。瘀血的症候常随其病位的不同而产生不同的临床表现，如：瘀阻于心脉，可见心悸、心痛、胸闷不畅；瘀阻于肺，可见胸痛、咳喘、发绀；瘀阻于肾，可见血尿、腰痛等。

（二）临床特点

血瘀的症候虽然繁多，但其共同特点有疼痛、肿块、出血、发绀。

1. 疼痛

瘀血阻滞经脉，不通则痛，故疼痛为瘀血证的常见症状之一。其特点是痛如针刺，或痛如刀割，拒按，痛处固定不移，疼痛持续而顽固，常在夜间加重。

2. 肿块

外伤瘀血，伤处可见青紫色血肿。若体内脏腑组织发生瘀血，则可在患处触到肿块，推之不移。如肝脾肿大、宫外孕破裂形成的包块，右胁下或腹腔内肿块等。

3. 出血

出血反复不止，色紫暗或夹有血块。

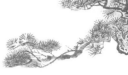

4. 发绀

面色黧黑，唇甲青紫，或肌肤甲错，或皮肤出现丝状红缕，或皮下紫斑，或腹露青筋，舌质紫暗、瘀斑、瘀点，或舌下脉络曲张，脉涩或结、代。

十一、毒（疫疠）

毒有外毒和内毒之别。外毒为天时不正之气，其形成与时令、气候、环境有关。从皮毛和口鼻而入感人，如湿毒、风毒、热毒、燥毒、火毒、暑毒、温毒等。内毒多因饮食不洁、情志内伤、治疗不当，或脏腑功能失调，毒邪郁积而成。如：阳明热盛，大便燥结，久成粪毒；肾气败坏，气化失司，尿液不能排除，蓄积而成尿毒；瘀血日久则成瘀毒等。

其他毒邪，如：吸入煤、木炭及其他含碳物质不完全燃烧产生的一氧化碳，可产生一氧化碳中毒；乙醇中毒，农药中毒，漆中毒，蛊毒，被虫兽咬伤所致的虫兽毒，误食有毒菌类食物所致的食毒等。

疫疠又称"疫毒""疫气""戾气"等，是具有传染性的一类外感病邪。疫毒包括多种传染病，如鼠疫、霍乱、天花、肠伤寒、白喉、流行性出血热、猩红热、细菌性痢疾、腮腺炎、急性病毒性肝炎等。

※ 病性辨证小结

风——外风、内风。

寒——外寒、内寒。

火（热）——热邪、暑邪，包括外感热邪（暑邪）和内热、内火，如肝火、心火。

虚（弱、虚损）——正气虚。

实（亢、盛）——邪气实。

痰（饮）——清稀者为饮，黏稠者为痰，泛称痰饮。

湿（水湿、暑湿）——痰饮与水湿，同类而异名，其关系是湿聚为水，积水成饮，饮凝成痰。

燥——秋燥、内燥。

滞——气滞、食滞、虫积。

瘀——血瘀、肿块。

毒——外毒、内毒、空气污染、疫疬。

第二章 病位病性辨证法内容、方法和步骤

第三节　阴阳两纲　位性兼容

　　阴、阳是分别代表事物相互对立的两个方面。它无所不指，也无所定指，故病证的类别、疾病的病位和病性，都可用阴阳进行概括或归类。如里、虚、寒属阴，表、热、实属阳，脏病属阴，腑病属阳等。其应用范围很广，大之可以概括整个病情、证候，小之可以用于症候的分析。如"阴证"和"阳证"就是根据阴阳的属性而划分的，是对病证的归类。在辨别疾病的病位和病性方面，阴阳具有双重性。如：阴虚证，说明病位在阴，病性属虚；肾阴虚证，说明病位在肾，病性属阴虚。由此可见阴阳在辨证中的重要性。故《素问·阴阳应象大论》说："善诊者，察色按脉，先别阴阳。"《类经·阴阳类》说："人之疾病……必有所本，或本于阴，或本于阳，病变虽多，其本则一。"说明临床诊疗疾病首先要认清疾病的阴阳属性，尽管证候错综复杂，但总不外阴阳两大类别。

　　阴阳毕竟是一个哲学的概念，在临床应用时必须要与脏腑辨证相结合，方能使辨证具体而明确。譬如：阴虚与肾结合起来，就是肾阴虚证，说明病位在肾，病性属阴虚；肝阳上亢证，说明病位在肝，病性属阳亢（实）。再如阴虚阳亢证，病位在阴、阳两方面，病性属虚实夹杂证，即阴虚不能潜阳，使阳气上亢（实）的结果。

　　临床上常说的"阴证""阳证"的概念是，阳证是指实热证，阴证是指虚寒证。《素问·阴阳应象大论》说："阴胜则阳病，阳胜则阴病。阳胜则热，阴胜则寒。”前者是由于阴的一方偏盛，使阳的一方发生病变，便可产生寒证。其病位在阴，病性属寒。后者是阳的一方偏盛，使阴的一方发生病变，从而产生实热证。其病位在阳，病性属热。总之，尽管疾病的临床表现错综复杂，千变万化，但都可用阴阳来加以概括说明，还可以用于归纳疾病的病位和病性。由此可见阴、阳在辨证中的重要性和广义性。

一、阴证

（一）症候

精神萎靡，面色㿠白，形寒肢冷，气短声低，自汗，口淡不渴，小便清长，大便稀溏，舌淡胖嫩，边有齿痕，苔白或厚，脉沉迟弱等。

（二）病机分析

阴证是指人体阳气虚衰，或寒邪凝聚所导致的病变和证候，肌体反应多呈衰退表现。说明阴寒之邪致病，或机体阳气不足，脏腑功能虚衰，都会出现阴盛阳衰的虚寒证。凡患者在临床上表现为机体功能衰减或不足表现者，均可定位为阳，定性为虚寒。

二、阳证

（一）症候

身热面赤，精神烦躁，气壮声高，口渴喜冷饮，呼吸急促，小便短赤，大便秘结，舌红绛，苔黄，脉洪数等。

（二）病机分析

阳证是指人体内火热之邪炽盛，或机体阳气亢盛所表现的病变和证候，肌体反应多呈亢盛的表现。阴虚阳亢或外感热病，都会出现阳盛伤阴的实热证，故病位在阴，病性属热、属实。所以，凡患者在临床上表现为机体功能反应亢盛的表现，说明疾病的病位在阳，病性属实热。

第四节　辨证之要　位性相参

明确了疾病的病变部位和病变性质之后，将病位辨证与病性辨证结合起来，就是"病位病性辨证"法。

举例来说，患者胃脘部疼痛已有 5 年，时轻时重，迁延不愈，胃镜检查：胃窦部溃疡。就诊时症见：胃痛隐隐，喜暖喜按，畏寒肢冷，食欲不振，平日吃点辛辣食物或凉性食物，胃痛即加重，并伴大便溏稀，舌质淡红，舌体胖大，边有齿印，苔白厚，脉沉细。

辨证分析：脾胃虚寒，阳气不足，故胃痛隐隐，喜暖喜按，畏寒肢冷；脾胃虚弱，运化失职，故食欲不振，大便溏稀；脾胃虚寒，故进食辛辣食物或凉性食物，胃痛即加重；舌质淡红，舌体胖大，有齿印，苔白厚，脉沉细，均为中虚有寒，阳气不能输布之候。综合以上分析，本证病位在脾、胃，病性属虚＋寒。辨证：脾胃虚寒证。

第三章

病位病性辨证法

在内科常见病症中的运用

中医内科学是中医基础理论与临床实践相结合的典范，是中医临床各科的基础，掌握了内科疾病的辨证要领，其他儿科、妇科、外科、传染病也都迎刃而解。现将笔者多年来运用"病位病性辨证"法，辨证论治内科常见症的一些经验体会介绍如下，供学习中医内科学时参考运用。

第三章　病位病性辨证法在内科常见病症中的运用

感 冒

感冒分普通感冒和时行感冒两种。普通感冒俗称"伤风"，是由于人体感受风寒或风热之邪所引起，一般病情较轻，以恶风或恶寒、鼻塞、流涕、喷嚏、咽痒、咳嗽等卫表及鼻咽部症状为主；时行感冒多呈流行性发病，症状较重，多见恶寒、发热（甚至高热、神昏）、周身酸痛、咳嗽、胸痛等全身中毒症状较重者，即现代医学中的"流行性感冒"。

一、辨证要点

1. 辨病位：主在卫表、肺。
2. 辨病性：风寒、风热、风燥、暑湿。

二、辨证论治

1. 风寒表证

症候表现： 发热轻，恶寒重，常伴鼻塞声重，喷嚏，流清涕，咽痒，咳嗽，痰白清稀，头痛，肢节酸楚，有汗或无汗，舌苔薄白，脉浮缓或浮紧。

辨证分析： 风寒之邪袭于肌表，导致腠理闭塞，卫阳被遏，故见发热、恶寒，头痛，肢节酸楚；肺失宣降，故鼻塞声重，喷嚏，流清涕，咽痒，咳嗽；寒为阴邪，故痰白清稀；无汗、脉浮紧为表实；有汗、脉浮缓为表虚。说明病位在表、在肺，病性属风寒。辨证：风寒表证。有汗、脉浮缓为风寒表虚证，无汗、脉浮紧为风寒表实证。

治则：辛温解表，宣肺散寒。

方药：荆防败毒散（《外科理例》）加减。荆芥15g，防风15g，羌活15g，独活15g，柴胡15g，前胡15g，茯苓15g，枳壳10g，川芎10g，生姜15g，橘红15g，杏仁15g，桔梗10g，甘草5g。此为成人剂量。水煎2次兑匀，分3次服，下同。详见汤药的煎煮、服用方法。

加减：发热者加金银、连翘；无汗者加麻黄、桂枝；若咳甚加紫菀、款冬花；正气虚弱者，加党参。

2. 风热表证

症候表现：发热重，微恶风寒，头痛，鼻塞，流浊涕，咽喉红肿疼痛，咳嗽，痰黏或黄，口干欲饮，舌红苔微黄，脉浮数。

辨证分析：风热袭表，热郁肌腠，卫表失和，故发热重，微恶风寒；风热上扰，则头痛，鼻塞，流浊涕，咽喉红肿疼痛，口干欲饮；风热犯肺，肺失清肃，则咳嗽，痰黏或黄，舌红苔微黄为热；脉浮数为表热之候。说明病位在表、在肺，病性属风热。辨证：风热表证。

治则：辛凉解表，清肺解热。

方药：银翘散（《温病条辨》）加味。金银花30g，连翘30g，荆芥穗15g，防风15g，竹叶10g，豆豉15g，薄荷（后下）6g，牛蒡子15g，桔梗15g，甘草5g，芦根30g。

加减：若头疼重加桑叶、菊花；咳嗽者加杏仁、贝母、瓜蒌皮；咽喉痛甚者，加僵蚕、马勃、玄参；若干咳无痰，咽干鼻燥，加南沙参、天花粉、梨皮；时行感冒，热毒较盛者，加大青叶、蒲公英、草河车。

3. 半表半里风寒证（即伤寒少阳证）

症候表现：寒热往来，胸胁胀满，饮食不振，心烦喜呕，口苦咽干，头晕目眩，舌红，苔薄白，脉弦。

辨证分析：伤寒邪犯少阳半表半里，邪正相争，正胜欲拒邪出于表，邪胜欲入里，故寒热往来；少阳疏机不利，则胸胁胀满；胆郁化热而上扰，则心烦、口苦咽干，头晕目眩；胆热犯胃，胃气上逆，则饮食不振、恶心呕吐；苔薄白，脉弦是胆热不盛，气机不畅之候。说明病位在半表半里，病性属风寒。辨证：半表半里风寒证（伤寒少阳证）。

治则：和解少阳。

方药：小柴胡汤（《伤寒论》）加味。柴胡 15g，黄芩 15g，党参 15g，半夏 10g，竹茹 10g，枳壳 10g，甘草 6g，生姜 15g，大枣 5 枚。

加减：若热盛，加金银花、连翘；口干者加天花粉；不恶心者，去半夏。

4. 暑湿伤表证

症候表现：发热上午较轻，午后较甚，汗出热不解，头昏脑胀，鼻塞流浊涕，身体倦怠，脘腹胀满，尿短赤，舌质红，苔黄腻，脉濡数。

辨证分析：暑湿伤表，卫表不和，故发热上午较轻，午后较甚，汗出热不解；暑湿犯肺，则头昏脑胀，鼻塞流浊涕；湿阻气机，气机不畅，故头昏脑胀，身体倦怠，脘腹胀满；暑热灼津，故尿短赤。说明病位在表，病性属湿热。辨证：暑湿伤表证。

治则：清暑解表，祛湿和中。

方药：新加香薷饮（《温病条辨》）加味。香薷 15g，金银花 30g，连翘 30g，厚朴 15g，扁豆花 15g，佩兰 15g。

加减：若暑热偏盛，热盛、心烦、口渴，加黄连、黄芩、青蒿、鲜荷叶、鲜芦根；湿困卫表，身重少汗者，加藿香、佩兰、大豆卷；脘痞腹胀者，加苍术、蔻仁、半夏。

5. 燥热伤肺证

症候表现： 身热，微恶寒，伴见鼻干，干咳，口唇干裂脱皮，舌红少津，脉细数。

辨证分析： 风燥外客，故身热，但热势不盛；燥热伤肺，肺失清润，则见鼻干，干咳，口唇干裂脱皮，舌红少津。说明病位在肺，病性属燥热。辨证：燥热伤肺证。

治则： 疏风清肺，润燥止咳。

方药： 桑杏汤（《温病条辨》）加味。桑叶 15g，杏仁 15g，北沙参 15g，浙贝母 15g，豆豉 15g，栀子 10g，梨皮 30g。

三、衷中参西

1. 发热伴有寒战，即先寒战后发热，发热后不再发生寒战者，常见于肺炎球菌肺炎、输液反应；若反复性寒战者，则见于急性胆囊炎、感染性心内膜炎、败血症和疟疾等。

2. 发热伴有明显头疼者，应考虑颅内感染，颅内出血等。

3. 发热伴有胸痛者，常见于肺炎球菌肺炎、胸膜炎、肺脓肿等。

4. 发热伴有腹痛者，可见于急性细菌性痢疾、急性胆囊炎、急性阑尾炎、急性病毒性肝炎等。

5. 发热伴有尿痛、尿频、尿急，见于急性肾盂肾炎、慢性肾盂肾炎、肾结核等。

6. 发热伴有明显的肌肉痛，可见于多发性肌炎、皮肌炎等。

7. 发热伴有黄疸，常见于病毒性肝炎、胆囊炎、化脓性胆管炎、败血症等。

8. 发热伴有皮疹，可见于水痘、猩红热、麻疹、风湿热、系统性红斑狼疮等。

🌿 四、验案举隅

验案 1

柴某　男　32 岁　就诊时间：2016 年 3 月 7 日

主诉：发冷寒战半天。患者于清晨上班时受凉，10 点多钟，自觉全身发冷，寒战，流清涕，打喷嚏，头疼，全身骨节酸痛，咽干，无汗，体温 38℃，咽红，舌淡红，苔薄白，脉浮紧。

辨证分析：风寒之邪袭表，腠理闭塞，卫阳被遏，故见恶寒、头痛、全身骨节疼痛；肺气失宣，故鼻塞声重，喷嚏，流清涕；无汗、脉浮紧为表实。说明病位在表，病性属风寒。辨证：风寒表实证。

治则：辛温解表，散寒祛湿。

方药：荆防败毒散加减。荆芥 15g，防风 15g，羌活 15g，独活 15g，柴胡 15g，麻黄 10g，桂枝 10g，茯苓 15g，川芎 10g，生姜 15g，橘红 15g，桔梗 10g，甘草 5g。3 剂，水煎服。后微信得知，患者服药 2 剂即愈。

验案 2

马某　女　28 岁　初诊时间：2015 年 6 月 18 日

主诉：发冷、发热 1 天。患者自觉忽冷忽热，胸胁部胀痛，不思饮食，恶心，咽喉干燥，头晕目眩，舌红，苔薄白，脉弦微数。T 39.0℃。

辨证分析：伤寒邪犯少阳半表半里，邪正相争，正胜欲拒邪出于表，邪胜欲入里并于阴，故忽冷忽热，往来寒热；少阳疏机不利，则胸胁部胀痛；胆郁化热而上扰，则咽喉干燥，头晕目眩；胆热犯胃，胃气上逆，故不欲饮食、恶心；苔薄白，脉弦是胆热不盛，气机不畅之候。说明病位在半表半里，病性属风寒。辨证：半表半里风寒证（伤寒少阳证）。

治则：和解少阳。

方药：小柴胡汤加味。金银花 30g，连翘 15g，柴胡 15g，黄芩 15g，党参 15g，姜半夏 10g，竹茹 10g，枳壳 10g，甘草 6g，生姜 15g，大枣 5 枚。3 剂，水煎服。

复诊（6.25.）：服用 1 剂寒热即退，3 剂服完，疾病痊愈。因长期失眠来就诊。

验案 3

洪某　女　17 岁　学生　初诊时间：2014 年 10 月 16 日

主诉：干咳无痰 3 天，发热，不发冷，干咳剧烈，无痰，咽干鼻燥，口唇干裂，口渴思冷饮，舌红少津，脉细数。

辨证分析：当下正值金秋季节，清凉干燥，风燥外客，故发热，不发冷，热势不盛；燥热伤肺，肺失清润，则干咳无痰，咽干鼻燥，口唇干裂；燥热伤津，故口渴，思冷饮，舌红少津，脉细数；说明病位在肺，病性属燥热。辨证：燥热伤肺证。

治则：疏风清肺，润燥止咳。

方药：桑杏汤加味。北沙参 15g，麦冬 15g，桑叶 15g，杏仁 15g，浙贝母 15g，豆豉 15g，栀子 10g，梨皮 30g。水煎服，7 剂。

复诊（10.23）：服药后发热即退，干咳基本消失，咽已不干，其余诸症悉除。近因饮食不当，脘腹胀满，食欲欠佳，大便溏稀，舌红，苔微黄厚，脉滑。此乃食滞胃脘证，遂予以消食和胃之保和丸调治之。

验案 4

岳某　女　32 岁　初诊日期：2015 年 11 月 12 日

主诉：昨日因感受寒冷，下班时自觉全身发冷，全身酸痛，夜间寒战，微有发热，头晕、嗜睡。平日体质较弱，畏寒肢冷。

就诊时，T 37.8℃，BP 90/60mmHg，四肢冰凉，面色㿠白，舌淡胖润，苔薄白，脉沉细弱。

辨证分析：患者素体阳虚，命火不足，肢体失于温煦，故畏寒肢冷；今偶感风寒，表现发冷、寒战为重，微有发热，说明患者阳气虚衰，虽具表证，然脉不浮而反沉细，此乃阳虚与表寒相兼。病位在表、阳，病性属寒、虚。辨证：阳虚表寒证。

治则：助阳解表。

方药：麻黄附子细辛汤加味。麻黄 10g，黑附片（先煎）15g，细辛 10g，桂枝 15g，白芍 12g，干姜 15g，生姜 15g，大枣 3 枚。3 剂。

复诊：服完 1 剂中药，诸症悉解，只感四肢无力，头昏，畏寒，舌淡苔白，脉沉细，嘱其余之药不再服用，予补中益气汤加黑附片 15g（先煎），每日 1 剂，调理。

咳　嗽

咳嗽的病因有外感和内伤两大类。外感咳嗽为六淫外邪犯肺；内伤咳嗽为脏腑功能失调，内邪干肺所致。不论外感或内伤，均可导致肺失清肃，宣降失常而发为咳嗽。

一、辨证要点

1. 辨病位：外感引起的咳嗽，病位在肺，多属新病，发病急，病程短，多兼有恶寒、发热、头疼、鼻塞等表证；内伤引起的咳嗽，病位在肺或脾或肾，并兼见脏腑虚损症候，多为宿疾，反复发作，迁延不愈。

2. 辨病性：外感咳嗽多属邪实，有风寒、风热、风燥之分。内伤咳嗽多属邪实正虚，虚实相兼，有寒痰、热痰、虚火、实火之别。

二、辨证论治

（一）外感咳嗽

1. 风寒袭肺证

症候表现：咳嗽声重，气急，咽痒，咳痰稀薄色白，常伴鼻塞，流清涕，头痛，肢体酸楚，恶寒，发热，无汗，舌苔薄白，脉浮。

辨证分析：外感风寒，内袭于肺，肺失宣降，故咳嗽声重，气急，咽痒，鼻塞，流清涕；寒邪郁肺，气不布津，凝聚为痰，故咳痰稀薄色白；风寒外束肌表，卫阳被遏，故头痛，肢体酸楚，恶寒，发热，无汗；舌苔薄白，脉浮均为风寒之候。说明病位在肺，病性属风寒。辨证：风寒袭肺证。

治则：疏风散寒，宣肺止咳。

方药：三拗汤（《太平惠民和剂局方》）合止嗽散（《医学心悟》）加减。麻黄10g，杏仁15g，荆芥15g，百部15g，白前15g，紫菀15g，款冬花15g，桔梗10g，甘草5g。（按茎叶类药物煎法煎服）

加减：若痰黏胸闷，苔腻者，加半夏、厚朴；咳嗽音哑，气急似喘，痰液黏稠，口干，心烦，或有发热者，加生石膏、桑白皮、黄芩。

2. 风热犯肺证

症候：咳嗽剧烈，咽喉疼痛，痰黄黏稠，咳痰不爽，鼻流黄涕，常伴发热，头痛肢楚，舌苔薄黄，脉浮数。

辨证分析：风热犯肺，肺失清肃，可见咳嗽剧烈，咽喉疼痛；肺热蒸液成痰，故痰黄黏稠，咳痰不爽，鼻流黄涕；风热犯表，卫表不和，故见头痛肢楚，身热；舌红，苔薄黄，脉浮数，皆为风热之候。说明病位在肺，病性属风热。辨证：风热犯肺证。

治则：疏风清热，宣肺止咳。

方药：桑菊饮加味（《温病条辨》）。鱼腥草30g，金银花30g，连翘15g，黄芩10g，桑叶10g，杏仁15g，浙贝母15g，牛蒡子10g，桔梗10g，甘草5g。（按茎叶类药物煎法煎服）

加减：若咽喉疼痛，加射干、马勃、青果。

3. 燥热伤肺证

症候表现：干咳无痰，咽喉、口、鼻干燥，痰黏不易咯出，或痰中带血丝，或兼微寒、发热，舌红而干，苔薄黄，脉浮数。

辨证分析： 风燥伤肺，肺失清润，故干咳无痰；燥热伤津，则咽喉、口、鼻干燥，痰黏不易咯出，舌红而干；燥热伤肺，肺络受损，故痰中带血丝，风燥外客，卫气不和，则见微寒、发热；苔薄黄，脉浮数为风热之候。说明病位在肺，病性属风燥。辨证：燥热伤肺证。

治则： 疏风清肺，润燥止咳。

方药： 常用桑杏汤（《温病条辨》）加味。桑叶15g，杏仁15g，北沙参15g，麦冬15g，玉竹15g，浙贝母15g，麦冬15g，玉竹15g，桔梗15g，甘草6g。

加减： 若痰中带血，加生地黄、白茅根；热重者，加生石膏、知母。

（二）内伤咳嗽

1. 痰湿蕴肺证

症候表现： 咳嗽痰多，咳声重浊，痰黏稠不利，胸闷气喘，脘腹胀满，舌苔白腻，脉濡滑。

辨证分析： 痰湿蕴肺，肺失宣降，故咳嗽痰多，咳声重浊，痰黏稠不利；痰湿中阻，脾为湿困，故胸闷气喘，脘腹胀满；舌苔白腻，脉濡滑皆为痰湿之候。说明病位在肺，病性属痰湿。辨证：痰湿蕴肺证。

治则： 燥湿化痰，理气止咳。

方药： 二陈汤（《太平惠民和剂局方》）合三子养亲汤（《韩氏医通》）加减。白芥子15g，苏子15g，莱菔子15g，半夏15g，茯苓15g，陈皮15g，桔梗10g，甘草5g。

加减： 若痰多黏稠，胸脘痞闷，加苍术、厚朴；痰呈白色泡沫状者，加五味子、细辛、干姜；久病脾虚，食少，便溏者，加党参、白术。

2. 痰热蕴肺证

症候表现: 咳嗽气促,痰多质黏或稠黄,咯痰不爽,胸胁胀满,咳引胸痛,或痰中带血,或伴发热,舌质红,苔黄腻,脉滑数。

辨证分析: 痰热蕴肺,肺失宣降,故咳嗽气促,痰多质黏或稠黄,咯痰不爽;热伤肺络,故胸胁胀满,咳引胸痛,痰中带血;肺热内郁,则发热,舌质红,苔黄腻,脉滑数。说明病位在肺,病性属痰热。辨证:痰热蕴肺证。

治则: 清肺化痰,肃肺止咳。

方药: 清金化痰汤(《医学统旨》)加减。桑白皮 15g,黄芩 15g,栀子 10g,知母 15g,麦冬 15g,瓜蒌 15g,浙贝母 15g,桔梗 15g,橘红 15g,茯苓 15g,甘草 6g。

加减: 若痰黄如脓,加鱼腥草、冬瓜子;咳嗽气喘者,加葶苈子。

3. 肺阴亏虚证

症候表现: 干咳,痰少不利,或痰中带血,或声音嘶哑,或午后潮热,颧红,盗汗,神疲乏力,日渐消瘦,舌质红,少苔,脉细数。

辨证分析: 肺阴亏虚,虚热内灼,肺失宣降,则干咳;肺损络伤,故痰中带血,或声音嘶哑;阴虚火旺,故午后潮热,颧红,盗汗;阴精不足,则神疲乏力,日渐消瘦;舌质红,少苔,脉细数为阴虚火旺之候。说明病位在肺阴,病性属虚。辨证:肺阴亏虚证。

治则: 养阴清热,润肺止咳。

方药: 常用百合固金汤(《医方集解》)加味。百合 20g,百部 15g,川贝母 15g,北沙参 15g,麦冬 15g,玉竹 15g,熟地 20g,生地 20g,当归 15g,玄参 15g,桔梗 10g,甘草 6g。

加减: 若痰中带血,去桔梗、当归,加白及、白茅根、藕节、仙鹤草；咳喘重者，加紫菀、冬花；低热不退者，加功劳叶、银柴胡、青蒿、鳖甲、地骨皮；疲乏无力者，加太子参。

三、衷中参西

1. 急性干咳常是急性上、下呼吸道感染初期的表现。持续性干咳，常见原因有感冒后咳嗽、肺结核、咳嗽变异型哮喘、鼻后滴流综合征、胃食管反流性咳嗽，以及服用血管紧张素转换酶抑制剂（ACEI）类药物引起的咳嗽。

2. 铁锈色痰可见于肺炎球菌肺炎；砖红色胶冻样痰见于肺炎克雷白杆菌感染；带有臭味的脓性痰，常见于厌氧菌感染（肺脓肿）；持续性脓性痰可见于支气管扩张和慢性肺脓肿，痰液往往较多，留置后可出现分层。

3. 慢性支气管炎、慢性肺脓肿、空洞性肺结核、支气管扩张等疾病的咳嗽、咳痰，经常发生于早晨起床时；肺淤血咳嗽、变异性哮喘的咳嗽往往在夜间发生，患者常会咳醒。

4. 咳嗽剧烈，咽痒或咽痛，病势急，病程短者，多为外感风寒或风热；干咳无痰，或痰中带血者，多属燥邪伤肺；痰白清稀者属寒；痰白而黏稠者属湿；痰黄黏稠者属热。

四、验案举隅

验案5

袁某　女　5岁　初诊日期：2013年4月10日

首诊： 患儿于3天前，因感受风寒，出现发热，鼻塞，流涕，喷嚏，咳嗽，咳痰，在某医院儿科就诊，诊断为急性上呼吸道感染，予以头孢呱酮钠注射液，静脉点滴，口服止咳糖浆。输液三天症状不见好转，家长带来要求服中药治疗。

就诊时，T 38.5℃，患儿发热，面色潮红，咳嗽剧烈，喉中

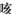

痰鸣，气促鼻煽，无汗，舌质红，少津，苔微黄，脉细数。

辨证分析：风热犯表，卫表不和，故见发热；风热犯肺，肺失清肃，故咳嗽剧烈，咽喉疼痛；邪热壅闭于肺，肺气不宣，则喉中痰鸣；肺开窍于鼻，鼻窍不通，故气促鼻扇；咽红、舌少津，舌质红，苔微黄，脉细数，均为一派热象。说明病位在肺，病性属风热。辨证：风热犯肺证。

治法：疏风清热，宣肺止咳。

方药：桑菊饮加味。鱼腥草 30g，金银花 30g，连翘 15g，黄芩 10g，桑叶 10g，杏仁 15g，浙贝母 15g，牛蒡子 10g，桔梗 10g，甘草 5g。水煎 2 次兑匀，分 3 次服，3 剂。

复诊（4.14.）家长代诉：患儿服药 1 剂热即退，咳嗽亦减轻，仍食欲欠佳，但不恶心，服完 3 剂后，咳嗽、咳痰已很轻微，仍食欲欠佳，稍一活动即出汗。检查：舌红，苔白稍厚，脉细微数。病位在肺气、脾气；病性属虚。辨证：肺脾气虚证。治以益气健脾，方用四君子汤加味。药用：党参 10g，茯苓 10g，炒白术 15 g，甘草 6g，炒山药 15g，炒薏苡仁 15g，炒麦芽 15g，陈皮 10g，炙枇杷叶 10g，水煎 2 次兑匀，分 3 次服。7 剂。

验案 6

陈某　男　46 岁　初诊时间：2015 年 10 月 28 日

咳嗽、咳痰半月余，咳声重浊，痰多黏稠不利，胸闷气憋，气短，脘腹胀满，不思饮食，舌淡胖大，舌苔白腻，脉濡滑。每年冬春季节咳嗽频发，已 5~6 年，吸烟史 10 余年。

辨证分析：有痰喘痼疾已 5~6 年，吸烟史 10 余年，说明患者肺气素虚，现已秋末冬初，气候渐凉，偶感风寒，痼疾复发。肺气虚弱，脾不健运，痰湿蕴肺，肺失宣降，故咳嗽痰多，咳声重浊，痰黏稠不利；痰湿中阻，脾为湿困，故胸闷气喘，脘腹胀满；舌苔白腻，脉濡滑皆为痰湿之候。说明病位在肺，病性属痰湿。辨证：痰湿蕴肺证。

治法：燥湿化痰，理气止咳。

方药：二陈汤合三子养亲汤加减。白芥子15g，苏子15g，莱菔子15g，半夏15g，厚朴10g，茯苓15g，陈皮15g，杏仁15g，桔梗10g，甘草5g。7剂。嘱患者戒烟。

复诊：服药1周，咳嗽、咯痰基本消失，胸闷气憋明显减轻，已上班工作，仍感精力较差，食欲欠佳，怕冷，舌淡，胖大，苔白厚，脉细弦。说明素体阳虚，脾胃运化无力，予以黄芪30g，当归15g，黑附片15g（先煎），桂枝10g，熟地20g，山萸肉15g，山药15g，党参20g，茯苓15g，炒白术15g，厚朴10g，杏仁10g，甘草6g。14剂。

验案7

吕某　男　35岁　初诊日期：2016年9月16日

首诊：干咳少痰1周，患者于1周前外出感冒，咽喉干痛，干咳无痰，痰黏不易咯出，微感发热，舌红少津，苔薄微黄，脉弦数。

辨证分析：患者发病时正值初秋季节，燥为秋季主气，风燥伤肺，肺失清润，故干咳少痰；燥热伤津，则咽喉干燥疼痛，痰黏不易咯出，舌红少津；风燥外客，卫气不和，则见微感发热；苔薄微黄，脉弦数为风热之候。说明病位在肺，病性属燥热。辨证：燥热伤肺证。

治法：疏风清肺，润燥止咳。

方药：桑杏汤加味。桑叶15g，杏仁15g，北沙参15g，麦冬15g，玉竹15g，浙贝母15g，麦冬15g，玉竹15g，枇杷叶15g，桔梗15g，甘草6g。3剂。

复诊：患者服药后已不感觉发热，咳嗽明显减轻，咽喉也不干痛，痰少易于咯出，舌红苔白，脉弦微数。患者因要出差，煎药不便，遂予以川贝枇杷膏调治。

气喘、气短

气喘亦称哮喘，是一种发作性痰鸣、气喘的病证。发作时喉间常闻及哮鸣音，伴胸闷，呼吸困难，甚至不能平卧。气短则是以呼吸困难，动辄加重，甚至张口抬肩，不得平卧。气喘属现代医学中的支气管哮喘、喘息性支气管炎；气短主见于慢性阻塞性肺疾病。不论是气喘还是气短，均可参照本节辨证论治。

一、辨证要点

1. 辨病位：主要在肺，脾，肾三脏。

2. 辨病性：急性发作时以邪实为主，病性有寒、热、寒热错杂以及痰饮壅盛之不同；临床缓解时以虚为主，并应辨明阴阳之偏虚，区别脏腑（肺、脾、肾）虚损之所属。

二、辨证论治

1. 寒痰伏肺证

症候表现：呼吸急促，喉中痰鸣音，胸闷气促，咳不甚，痰黏不利呈白色泡沫样，口不渴，形寒肢冷，面色青晦，舌暗红，苔白滑，脉浮紧。

辨证分析：素有痰饮伏肺，感受风寒即发，以至呼吸急促，喉中痰鸣；肺气郁闭，不得宣畅，故见胸闷气促，咳不甚，痰黏不利呈白色泡沫样；阴盛于内，阳气不能宣达，故形寒肢冷，面色青晦；舌暗红，苔白滑，脉浮紧，皆为表寒夹痰湿之候。说明病位在肺，病性属寒、痰。辨证：寒痰伏肺证。

治法： 宣肺散寒，化痰平喘。

方药： 射干麻黄汤（《金匮要略》）加减。麻黄10g，射干15g，半夏15g，细辛10g，五味子15g，干姜15g，杏仁15g，紫菀15g，冬花15g，甘草6g，大枣3枚。

加减： 若发冷发热，全身疼痛，加桂枝、生姜，或选用小青龙汤；痰涌气逆不得平卧者，加葶苈子、紫苏叶、陈皮。

2. 痰热蕴肺证

症候表现： 喉中痰鸣如吼，喘而气促息涌，胸闷胁胀，痰黄而黏，不易咯出，口渴喜饮，汗出，面赤，舌质黯红，苔黄腻，脉弦数。

辨证分析： 痰热蕴肺，壅阻气道，肺气上逆，故喉中痰鸣如吼，喘而气促息涌，胸闷胁胀；痰热胶结，故痰黄而黏，不易咯出；热盛则口渴喜饮，汗出，面赤，舌质黯红；苔黄腻，脉弦数为痰热之候。说明病位在肺，病性属痰、热。辨证：痰热蕴肺证。

治法： 清热宣肺，化痰定喘。

方药： 定喘汤加减（摄生众妙方）加减。白果（捣）15g，麻黄10g，杏仁15g，黄芩10g，半夏10g，桑白皮15g，生石膏（先煎）30g，冬花15g，苏子15g，莱菔子15g，甘草6g。

3. 表寒里热证

症候表现： 呼吸急促，喉中哮鸣音，胸膈满闷，咳喘气逆，咯痰不爽，痰黏色黄，伴发热、恶寒，无汗、身痛。舌尖边红，苔微黄厚腻，脉浮数。

辨证分析： 肺热素盛，寒邪外束，或表寒未解，内已化热，热为寒郁，肺失宣降，故见喉中哮鸣音，呼吸急促；肺气郁闭

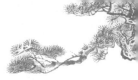

不得宣畅,故见胸膈满闷,咳喘气逆,咯痰不爽,痰黏色黄;热为寒郁,则发热、恶寒,无汗、身痛。脉浮为表寒,舌红,苔微黄厚腻为里热。说明病位在表、里(肺),病性(表)寒、(里)热。辨证:表寒里热证。

治法:解表散寒,清肺化痰。

方药:小青龙加石膏汤(《伤寒论》)加减。麻黄15g,生石膏(先煎)30g,桂枝15g,半夏15g,厚朴15g,杏仁15g,细辛10g,五味子15g,白芍15g,苏子(包)15g,射干15g,葶苈子(包)15g。

加减:若咳痰稠黄者,加瓜蒌皮、黄芩、前胡。

4. 痰浊阻肺证

症候表现:气喘,胸部满闷,咳嗽,痰多,黏稠,色白,咯痰不利,脘闷,纳呆,口黏,不渴,舌淡,胖大,苔白腻,脉滑。

辨证分析:脾失健运,积湿成痰,痰浊积于肺,导致肃降失职,故气喘,胸部满闷,咳嗽,痰多,黏稠,色白,咯痰不利;痰湿阻中,脾胃不和,故见脘闷,纳呆,口黏,不渴;舌淡,胖大,苔白腻,脉滑皆为痰浊之候。说明病位在肺,病性属痰湿。辨证:痰浊阻肺证。

治法:理气化痰,止咳平喘。

方药:二陈汤(《太平惠民和剂局方》)合三子养亲汤(《韩氏医通》)加味。半夏15g,陈皮15g,茯苓30g,苏子15g,白芥子15g,莱菔子15g,杏仁15g,紫菀15g,冬花15g。

加减:若痰涌喘急,不能平卧,加葶苈子、牙皂角;兼有恶寒发热者,加紫苏叶、防风、苍耳子、蝉蜕、地龙。

5. 肺肾气虚证

症候表现:气短息促,呼多吸少,动则加剧,疲乏无力,头晕耳鸣，腰酸腿软，肢冷，浮肿，舌质淡暗，舌体胖大，苔白厚腻，脉沉弦微数。

辨证分析： 久病肺虚及肾，气失摄纳，故气短息促，呼多吸少，动则加剧；肾阳虚衰，失于温煦，水湿泛滥，则腰酸腿软，肢冷，浮肿；肺肾俱虚，故疲乏无力，头晕耳鸣；舌质淡暗，舌体胖大，苔白厚腻，脉沉弦，皆为阳气虚衰，水湿潴留之候。说明病位在肺气、肾气，病性属虚。辨证：肺肾气虚证。

治法： 补肺益肾，平喘纳气。

方药：《金匮》肾气丸合人参蛤蚧散（《御药院方》）加减。黑附片15g（先煎），肉桂10g，熟地30g，山萸肉15g，山药15g，胡桃肉15g，人参10g，蛤蚧（研细冲服）10g，茯苓20g，泽泻15g。

三、衷中参西

1. 气喘和气短统称为呼吸困难，但二者有所区别。气喘主见于支气管哮喘，以胸闷、气憋及哮鸣为主；气短主见于阻塞性肺气肿、心力衰竭，以胸闷、气短或气不够用为主。

2. 慢性阻塞性肺气肿，多见于老年患者，起病缓慢，以冬季为重。主要症状为咳嗽、咳痰伴气短或气不够用。体格检查可有双肺干、湿性啰音及肺气肿表现。

3. 心源性哮喘：多见于老年患者，多有基础性心脏病。典型症状为夜间阵发性呼吸困难，咳粉红色泡沫样痰。查体双肺底可闻及广泛的湿性啰音，心界向左扩大，心尖区可闻及奔马律和病理性杂音。

4. 支气管哮喘：反复发作哮喘、咳嗽、气急或胸闷，发病多与接触变应原、冷空气、物理、化学性刺激，病毒性上呼吸

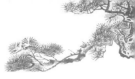

道感染等有关。发作时双肺可闻及散在或弥漫性、以呼气相为主的哮鸣音。

四、验案举隅

验案8

李某　男　65岁　干部　初诊时间：2008年3月18日

咳嗽，咳痰，气短11年，每年入冬后即发病，持续3~4个月，逐年加重，近3年来气喘、气短明显加重，活动受限，体力逐年减弱，吸烟史20年。

刻下：咳嗽、咳痰，胸闷气促，咯白色泡沫状痰，心慌气短，活动时即加剧，气喘不得平卧，口不渴，形寒肢冷，面色青晦，口唇发绀，舌质紫暗，苔白腻，脉弦数，双下肢胫前压迹。胸部X线片：双肺纹理增多紊乱，透亮度增加，肺大疱，心影垂直狭长。肺功能检查：吸入支气管扩张药后FEV1/FVC<70%，FEV_1<50%预计值。西医诊断：慢性阻塞性肺病（Ⅲ级）。

辨证分析：素有痰饮伏肺，感受风寒即发，痰阻气道，以致呼吸急促，喉中痰鸣；肺气郁闭，不得宣畅，故见胸闷气促，痰呈白色泡沫样；阴盛于内，阳气不能宣达，故形寒肢冷，面色青晦，口不渴；舌质紫暗，苔白腻，脉浮紧，皆为表寒夹痰湿之候。说明病位在肺，病性属寒痰。辨证：寒喘证。

治法：宣肺散寒，化痰平喘。

方药：射干麻黄汤加减。麻黄10g，射干15g，半夏15g，细辛10g，五味子15g，干姜15g，杏仁15g，紫菀15g，冬花15g，甘草6g，大枣3枚。水煎2次兑匀，分3次温服，3剂。

二诊：患者服药3剂后，咳嗽、咳痰减轻，痰色白呈黏液状，心慌气短也有减轻，病位在肺、脾，病性属痰湿。辨证：痰湿阻肺证。治以健脾燥湿，化痰止咳，方用二陈汤合三子养亲汤加减。药用：清半夏 10g，陈皮 10g，茯苓 15g，白芥子 10g，炙苏子 15g，莱菔子 10g，杏仁 10g，党参 15g，炒白术 15g，炙甘草 6g。水煎服，每日 1 剂，7 剂。

三诊：咳嗽、咳痰明显减少，痰色白较利，心慌气短明显减轻，能平卧，口唇紫暗，舌质暗红，苔白稍厚，脉弦数，下肢（一）。上方加丹参 30g，7 付。

四诊：患者除早晚轻咳、有少量痰液外，其他时间基本已不咳嗽，呼多吸少，动则气喘，唇舌暗红，舌体胖大，有齿印，苔白厚，脉弦微数。病位在肾，病性属虚。辨证：肾不纳气。治宜温肾纳气。方用：金匮肾气丸合参蛤散加减。药用：附片（先煎）15g，肉桂 10g，熟地 15 g，山萸肉 10g，炒山药 15g，茯苓 15g，泽泻 15g，党参 20g，五味子 10g 蛤蚧粉（分三次冲服）3g，水煎温服，每日 1 剂，14 剂。

五诊：患者精神、食欲俱增，气短减轻，自觉上方有效，自己又继服 14 付。时已天气渐暖，予以金匮肾气丸，每次 1 丸，一日 2 次，人参、蛤蚧各等份，研细粉末，每次 1g，一日 2 次，冲服，连服 3 个月。

按语：中医治疗哮喘证分两个阶段，即发作时治肺，缓解时治肾。故初诊时因饮邪上逆犯肺，肺气不宣，故咳喘不能平卧。津液遇寒而凝聚为饮，以致痰多色白呈泡沫状。饮为阴邪，故受寒每易诱发，饮邪迫肺，痰阻气壅，喘息不得平卧，唇舌发绀，乃血瘀之征，苔白腻，脉弦数，为痰饮内盛之候。治疗采取急则治标的原则，采用温肺化饮的小青龙汤加减治疗后，咳嗽、咳痰明显减轻，心慌气短也得到改善。接着采用健脾燥湿、化痰止咳的二陈汤合三子养亲汤加减治疗，病情大有好转，连续加减治疗月余，发作期得到控制后，便转入缓解期治

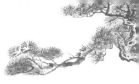

肾。此阶段采用温补肾阳加活血化瘀法治疗3个月，病情基本控制。说明"发作时治肺，缓解时治肾"的治疗方法，对治疗慢性支气管炎、阻塞性肺气肿，不仅近期疗效好，远期疗效更为显著。

验案9

范某　男　54岁　初诊时间：2013年3月15日

气喘复发1周，喉中痰鸣，气息急促，不能平卧，汗出，胸闷气憋，痰黄而黏，不易咯出，口干喜饮，面色青暗，舌质黯红，舌苔黄腻，脉弦数。哮喘病史6年，吸烟史20年。西医诊断：支气管哮喘。

辨证分析： 痰热蕴肺，壅阻气道，肺气上逆，故喉中痰鸣，气息急促，胸闷气短；痰热胶结，故痰黄而黏，不易咯出；热盛则口渴喜饮，汗出；面色青暗，舌质黯红；苔黄腻，脉弦数均为痰热之候。说明病位在肺，病性属痰、热。辨证：痰热蕴肺证。

治法： 清热宣肺，化痰定喘。

方药： 定喘汤加减。白果（捣）15g，麻黄10g，黄芩10g，生石膏（先煎）30g，桑白皮15g，杏仁15g，半夏10g，浙贝母15g，苏子15g，莱菔子15g，葶苈子（包煎）15g，大枣3枚。水煎服，7剂。间断吸氧（家中备有制氧机）。

复诊： 气喘和胸闷、气憋明显减轻，仍咳嗽，痰色白黏稠，不易咯出，面色青暗，舌质黯红，苔微黄厚腻，脉弦数。原方去生石膏，加紫菀15g，冬花15g。7剂。

三诊： 咳喘显著好转，痰量减少，咯痰较利，尚能平卧睡眠，舌质黯红，苔微黄厚，脉弦数。上方去白果，麻黄减量为6g，加地龙15g，北沙参15g，7剂。

四诊： 气喘已平，咳痰已好八成，随着天气渐热，患者已能去户外走动，查舌暗红，苔白稍厚，脉弦数。予金水六君子汤加减巩固。

验案 10

赵某　男　56 岁　干部　初诊日期：2013 年 12 月 8 日

咳嗽、气喘 8 年，加剧 1 周。患慢性支气管炎伴肺气肿已8 年余，每年入冬即犯病，近 3 年来一年四季均有咳嗽，咳痰，气喘。入冬以来，咳喘不断，近一周又因感冒，咳嗽加剧，痰多呈白色泡沫样，咯痰不利，气短，气喘，不能平卧，喉中痰鸣，伴发热，恶寒，无汗，口唇发绀，舌紫暗，苔微黄厚腻，脉弦数。

辨证分析：外感风寒，内有伏饮。风寒袭肺，肺失宣降，故咳嗽、咳痰，痰多呈白色泡沫样，咯痰不利，气短，气喘，不能平卧，呼吸短促；风寒束于肌表，卫外之阳被遏，故发热，恶寒，无汗；痰阻气道，痰气相搏，故喉中痰鸣；痰阻脉络，故见口唇发绀，舌紫暗；苔微黄厚腻，脉弦数，说明痰湿已有化热之势。综合以上分析，本证病位在表、在肺。病性为风寒＋饮。辨证：外感风寒，痰饮伏肺证。西医诊断：慢性支气管炎，阻塞性肺气肿。

治法：散寒、宣肺、平喘。

方药：小青龙汤加味。麻黄 10g，桂枝 10g，细辛 10g，干姜 10g，五味子 12g，白芍 12g，半夏 10g，生甘草 10g，杏仁15g。水煎服，每日 1 剂，3 剂。

二诊（12.12）：寒热已退，咳嗽缓解，痰量减少，已能平卧，但仍气短，气喘，口唇发绀，舌紫暗，苔白厚腻，脉弦数。表证已解，痰饮阻肺，原方去葶苈子、石膏，加苏子 15g，白芥子 15g，莱菔子 15g，甘草 6g，7 剂。

三诊（12.19）：咳嗽，咳痰，气喘明显减轻，痰量减少，不利，饮食俱增，口唇发绀，舌紫暗，苔白稍厚，脉弦数。治以化湿祛痰，降气平喘；方用三子养亲汤合二陈汤加味。药用：苏子 15g，白芥子 15g，莱菔子 15g，半夏 10g，茯苓 15g，陈皮 12g，杏仁 15g，桃仁 15g，红景天 15g，7 剂。

2014.1.8 患者晨起时有轻微咳嗽、咳痰和气短，但饮食起居均正常，已上班工作两个月，嘱患者继续服上方，两天 1 剂；金水宝每次 5 粒，一日 3 次，口服。入夏后采取冬病夏治法预防治疗。

验案 11

陆某　男　67 岁　干部　初诊日期：2012 年 10 月 20 日

患者由家属用轮椅推来就诊。咳嗽、气喘 15 年，加重半月。气喘不能平卧，咳嗽，咳痰，呼吸困难，动则加剧，疲乏无力，头昏耳鸣，腰酸腿软，畏寒肢冷，下肢浮肿，舌质暗红，舌体胖大，边有齿痕，苔白厚腻，脉沉弦微数，下肢凹肿，吸烟史 40 年。胸部 X 线片：桶状胸，双肺透明度增高，心影窄长，肋间隙增宽，膈肌低平。诊断：慢性支气管炎，阻塞性肺气肿。

辨证分析：久病肺虚及肾，肾不纳气，故气喘不能平卧，咳嗽，咳痰，呼吸困难，动则加剧；肾阳虚衰，失于温煦，气化失司，水湿泛滥，则腰酸腿软，畏寒肢冷，下肢浮肿；肺肾俱虚，故疲乏无力，头昏耳鸣；舌质暗紫，舌体胖大，苔白厚腻，脉沉弦数，皆为阳气虚衰，水饮不化之候。说明病位在肺气、肾气，病性属虚。辨证：肺肾气虚证。

治法：补肺益肾，平喘纳气。

方药：金匮肾气丸合人参蛤蚧散加减。黑附片 15g（先煎），肉桂 10g，熟地 30g，山萸肉 15g，山药 15g，胡桃肉 15g，人参 10g，蛤蚧（研细冲服）10g，茯苓 20g，泽泻 15g，葶苈子（包）15g，水煎服，7 剂。间断吸氧（制氧机）。

复诊：服药后咳痰、喘均减轻，咳痰较利，吸氧时间缩短，间隔时间延长，能半卧位入睡1小时，尿量增多，舌质淡暗，舌体胖大，苔白厚，脉沉弦数，下肢（－）。继以原方去葶苈子，加杏仁15g，厚朴10g。7剂。

　　三诊：家属代诉，患者咳、痰、喘均明显减轻，除清晨起床时咳嗽一阵，其他时间很少咳嗽，仍气短，夜尿频。原方加芡实30g，桑螵蛸15g，14剂。另予特拉唑嗪1mg，每晚1次，口服。金水宝，每次3粒，一日3次，口服。

心　悸

　　心悸是患者自觉心跳或心慌，甚则不能自主的一种症状。临床上每因情志波动或劳累过度即发作，且常伴有胸闷、气短、失眠、健忘、眩晕、耳鸣等症。体格检查时可发现心率增快、减慢或心律不齐，也可无任何异常发现。患者的心悸主诉可以是某种器质性疾病所致，也可以是对正常生理反应（如剧烈运动、情绪激动、精神紧张或烟酒过度）的夸大描述，因此，在临床诊治过程中应围绕上述特点进行辨证论治。

一、辨证要点

　　1. 辨病位：病位在心，但与肝、脾、肺、肾四脏密切相关。如由于肝失疏泄，气滞血瘀，或气郁化火，心脉不畅而发心悸，病位在肝；脾胃虚弱，心之气血生化乏源，或脾失健运，痰湿内扰心神，亦可发为心悸，病位在脾；热毒犯肺，或肺气虚弱，心脉运行不畅，亦可出现心悸，病位在肺；肾阴不足，不能上制心火，或肾阳亏虚，心阳失于温煦，均可发为心悸，病位在肾。

　　2. 辨病性：主要有虚、实之分。虚者以气、血、阴、阳亏虚为主，实者以痰饮、瘀血、火热为患。

二、辨证论治

1. 心脾气血两虚证

症候表现：心悸气短，动辄尤甚，头晕目眩，失眠健忘，疲乏无力，面色无华，舌淡红，脉细弱。

辨证分析：心血不足，不能养心，动则更耗气血，故心悸气短，动辄尤甚；气血不能上荣，则头晕目眩，面色无华；血虚则神明无主，故失眠健忘；血亏气虚，则疲乏无力；舌淡红，脉细弱皆为血虚之候。说明病位在心脾气血，病性属虚。辨证：心脾气血两虚证。

治法：益气补血，健脾养心。

方药：归脾汤（《济生方》）加减。黄芪30g，当归15g，党参15g，炒白术15g，熟地20g，茯神15g，龙眼肉15g，炒枣仁30g（捣），合欢皮15g，夜交藤15g，远志15g，木香10g，炙甘草6g。

2. 阴虚火旺证

症候表现：心悸易惊，心烦失眠，五心烦热，口干，盗汗，腰酸，头晕目眩，急躁易怒，舌红少津，苔少或无，脉细数。

辨证分析：肾阴不足，不能上济于心，扰及心神，故心悸易惊，心烦失眠；阴虚生内热，虚火灼津，则五心烦热，口干，盗汗；阴亏于下，则腰酸；阳扰于上，则急躁易怒，头晕目眩；舌红少津，苔少或无，脉细数皆为阴虚火旺之候。说明病位在阴，病性属虚、实（火旺）错杂。辨证：阴虚火旺证。

治法：滋阴清火，养心安神。

方药：天王补心丹（《校注妇人良方》）合朱砂安神丸（《医学发明》）加减。生地20g，玄参15g，麦冬15g，天冬15g，当归15g，丹参15g，太子参15g，黄连10g，茯神15g，炒枣仁30g（捣），柏子仁30g，五味子15g，炙甘草6g，朱砂0.3g（分3次冲服）。

3. 心脉瘀阻证

症候表现：心悸不安，胸闷不舒，心前区痛，痛如针刺，唇甲青紫，舌质紫暗或有瘀斑，脉涩或结或代。

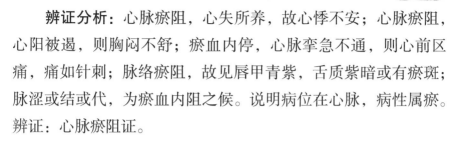

辨证分析：心脉瘀阻，心失所养，故心悸不安；心脉瘀阻，心阳被遏，则胸闷不舒；瘀血内停，心脉挛急不通，则心前区痛，痛如针刺；脉络瘀阻，故见唇甲青紫，舌质紫暗或有瘀斑；脉涩或结或代，为瘀血内阻之候。说明病位在心脉，病性属瘀。辨证：心脉瘀阻证。

治法：活血化瘀，理气通络。

方药：冠心苏合丸（《中国药典》，2015 版），由苏合香、冰片、乳香、檀香、青木香组成。每次 1 丸，1 日 1~2 次，嚼碎服。

4. 心阳不振证

症候表现：心悸不安，胸闷气短，动则尤甚，形寒肢冷，面色苍白，舌淡苔白，脉象虚弱。

辨证分析：病久体虚，损及心阳，心失温养，故心悸不安；胸中阳气不足，动则耗气，故胸闷气短，动则尤甚；心阳虚衰，血液运行迟缓，肢体失于温煦，故形寒肢冷，面色苍白；舌淡苔白，脉象虚弱，皆为阳虚之候。说明病位在心阳，病性属虚。辨证：心阳不振证。

治法：温补心阳，安神定悸。

方药：桂枝甘草龙骨牡蛎汤（《伤寒论》）合参附汤（《妇人良方》）加减。黑附片（先煎）15g，桂枝 15g，人参 30g，黄芪 30g，麦冬 15g，枸杞子 15g，炙甘草 10g，生龙骨（先煎）30g，生牡蛎（先煎）30g。

加减：若夹瘀血，可加丹参、赤芍、桃仁、红花；心动过缓者，酌加炙麻黄、黑附片，重用桂枝以通心阳。

三、衷中参西

1. 发作诱因和发作时间：多数患者心悸症状为阵发性发作，也有持续发作阵发加重者，问诊时应问清楚发作的诱因和发作的时间。运动或情绪激动诱发或加重的心悸，可见于全身疾病状态，也可见于较严重的心脏器质性疾病。前者包括甲状腺功能亢进症、贫血、发热，以及严重疾病导致的衰竭和虚弱状态，后者包括心肌炎、心肌病、高血压性心脏病及风湿性心脏病。空腹或餐前发作的心悸，尤其是服用降糖药的糖尿病患者，如伴有出汗、饥饿感等交感神经兴奋症状，应考虑低血糖反应的可能。

2. 心悸的性质：应询问患者心悸症状发作时自觉心跳快慢情况，以帮助判断病因。患者描述心跳乱，往往提示期前收缩或心房颤动。

3. 缓解方式：有活动诱因的心悸多于休息后缓解。低血糖导致的心悸可在进食后缓解。阵发性室上性心动过速可自发缓解，但大多数需要患者通过深呼吸、咳嗽等方式终止，持续时间一般较短，仅数分钟。

四、验案举隅

验案 12

赵某　男　41 岁　干部　初诊时间：2014 年 5 月 13 日

心悸、气短 2 年余，加重 1 周。患者自诉近 2 年来经常发生心悸、气短，近 1 周来，因工作劳累，心悸、气短明显加重，自觉疲乏无力，失眠健忘，头晕头昏，食欲不振，面色无华，舌淡红，脉细弱。

辨证分析： 心藏神而主血，脾主思而统血。思虑过度，劳伤心脾，脾气亏虚则化源不足，气血衰少，心失所养，故心悸、气短，劳累后加重；气血不能上荣头目，则头晕头昏，面色无华；血虚则心失所养，神明无主，故失眠健忘；血亏气虚，则疲乏无力；脾不健运，则食欲不振；舌淡红，脉细弱皆为血虚之候。说明病位在心（血）、脾（气）二脏，病性属虚。辨证：心脾气血两虚证。

治法： 益气补血，健脾养心。

方药： 归脾汤加减。黄芪 30g，当归 15g，党参 15g，炒白术 15g，熟地 20g，茯神 15g，龙眼肉 15g，丹参 15g，炒枣仁 30g（捣），合欢皮 15g，夜交藤 15g，远志 15g，木香 10g，炙甘草 6g，大枣 3 枚。水煎服，7 剂。

复诊： 心悸、气短，稍有减轻，精神、食欲均有改善，仍感睡眠不踏实，易醒，面色萎黄，舌淡红，脉细弱。原方加生龙齿 30g（先煎），丹参 15g。7 剂。

三诊： 睡眠明显改善，心悸、气短明显减轻，精神、食欲增进，能进行室外活动，面色稍带红润，舌淡红，脉弦细。原方略施加减，14 剂。

验案 13

万某　男　62 岁　初诊时间：2013 年 4 月 23 日

突感心前区憋闷不舒半天。患者于昨晚生气后，突感心前区憋闷不舒，心慌气短，心悸不安，舌下含化硝酸甘油片，但效果不显著，今日一早前来就诊。

刻下，自觉胸闷气憋，四肢无力，唇甲青紫，舌质紫暗，脉代。3 年前住院诊断为冠心病，一直服用硝苯地平缓释片、复方丹参滴丸，并备有硝酸甘油片。

辨证分析： 心脉瘀阻，心失所养，故心悸不安；心脉瘀阻，心阳被遏，则心前区憋闷不舒；瘀血内停，脉络瘀阻，故见舌质紫暗；脉代，为瘀血内阻之候。说明病位在心脉，病性属瘀。辨证：心脉瘀阻证。

治法： 理气宽胸，活血通络。

方药： 冠心苏合丸，由苏合香、冰片、乳香、檀香、青木香组成。每次 3g，一日 2 次，西洋参、三七各 50g，冰片 10g，共为细粉，每次 1g，一日 2 次，冲服。

随访：3 日后，家属来院说，患者服上药后，心前区憋闷不舒消失，唯四肢无力，心慌气短，嘱继续服用西洋参、三七粉。

胸　痹

胸痹亦称心痛，特点为阵发性的胸骨后压榨性疼痛，可放射至心前区和左上肢，部分患者疼痛还可放射至下颌、颈部或背部上方。发病常与劳累或情绪激动有关，可持续数分钟，休息或用硝酸酯制剂后逐渐消失。严重者持续时间可达数小时或数天，休息或含用硝酸甘油片多不能缓解。

一、辨证要点

1. 辨病位：病位主要在心，但与肝、脾、肾亦有关。
2. 辨病性：病性为本虚标实、虚实夹杂。本虚有气虚、阴虚、阳虚或气阴两虚、阴阳两虚，标实有血瘀、气滞、痰浊、寒凝等。

二、辨证论治

1. 心脉瘀阻证

症候表现： 心胸刺痛，部位固定，入夜尤甚，或胸痛彻背，或痛引肩背，或伴胸闷心悸，日久不愈。舌质紫暗，或有瘀斑，脉沉涩或弦涩。

辨证分析： 瘀血凝滞，心脉不畅，故见心胸刺痛，部位固定；血属阴，夜亦属阴，故疼痛入夜尤甚；心脉循行肩背，心气通于背俞，故或痛引肩背，或胸痛彻背；瘀血阻塞，胸阳不振，可伴胸闷心悸。舌质紫暗，或有瘀斑，脉沉涩或弦涩，均为血瘀之候。说明病位在心脉，病性属瘀，辨证心脉瘀阻证。

治法：活血化瘀，通脉止痛。

方药：血府逐瘀汤（《医林改错》）加减。桃仁 15g，红花 10g，当归 15g，生地 20g，川芎 10g，丹参 20g，赤芍 15g，降香 15g，三七粉 6g（冲服），川牛膝 15g，桔梗 10g，柴胡 10g，枳壳 10g，甘草 6g。

可含化复方丹参滴丸、速效救心丸等活血化瘀，芳香止痛急救之剂。

加减：若瘀血痹阻较重，胸痛彻背，可加乳香、没药、郁金；血瘀气滞并重者，加沉香、檀香；若气虚血瘀，伴自汗乏力，气短脉弱，可加西洋参；若畏寒肢冷，脉象沉迟，加桂枝、细辛，或人参、附子。

2. 气滞血瘀证

症候表现：胸闷、胸痛，痛有定处，常因情志不遂而诱发或加重，或兼胃脘胀闷，得嗳气或矢气即可缓解，舌质暗红，苔厚腻，脉弦细。

辨证分析：肝失疏泄，气机郁滞，心脉不畅，故胸闷胸痛，痛有定处，常因情志不遂而诱发或加重；肝气失疏，脾胃失和，故可兼胃脘胀闷；嗳气或矢气，可使气机暂时疏通，故诸症得以减轻；舌质暗红，苔厚腻，脉弦细，均为肝气失疏，脾胃失和，气滞血瘀之候。说明病位在肝气、血，病性属滞、瘀。辨证：气滞血瘀证。

治法：疏肝理气，活血通脉。

方药：柴胡疏肝散（《景岳全书》）加减。柴胡 15g，白芍 15g，陈皮 10g，炒枳壳 12g，香附子 10g，丹参 15g，川芎 10g，降香 15g，檀香 10g，延胡索 10g，炙甘草 6g。

加减：胸闷、胸痛较重者，加没药、三七粉；若肝气郁结，

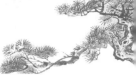

日久化热，心烦易怒，口干口苦，舌红苔黄，脉象弦数，加丹皮、栀子。

3. 痰浊闭阻心脾证

症候表现： 心胸窒闷疼痛，闷重痛轻，多形体肥胖，肢体沉重，痰多气短，遇阴雨天易发作或加重，伴倦怠乏力，纳呆便溏，口黏，恶心，咯吐痰涎，苔白腻或白滑，脉滑。

辨证分析： 脾气虚弱，水湿不化，痰浊闭阻，心阳不振，故心胸窒闷疼痛，闷重痛轻；痰浊困脾，脾气不运，故形体肥胖，肢体沉重，或伴倦怠乏力，纳呆便溏，口黏，恶心，咯吐痰涎；痰为阴邪，故遇阴雨天易发作或加重。苔白腻或白滑，脉滑，皆为痰浊蕴盛之候。说明病位在心、脾，病性属痰浊。辨证：痰浊闭阻心脾证。

治法： 通阳泄浊，豁痰开结。

方药： 瓜蒌薤白半夏汤（《金匮要略》）加减。瓜蒌 20g，薤白 15g，胆南星 10g，半夏 10g，竹茹 10g，远志 10g，石菖蒲 12g，陈皮 10g，炒枳壳 10g，茯苓 15g，甘草 6g。

加减： 痰郁化热，痰黏色黄，大便干，苔黄腻，加黄连；大便秘结，加生大黄、桃仁；胸痛彻背者，加丹参、降香、没药；或配合苏合香丸。

4. 寒凝心脉证

症候表现： 猝然胸痛如绞，或胸痛彻背，形寒肢冷，面色苍白，甚则冷汗自出，心悸气短，多因气候骤冷或骤遇风寒而发病或加重，苔薄白，脉沉紧或促。

辨证分析： 阴寒凝滞，阳气不运，气机闭阻，故猝然胸痛如绞，或胸痛彻背，遇风寒而发病或加重；心阳不振，故心悸气短；阴寒凝滞，故形寒肢冷，面色苍白，甚则冷汗自出；苔薄白，脉沉紧或促，皆为阴寒之候。说明病位在心脉，病性属寒。辨证：寒凝心脉证。

治法：宣痹通阳，散寒止痛。

方药：瓜蒌薤白白酒汤（《金匮要略》）合当归四逆汤（《伤寒论》）加减。瓜蒌 20g，薤白 15g，桂枝 15g，细辛 10g，白芍 12g，当归 15g，枳壳 10g，厚朴 10g。

加减：若胸痛剧烈，心痛彻背，痛无休止，伴形寒肢冷，心悸气短，脉沉紧或沉微，为阴寒极盛，胸痹之重证，可急用苏合香丸舌下含化或冠心苏合丸，芳香化浊，理气温通开窍。

5. 气阴两虚证

症候表现：心胸隐痛，时发时止，心悸气短，动则益甚，伴倦怠乏力，语声低微，易出汗，舌质淡红，舌体胖大，边有齿痕，少苔或无苔，脉弱或结代。

辨证分析：心气不足，阴血亏耗，血行瘀滞，故见心胸隐痛，时发时止；心脉失养，则心悸不安；气虚则见气短，动则益甚；伴倦怠乏力，语声低微，易出汗等；舌质淡红，舌体胖大，边有齿痕，少苔或无苔，脉弱或结代，皆为气虚之候。说明病位在气、在阴，病性属虚，辨证：气阴两虚证。

治法：益气养阴，活血通脉。

方药：生脉散（《备急千金要方》）合人参养营汤（《太平惠民和剂局方》）加减。人参 15g，麦冬 15g，五味子 15g，玉竹 15g，黄芪 30g，当归 15g，丹参 15g，肉桂 6g，炙甘草 10g。

加减：食欲不振，失眠者，加茯神、远志、酸枣仁、柏子仁。

6. 心肾阴虚证

症候表现：胸痛憋闷，心悸盗汗，虚烦不眠，腰酸膝软，头晕耳鸣，口干便秘，舌红少津，脉细数或促代。

辨证分析：肾阴亏虚，水不济火，虚热内灼，则见虚烦不

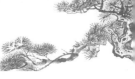

眠，盗汗，腰酸膝软，头晕耳鸣，口干便秘；心失所养，血脉不畅，则见胸痛憋闷，虚烦不眠，心悸等；舌红少津，脉细数或促代，为阴虚，血流不畅之候。说明病位在心肾，病性属阴虚，辨证：心肾阴虚证。

治法：滋阴清火，养心通脉。

方药：天王补心丹（《校注妇人良方》）加减。生地 20g，玄参 15g，人参 15g，天冬 15g，麦冬 15g，丹参 15g，当归 15g，白芍 15g，阿胶 15g 烊化，茯神 15g，酸枣仁 30g（捣），柏子仁 30g，五味子 15g，远志 10g，炙甘草 6g。

加减：若阴不敛阳，虚火内扰心神，虚烦不眠，舌红少津，加黄连。

7. 心肾阳虚证

症候表现：胸闷气短，心悸胸痛，动则加重，疲乏无力，畏寒肢冷，或下肢水肿，面色㿠白，唇甲淡白或青紫，舌质淡胖或紫暗，苔白或腻或水滑，脉沉细或沉微。

辨证分析：阳气虚衰，胸阳不振，气机痹阻，血行瘀滞，故胸闷气短，心悸胸痛，动则加重；心肾阳虚，温煦鼓动无力，水湿不化，故疲乏无力，畏寒肢冷，或下肢水肿，苔白或腻或水滑；面色㿠白，唇甲淡白或青紫，舌质淡胖或紫暗，为阳气虚衰，瘀血内阻之候；脉沉细或沉微，为阳气虚衰之候。说明病位在心、肾，病性属阳虚。辨证：心肾阳虚证。

治法：温补肾阳，振奋心阳。

方药：参附汤（《妇人大全良方》）合右归饮（《景岳全书》）加减。人参 15g，黑附片 15g（先煎），肉桂 10g，熟地 30g，山茱萸 15g，淫羊藿 15g，补骨脂 15g，杜仲 15g，炙甘草 10g。

加减：肾阳虚衰，不能制水，水饮上凌心肺，故见下肢水肿、喘促、心悸者，加茯苓、猪苓、白术、车前子。

三、提示

1. 胸痹心痛为急重病证，发病时要加强巡视，密切观察心率、呼吸、脉搏、血压，以及精神、情志变化，必要时给予吸氧、心电监护，同时做好各种抢救准备。

2. 胸痹心痛多为虚实夹杂之证，因此治疗应通补结合，或交替应用。"通"可用苏合香丸、麝香保心丸、血府逐瘀汤、瓜蒌薤白半夏汤、复方丹参制剂等。"补"可用八珍汤、当归补血汤、左归丸等。

四、衷中参西

本证属现代医学中的冠状动脉粥样硬化性心脏病，是动脉粥样硬化导致器官病变的最常见类型。根据冠状动脉病变的部位、范围、血管阻塞程度和心肌供血不足的发展速度、范围和程度的不同，可分为五种临床类型。

1. 无症状型冠心病：亦称隐匿型冠心病，患者无明显症状，但静息时或负荷试验后有 ST 段压低，T 波减低、变平或倒置等心肌缺血的心电图改变；病理学检查心肌无明显组织形态改变。

2. 心绞痛型冠心病：有发作性胸骨后疼痛，为一过性心肌供血不足引起。病理学检查心肌无明显组织形态改变或有纤维化改变。

3. 心肌梗死型冠心病：症状严重，由冠状动脉闭塞致心肌急性缺血性坏死所致。

4. 缺血性心肌病型冠心病：表现为心脏增大、心力衰竭和心律失常，为长期心肌缺血导致心肌纤维化引起。临床表现与原发性扩张型心肌病类似。

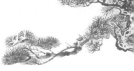

5. 猝死型冠心病：因原发性心脏骤停而猝然死亡，多为缺血心肌局部发生电生理紊乱，引起严重的室性心律失常所致。

五、验案举隅

验案 14

韩某　女　58 岁　初诊时间：2016 年 3 月 20 日

心前区疼痛 1 周，时轻时重，活动时疼痛尤甚，颈部亦感憋胀，胸闷气短，失眠多梦，多次在医院住院检查，诊断为冠心病，长期服用降压药美托洛尔和硝酸甘油片、麝香保心丸，起初有效，近半年来发作频繁，高血压病史已 14 年。查体：BP 135/80mmHg，口唇发青，舌淡色暗，舌苔白厚，脉弦涩。

辨证分析：病程日久，气血俱伤，气虚无力推动血液运行，瘀血凝滞，心脉不畅，故见心前区疼痛，时轻时重，活动时疼痛尤甚；手少阴心经分支沿颈部外侧上行面颊，故痛引颈部；瘀血阻塞，胸阳不振，可伴有胸闷气短；口唇发青，舌淡色暗，脉弦涩，均为血瘀之候。说明病位在心脉，病性属瘀，辨证心脉瘀阻证。

治法：活血化瘀，通脉止痛。

方药：血府逐瘀汤加减。桃仁 15g，红花 10g，当归 15g，生地 20g，川芎 10g，丹参 20g，赤芍 15g 降香 15g，三七粉 6g（冲服），瓜蒌 15g，薤白 15g，柴胡 10g，枳壳 10g，水煎服，7 剂。降压药和麝香保心丸继服。

复诊：心前区疼痛明显减轻，颈部憋胀感消失，仍感疲乏无力，睡眠不好，BP 130/75mmHg，口唇发青，舌淡色暗，舌苔薄白，脉弦微数。上方去柴胡、枳壳、三七，14 剂，西洋参、三七各等份，研为极细粉末，每次 1g，一日 3 次，冲服。

三诊：病情稳定，心情愉悦，再未发病，血压稳定，唇色稍红，舌苔薄白，脉弦微数。原方，隔日 1 剂，西洋参、三七粉继服。

验案 15

关某　男　65 岁　初诊时间：2015 年 5 月 23 日

心胸憋闷，兼有胸痛 1 月余，形体肥胖，肢体沉重，痰多色白，动辄气短，疲乏无力，食欲不振，口黏，舌质淡红，舌体胖大，苔白滑，脉弦滑。

辨证分析： 脾气虚弱，痰湿不化，痰浊闭阻，胸阳不振，故心胸憋闷，兼有胸痛；痰浊困脾，脾气不运，故形体肥胖，肢体沉重，疲乏无力，食欲不振，口黏，舌质淡红，舌体胖大，苔白滑，脉弦滑，皆为痰浊蕴盛之候。说明病位在心、脾，病性属痰浊。辨证：痰浊闭阻心脾证。

治法： 通阳泄浊，豁痰开结。

方药： 瓜蒌薤白半夏汤加减。瓜蒌 20g，薤白 15g，胆南星 10g，半夏 15g，竹茹 10g，远志 10g，石菖蒲 12g，陈皮 10g，炒枳壳 10g，茯苓 15g，丹参 15g，降香 15g，生姜 15g。水煎服，7 剂。

复诊： 服药后自觉心胸憋闷减轻，胸已不痛，咳痰减少且不费力，自感全身轻松，仍感乏力、纳差，舌质淡红，舌体胖大，苔白厚，脉弦滑。原方去降香，继服 14 剂。并嘱控制饮食。

三诊： 胸部已不憋闷，晨起少量咳痰，精神食欲俱增，自觉全身轻松，舌质淡红，舌体略胖，苔白厚，脉弦滑。予瓜蒌 15g，薤白 15g，清半夏 15g，茯苓 15g，陈皮 10g，丹参 15g，远志 10g，石菖蒲 12g，三七粉（分 3 次冲服）6g，14 剂。

失　眠

失眠亦称不寐，主要表现为睡眠时间、深度不足。轻者入睡困难，或寐而不酣，时寐时醒，或醒后不能再寐；重则彻夜不眠。

一、辨证要点

1. 辨病位：病位主在心，与肝（胆）、脾、肾密切相关。失眠兼见心悸健忘，神疲食少，四肢倦怠，腹胀便溏者，病位在心脾；失眠兼见心悸胆怯，遇事易惊者，病位在心胆；失眠兼见心烦不寐，心悸多梦，腰膝酸软，头晕耳鸣者，病位在心肾。

2. 辨病性：多属虚（气虚、血虚、阴虚）；久病常为虚实夹杂，或兼血瘀。

二、辨证论治

1. 心脾两虚证

症候表现： 入睡困难，多梦易醒，心悸健忘，神疲食少，常伴头晕目眩，四肢倦怠，腹胀便溏，面色少华，舌淡苔白，脉细无力。

辨证分析： 心血不足，血不养心，神不守舍，故入睡困难，多梦易醒，心悸健忘；脾失健运，则食少、腹胀、便溏；气血亏虚，失于濡养，则神疲乏力，头晕目眩，四肢倦怠；面色少华，舌淡苔白，脉细无力均为气血双虚之候。说明病位在心（血）、脾（气），病性属虚。辨证：心脾两虚证。

治法：补益心脾，养血安神。

方药：归脾汤（《济生方》）加减。黄芪30g，当归15g，党参15g，茯神15g，炒白术15g，酸枣仁30g（捣），夜交藤15g，合欢皮15g，远志15g，五味子15g，龙眼肉15g，炙甘草6g。

加减：若失眠顽固，加生龙骨、生牡蛎、琥珀；心血不足者，加制首乌、白芍、阿胶。

2. 心胆气虚证

症候表现：烦躁不眠，心悸胆怯，遇事易惊，伴气短自汗，疲乏无力，舌淡红脉细弦。

辨证分析：心胆气虚，神不内守，心虚则神无所主，胆虚则善惊易恐，故烦躁不眠，心悸胆怯；心胆俱怯，决断无权，则遇事易惊；气短自汗，疲乏无力，舌淡红，脉细弦，均为心胆气虚之候。说明病位在心、胆之气，病性属虚。辨证：心胆气虚证。

治法：益气镇惊，安神定志。

方药：安神定志丸（《医学心悟》）合酸枣仁汤（《金匮要略》）加减。酸枣仁30g（捣），人参15g，茯神15g，知母15g，川芎10g，合欢皮15g，夜交藤15g，龙齿30g，远志15g，石菖蒲15g。

加减：若惊悸汗出，加白芍、当归、黄芪；郁闷不乐，善太息者，加柴胡、陈皮；惊惕不安者，加生龙骨、生牡蛎、朱砂。

3. 心肾不交证

症候表现：心烦不寐，入睡困难，心悸多梦，常伴头晕耳鸣，腰膝酸软，潮热盗汗，五心烦热，咽干舌燥，舌红少苔，脉细数。

辨证分析：肾阴不足，不能上济于心，心火独旺，故心烦不寐，心悸多梦；肾精亏损，髓海失养，则头晕耳鸣，腰膝酸软；潮热盗汗，五心烦热，咽干舌燥，舌红少苔，脉细数等均为心肾不交，阴虚火旺之候。说明病位在心、肾病性属阴虚火旺。辨证：心肾不交证（肾阴亏虚，心火妄动）。

治法：滋阴养血，清热安神。

方药：天王补心丹（《校注妇人良方》）。人参、茯神、玄参、丹参、桔梗、远志各15g，当归、五味子、麦冬、天冬、柏子仁、酸枣仁各30g（捣），生地120g。上为末，炼蜜为丸，如梧桐子大，用朱砂为衣，每服20~30丸（6~9g），睡前，竹叶煎汤送下。

4. 肝火扰心证

症候表现：失眠多梦，急躁易怒，常伴头晕头胀，目赤耳鸣，口干口苦，不思饮食，便秘溲赤，舌红苔黄，脉弦数。

辨证分析：情志抑郁，肝失条达，气郁化火，上扰心神，则失眠多梦，急躁易怒；肝火上冲，则头晕头胀，目赤耳鸣；胆汁上溢，则口干口苦；肝郁乘脾，脾失健运，则不思饮食，便秘溲赤；舌红苔黄，脉弦数，为肝经火热之候。说明病位在心、肝，病性属热（火）。辨证：肝火扰心证。

治法：疏肝泄热，镇心安神。

方药：龙胆泻肝汤（《兰室秘藏》）加减。龙胆草10g，黄芩10g，栀子10g，生地15g，当归10g，泽泻15g，车前子（包）15g，柴胡10g，生龙骨（先煎）30g，生牡蛎（先煎）30g，磁石（先煎）30g。

加减：若胸闷不舒，长吁短叹，加香附子、郁金、佛手片、枳壳。

三、衷中参西

临床常见非器质性失眠症，主要表现以失眠（质和量）为唯一的症状，每周至少出现 3 次并持续 1 个月或以上，患者对失眠极度关注和过分担心失眠的后果，引起明显苦恼并排除躯体疾病、各种精神障碍导致的继发性失眠。

四、验案举隅

验案 16

骆某　女　40 岁　初诊时间：2015 年 4 月 23 日

入睡困难 1 年余，近年来由于工作繁忙，压力较大，经常入睡困难、失眠、多梦、易醒，健忘，常感头昏脑胀，记忆力减退，疲乏无力，食欲不振，腹胀便溏，面色萎黄少华，舌质淡胖，舌苔白厚，脉弦微数。

辨证分析：心藏神而主血，脾主思而统血，思虑过度，劳伤心脾，脾气亏虚则化源不足，气血衰少，心失所养，神不守舍，故入睡困难，失眠、多梦、易醒，健忘；脾失健运，则食欲不振，腹胀便溏，面色萎黄少华；气血亏虚，失于濡养，则疲乏无力，头昏脑胀，记忆力减退；面色萎黄少华，舌质淡胖，舌苔白厚，脉弦微数，均为气血双虚之候。说明病位在心（血）、脾（气），病性属虚。辨证：心脾气血两虚证。

治法：补益心脾，养血安神。

方药：归脾汤加减。黄芪 30g，当归 15g，党参 15g，茯神 15g，炒白术 15g，酸枣仁（捣）30g，夜交藤 15g，合欢皮 15g，远志 15g，五味子 15g，龙眼肉 15g，炙甘草 6g。水煎服，7 剂。

复诊：服药后入睡稍快，一夜能睡 3~4 个小时，仍多梦易醒，精神、食欲也有好转，面色萎黄，舌质淡红，苔薄白，脉弦。继续应用上方加生龙骨（先煎）30g，生牡蛎（先煎）30g，琥珀3g（分2次冲服）。7剂。

三诊：睡眠质量明显改善，一夜能睡6个小时，自觉头脑也较以前清醒，精神、食欲均有增进，面部也有血色，舌质淡红，苔薄白，脉沉弦。仍遵原法予以人参归脾丸调治。

验案17

王某　女　49岁　初诊时间：2016年10月18日

心烦失眠已1年余，经常入睡困难，心悸多梦，头晕耳鸣，腰膝酸软，阵阵潮热盗汗，咽干舌燥，心情急躁，易生气，舌红少苔，脉细数。

辨证分析：肾阴不足，不能上济于心，心火独旺，故心烦不寐，心悸多梦；肾精亏损，髓海失养，则头晕耳鸣，腰膝酸软；阴虚生内热，故潮热盗汗，咽干舌燥；舌红少苔，脉细数等均为心肾不交，阴虚火旺之候。说明病位在心、肾，病性属阴虚火旺。辨证：心肾不交证（肾阴亏虚，心火妄动）。

治法：滋阴养血，清热安神。

方药：天王补心丹加减。党参15g，生地20g，当归15g，茯神15g，玄参15g，麦冬15g，五味子15g，丹参15g，酸枣仁（捣）30g，柏子仁30g，夜交藤15g，合欢皮15g。水煎服。7剂。

复诊：服药后，睡眠质量明显好转，头晕耳鸣也减轻，仍感阵阵潮热汗出，易于疲劳，食欲欠佳，舌红少苔，脉细数。说明心火旺盛已有减轻，肾阴亏虚日久，上方加山萸肉15g，女贞子15g，炒谷芽15g，焦山楂15g。7剂。

三诊：睡眠质量明显改善，每晚能睡6~7个小时，情绪也好，不感烦躁，头目也清楚，唯感腰膝酸软，时有耳鸣，脱发，舌红苔薄白，脉细微数。遂予安神补心颗粒，每次10g，一日2次；六味地黄丸，每次12粒，一日3次，口服。

郁　证

　　郁证是以心情抑郁，情绪不宁，或易怒喜哭，或伴胸胁胀痛，或咽中如有异物梗阻等为主要临床表现的一种病证。

　　现代医学中的抑郁症、焦虑症、神经官能症、癔症、更年期综合征，凡出现郁证临床特征者，可参照本节辨证论治。

一、辨证要点

　　1. 辨病位：病位主要在肝，但可涉及心、脾、肾。

　　2. 辨病性：病性有虚实之分。虚证有（心、肾）阴虚，（心、脾）气虚和（心）血虚；实证主要与滞、火、痰有关。

二、辨证论治

1. 肝气郁结证

　　症候表现： 精神抑郁，情绪不宁，善太息，少腹或胁肋胀痛，痛无定处，脘闷嗳气，腹胀纳呆，呕吐，大便不调，女子月事不行，舌质红，苔薄白或薄腻，脉弦。

　　辨证分析： 情志不遂，肝失条达，故精神抑郁，情绪不宁，善太息；气机不畅，肝络失和，故见少腹或胁肋胀痛，痛无定处；肝气横犯中焦，脾胃升降失和，故见脘闷嗳气，腹胀纳呆，呕吐，大便不调；气滞血瘀，故女子月事不行；舌质红，苔薄白或薄腻，脉弦，皆为肝气不疏之候。说明病位在肝气，病性属滞。辨证：肝气郁结证。

治法：疏肝解郁，理气调中。

方药：柴胡疏肝散（《景岳全书》）加减。柴胡 15g，白芍 15g，陈皮 10g，炒枳壳 10g，香附子 10g，川芎 10g，甘草 6g。

加减：胁肋胀痛较甚者，加郁金、川楝子、佛手片；嗳气频作，脘闷不舒者，加旋覆花、代赭石、紫苏梗、半夏；兼有食滞腹胀者，加鸡内金、神曲、山楂、麦芽；肝郁血瘀导致女子月事不行者，加当归、赤芍、红花、益母草。

2. 肝郁化火证

症候表现：急躁易怒，胸胁胀满，口苦咽干，或头痛，目赤，耳鸣，或嘈杂吞酸，大便秘结，舌质红，舌苔黄，脉弦数。

辨证分析：肝郁化火，肝火上炎，故性情急躁易怒，胸胁胀满，头痛，目赤，耳鸣；肝火犯胃，胃肠积热，故口苦咽干，嘈杂吞酸，大便秘结；舌质红，舌苔黄，脉弦数，皆为肝火旺盛之候。说明病位在肝，病性属滞属火。辨证：肝郁化火证。

治法：疏肝解郁，清肝泻火。

方药：丹栀逍遥散（《内科摘要》）加减。牡丹皮 15g，栀子 12g，柴胡 15g，当归 15g，白芍 12g，炒白术 15g，茯苓 10g，薄荷（后下）6g，甘草 6g，生姜 10g。

加减：肝火犯胃，胁肋疼痛，嘈杂吞酸，嗳气呕吐者，加黄连、吴茱萸；大便秘结较甚者，加龙胆草、大黄。

3. 痰气互结证（亦称梅核气）

症候表现：精神抑郁，胸部满闷，胁肋胀满，咽中如有异物，咽之不下，咯之不出，但不影响吞咽食物，喉中异物感常随情志变化而减轻或加重，舌淡红，苔白腻，脉弦滑。

辨证分析：情志不遂，肝气郁滞，故精神抑郁，胸部满闷，胁肋胀满；肝气乘脾，脾失健运，津液不布，聚而为痰；痰气郁结咽中，故咽中如有异物，咽之不下，吐之不出；舌淡红，苔白腻，脉弦滑，皆为痰湿之候。说明病位在肝气，病性属痰、滞（郁结），辨证：痰气郁结证。

治法：行气解郁，化痰散结。

方药：半夏厚朴汤（《金匮要略》）加减。清半夏 15g，茯苓 15g，厚朴 15g，陈皮 15g，紫苏 15g，生姜 15g。

加减：若病程较长，气郁较甚，加香附子、枳壳、佛手片；兼见呕恶，口苦，舌苔黄腻者，加瓜蒌皮、黄芩、浙贝母、枳壳。

4. 心肾阴虚证

症候表现：虚烦少寐，惊悸多梦，头晕耳鸣，健忘，腰膝酸软，五心烦热，盗汗，口干咽燥，男子遗精，女子月经不调，舌微红，少苔或无苔，脉细数。

辨证分析：郁火耗伤心肾之阴，上扰心神，下扰精室，故虚烦少寐，惊悸多梦，男子遗精；阴虚髓亏，髓海失充，故头晕耳鸣，健忘；腰为肾之府，肾虚腰脊失养，则腰膝酸软；阴虚内热，则五心烦热，盗汗，口干咽燥；肝肾失养，冲任空虚，故女子月经不调；舌微红，少苔或无苔，脉细数，皆为阴虚内热之候。说明病位在心肾，病性属阴虚。辨证：心肾阴虚证。

治法：滋养心肾。

方药：天王补心丹（《校注妇人良方》）加减。地黄 20g，山萸肉 15g，怀山药 15g，天冬 15g，麦冬 15g，玄参 15g，茯神 15g，五味子 10g，当归 10g，柏子仁 15g，酸枣仁（捣）15g，远志 10g，丹参 15g，牡丹皮 15g。

加减：若烦渴加知母、天花粉；腰酸乏力者，加杜仲、怀牛膝；心肾不交，心烦失眠，多梦遗精者，可合交泰丸交通心肾；遗精者加芡实、莲须、金樱子补肾固涩。

5. 心脾两虚证

症候表现：心悸胆怯，多思善疑，失眠健忘，面色无华，

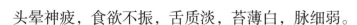

头晕神疲，食欲不振，舌质淡，苔薄白，脉细弱。

辨证分析： 劳心思虑过度，心脾两伤，心失所养，故见心悸胆怯，多思善疑，失眠健忘；思虑伤脾，脾失健运，则食欲不振；气血化源不足，故面色无华，头晕神疲；舌质淡，苔薄白，脉细弱，均为气血虚弱之候。说明病位在心脾，病性属虚。辨证：心脾两虚证。

治法： 健脾养心，补益气血。

方药： 归脾汤（《正体类要》）加减。炙黄芪 30g，当归 15g，党参 15g，茯神 15g，炒白术 15g，龙眼肉 15g，酸枣仁（捣）30g，远志 10g，广木香 10g，神曲 10g，炙甘草 6g。

加减： 若心胸郁闷，情志不疏，加香附子、广郁金、佛手片；头晕头痛者，加天麻、川芎、白芷活血祛风止痛。

三、验案举隅

验案 18

司某　女　39 岁　农民　初诊时间：2015 年 8 月 13 日

情绪抑郁不乐半年余，常唉声叹气，胸胁部胀痛、窜痛，走窜不定，脘闷纳差，月事 2~3 个月一行，量少，色黑，常有痛经，舌质暗红，苔薄白，脉弦细。

辨证分析： 情志不遂，郁怒伤肝，肝失条达，故情绪抑郁不乐，唉声叹气；足厥阴肝经循少腹，布胁肋，肝郁气滞，故胸胁部胀痛、窜痛，走窜不定；肝气横犯中焦，脾胃升降失和，故见脘闷纳呆；肝主疏泄，气血失和，冲任失调，故月事 2~3 个月一行，量少，色黑，痛经；舌质暗红，苔薄白，脉弦细，皆为肝郁气滞之候。说明病位在肝气，病性属滞。辨证：肝气郁结证。

治法： 疏肝解郁，理气调中。

方药： 柴胡疏肝散加减。柴胡 15g，白芍 15g，陈皮 10g，郁金 10g，川楝子 10g，炒枳壳 10g，香附子 10g，益母草 15g，当归 15g，川芎 10g，甘草 6g。水煎服，14 剂。

复诊：服药半月后情绪稳定，不太爱生气，胸胁部胀痛明显减轻，小腹胀痛，闭经已有两个月，舌质暗红，苔白厚，脉弦细。上方去郁金、川楝子，加桃仁 15g，红花 10g，小茴香 10g，生蒲黄（布包）15g，炒五灵脂 10g。水煎服，14 剂。

三诊：胸胁已不痛，小腹部无不适，月经已行，量仍少，3 天即干净，舌质暗红，苔薄白，脉弦细，予失笑四物汤加减，7 剂，嘱在下次月经前 3 天煎服。

验案 19

慕某　女　26 岁　初诊时间：2016 年 4 月 21 日

咽中异物感 10 余天，患者于发病前生气后，自觉咽中如有异物，吞之不下，吐之不出，就医于耳鼻喉科检查，未发现异常，情绪紧张，胸胁部胀满，失眠，舌淡红，苔白厚，脉弦细。

辨证分析：情志不遂，肝气郁结，故情绪紧张，胸胁部胀满，失眠；肝气乘脾，脾失健运，郁而生痰，痰气郁结咽中，故咽中如有异物，吞之不下，吐之不出；舌淡红，苔白厚，脉弦细，皆为痰湿之候。说明病位在肝气，病性属痰、滞（郁结），辨证：痰气郁结证。

治法：行气解郁，化痰散结。

方药：半夏厚朴汤加减。清半夏 15g，茯苓 15g，厚朴 15g，陈皮 10g，苏梗 15g，香附子 10g，佛手片 10g，生姜 15g。水煎服，7 剂。

复诊：咽中异物感完全消失，胸胁也不胀满，唯独失眠，食欲不振，乏力，舌淡红，苔白厚，脉弦细，要求服中成药治疗，遂予归脾丸。

头　痛

头痛是指患者自觉头部疼痛为主要症状的一种病证，可见于多种急慢性疾病过程中。现代医学中的高血压性头痛、偏头痛、紧张性头痛、丛集性头痛，以及发热性疾病引起的头痛，均可参照本节辨证论治。

一、辨证要点

头痛临床上可分为外感头痛和内伤头痛两大类。外感头痛多因风寒、风热、湿邪等引发，病邪循经上扰，壅滞清窍（头部）而发头痛。内伤头痛，多因情志、饮食、劳倦、房劳、体虚等原因导致肝阳偏亢，或痰浊内阻，或瘀血阻窍，或气血亏虚，或肾精不足，以致清窍失养，或清窍被扰而发头痛。

1. 辨病位：头痛病位在头，头居人体最高部位，五脏六腑之精气皆上注于头，手足三阳经和督脉均上循至头面，所以说，头为"诸阳之会""清阳之府"，又为"髓海之所在"。

外感头痛，痛在后脑及项背部，病位在太阳经；痛在前额部及眉棱处，病位在阳明经；痛在两颞部连及耳部，病位在少阳经；痛在头顶部连于目系，病位在厥阴经。

内伤头痛的病位主在肝、脾、肾三脏。若肝郁化火，阳亢火炎，或肝阳上亢，上扰清窍者，病位在肝；脾失健运，痰浊内生，清窍蒙蔽者，病位在脾；肾精亏虚，脑髓失养者，病位在肾。

2. 辨病性：外感头痛有风寒、风热、风湿之别，内伤头痛有瘀、虚、火、痰之分。

二、辨证论治

（一）外感头痛

1. 风寒头痛证

症候表现：头痛连及项背，常伴有拘急收紧感，或伴恶风、畏寒，鼻塞，周身酸楚，舌红苔白，脉浮。

辨证分析：风寒外袭，上犯太阳经，凝滞经脉，故头痛连及项背；寒为阴邪，有收引凝滞之作用，故伴拘急感；风寒束表，卫阳被遏，肺气失宣，故恶风或恶寒，鼻塞，周身酸楚；舌红苔白，脉浮皆为表寒之候。说明病位在头，病性属风、寒。辨证：风寒头痛证。

治法：疏风散寒止痛。

方药：川芎茶调散（《太平惠民和剂局方》）加减。川芎10g，荆芥15g，防风15g，羌活15g，细辛10g，白芷15g，薄荷（后下）10g，甘草6g。

加减：若兼目眶部痛，加蔓荆子；鼻塞者，加辛夷、苍耳子。

2. 风热头痛证

症候表现：头痛且胀，甚则头胀如裂，常伴发热或恶风，面红耳赤，口渴喜饮。舌红苔白，脉浮数。

辨证分析：风热外袭，上扰清空，故头痛且胀，甚则头胀如裂；风热上扰，故面红耳赤；风热犯表，则发热或恶风；热为阳邪，灼热伤津，故口渴喜饮；舌红苔白，脉浮数皆为表热之候。说明病位在头，病性属风、热。辨证：风热头痛证。

治法：疏风止痛，清利头目。

方药：菊花茶调散（《丹溪心法附余》）加减。川芎 10g，白芷 10g，菊花 10g，荆芥 15g，防风 15g，藁本 15g，僵蚕 10g，蝉蜕 10g。

加减：若热盛，加金银花、连翘、黄芩；烦热口渴者，加天花粉、石斛、芦根。咽喉疼痛者，加玄参、马勃、桔梗、甘草；偏寒者加羌活、生姜，重者加细辛；偏湿者加藿香、苍术；鼻塞者加辛夷、苍耳子。

3. 风湿头痛证

症候表现：头痛如裹，肢体困重，胸闷纳呆，大便溏薄，小便短少，舌淡胖大，苔白腻，脉濡滑。

辨证分析：风湿上蒙清窍，清阳被遏，不能上升，故头痛如裹；脾为湿困，脾阳不达四肢，故肢体困重；脾为湿困，运化失司，故胸闷纳呆，大便溏薄，小便短少；舌淡胖大，苔白腻，脉濡滑均为湿盛之候。说明病位在手足三阳经，病性属风夹湿。辨证：风湿头痛证。

治法：祛风胜湿止痛。

方药：羌活胜湿汤（《内外伤辨惑论》）加味。羌活 15g，独活 15g，藁本 15g，防风 15g，蔓荆子 15g，川芎 10g，生甘草 6g。

加减：若胸闷纳呆，大便溏薄，加厚朴、苍术、佩兰。

按语：外感头痛为外感病中的症状之一，以头痛作为主症治疗者均在疾病之初期。如果外邪不解，续增发热者，虽然头痛仍然存在，但不应再作为主症，所以外感头痛的治法相同于外感发热。

外感头痛既由外邪引起，治疗当以辛散为主，病在头部，应选清扬之品，既疏散风邪，又可兼清头目，为本病的治疗原则。

（二）内伤头痛

1. 血脉瘀阻证

症候表现： 头痛如锥刺，痛处固定不移，经久不愈，日轻夜重，常位于颞部、前额、枕部，以搏动性头痛为特点，痛止如常人，舌质紫暗，或有瘀点、瘀斑，苔薄白，脉沉细、涩。

辨证分析： 瘀血阻窍，经脉瘀阻，不通则痛，故头痛如锥刺，痛处固定不移，经久不愈；夜则阴气盛，气血运行不畅，故头痛日轻夜重；舌紫暗，或有瘀点、瘀斑，苔薄白，脉沉细、涩皆为血瘀之候。说明病位在头部血脉，病性属瘀。辨证：血瘀头痛证。

治法： 活血化瘀，通窍止痛。

方药： 通窍活血汤（《医林改错》）加减。麝香（分3次冲服）0.3g，赤芍15g，川芎15g，桃仁15g，红花10g，葱白2根，全蝎15g，地龙15g，蔓荆子15g，生姜15g。

加减： 若头痛部位在太阳经，选加羌活、蔓荆子、川芎，阳明经头痛者选加葛根、白芷，少阳经头痛者选加柴胡、黄芩，厥阴经头痛者选加吴茱萸、藁本。

本证多见于血管性头痛，亦称偏头痛。

2. 肝阳上亢证

症候表现： 头昏、头胀痛，或抽掣而痛，偏在两侧，痛势剧烈，呈搏动性跳痛，头晕目眩，心烦易怒，失眠多梦，口苦胁痛，面红耳赤，舌红，苔黄，脉弦数。

辨证分析： 肝阳上亢，上扰清窍，故头昏、头胀痛，或抽掣而痛，头晕目眩；阳气上冲，故痛势剧烈，呈搏动性跳痛；头两侧属少阳经循行通道，故头痛偏在两侧；少阳枢机不利，胆郁化热上扰，则心烦易怒，失眠多梦，口苦胁痛，面红耳赤；

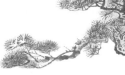

舌红，苔黄，脉弦数皆为肝经热盛之候。说明病位在肝阳，病性属实（上亢）。辨证：肝阳上亢证。

治法： 平肝潜阳，滋养肝肾。

方药： 天麻钩藤饮（《杂病证治新义》）加减。天麻（先煎）15g，钩藤（后下）15g，生地20g，生石决明（先煎）30g，黄芩15g，栀子15g，夏枯草15g，川牛膝15g，杜仲15g，生地20g，茯神15g，炒枣仁（捣）30g，合欢皮15g，夜交藤15g，丹参15g。

加减： 若肝郁化火，肝火上炎，面红目赤，加夏枯草、龙胆草；若肝肾亏虚，水不涵木，头晕目涩，视物不清，加枸杞子、山萸肉、女贞子。

本证多见于偏头痛、高血压和发热性疾病。

3. 痰浊上蒙证

症候表现： 头痛眩晕，肢体困重，脘闷纳呆，痰多呕恶，舌苔白厚腻，脉象濡滑。

辨证分析： 脾失健运，痰浊中阻，上蒙清窍，故头痛眩晕，昏蒙；痰浊阻滞中焦，运化失司，胃失和降，故肢体困重，脘闷纳呆，痰多呕恶；舌苔白厚腻，脉象濡滑均为湿浊之候。说明病位在脾，病性属痰。辨证：痰浊上蒙证。

治法： 健脾燥湿，化痰降逆。

方药： 半夏白术天麻汤（《医学心悟》）加减。半夏15g，天麻（先煎）15g，茯苓15g，橘红10g，白术15g，枳壳10g，厚朴10g，羌活15g，独活15g，藁本15g，防风15g，蔓荆子15g。

4. 气血亏虚证

症候表现： 头痛绵绵，双目畏光，午后更甚，神疲乏力，心悸失眠，面色㿠白，舌淡，苔薄，脉弱。

辨证分析： 气血亏虚，清阳不升，清窍失养，故头痛绵绵不休；气虚功能减退，故神疲乏力；血虚心失所养，则心悸失眠；面色㿠白，舌淡，苔薄，脉弱，均为气虚双虚之候。说明病位在气、血，病性属虚。辨证：气血亏虚证。

治法：益气养血，活络止痛。

方药：八珍汤（《正体内要》）加减。党参15g，熟地20g，茯苓15g，白术15g，当归15g，白芍15g，炙甘草6g，茺蔚子15g，制首乌15g，生姜10g，大枣5枚。

加减：若神疲乏力，加黄芪50g，黑附片（先煎）10g；心悸失眠者，加远志10g，石菖蒲15g。

三、引经药的应用

无论外感头痛还是内伤头痛，治疗时在辨证的基础上，根据头痛的病位加用引经药，便可提高疗效。

1. 太阳经头痛，多在头后部，下连于项，应选加羌活、蔓荆子、川芎；

2. 阳明经头痛，多在前额部及眉棱等处，应选加葛根、白芷；

3. 少阳经头痛，多在头之两侧，并连及耳部，应选加柴胡、黄芩；

4. 厥阴经头痛，痛在巅顶部，或连于目系，应选加吴茱萸、藁本。

四、虫类药的应用

对病程长，经年难愈，头痛发作时如锥如刺，部位固定不移，面色黧滞，舌质暗红，边有瘀点或瘀斑，脉涩者，治疗时可在辨证论治的基础上，选加全蝎、蜈蚣、地龙、僵蚕等虫类药，祛瘀通络，常可增强止痛的效果。

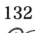

五、衷中参西

1. 站立头痛加重，平卧好转，提示低颅压导致的头痛，常在发病前有感冒样症状或进行过腰椎穿刺术。

2. 体温升高伴随颈部发硬，提示颅内感染相关的头痛，应当询问是否存在意识改变及肢体活动的异常，是否存在抽搐。

3. 突发头痛和颈强直，没有发热，提示蛛网膜下腔出血。

4. 头痛在清醒及平卧位加重，伴随血压升高，脉搏下降，中枢神经系统局灶体征，提示慢性高颅压，常见于脑内占位性病变。

5. 反复出现偏侧或双侧搏动性头痛，伴有恶心、呕吐、畏光、畏声，头痛前出现先兆症状，如眼前闪光、视野缺损等，提示典型偏头痛。

6. 出现一侧眼周围的剧烈疼痛，伴有出汗、结膜充血、眼睑水肿、流泪、脸部发红、流涕等表现，某段时间内密集发作，提示丛集性头痛。

7. 一侧眼周围快速发展的持续性疼痛，向前额放射，伴随患侧眼视力急剧下降，恶心、呕吐，提示青光眼。

8. 有焦虑和抑郁的表现，头痛为持续的紧压感，提示紧张性头痛，可以进一步进行焦虑和抑郁量表检查。

六、验案举隅

验案 20

冯某　男　21 岁　学生　初诊日期：2015 年 12 月 13 日

头痛 2 天，疼痛以前额及颞部为甚，恶寒、微感发热，鼻流清涕，鼻塞声重，全身酸痛，舌质红，苔薄白，脉浮缓。

辨证分析： 风寒外袭，上犯巅顶，凝滞经脉，故头痛以前额及颞部为甚；风寒束表，卫阳被遏，肺气失宣，故恶寒、微感发热，全身酸痛；肺开窍于鼻，肺气不宣，故鼻塞，流清涕；舌红苔白，脉浮缓，皆为表寒之候。说明病位在表，病性属风、寒。辨证：风寒头痛证。

治法：疏风，散寒，止痛。

方药：川芎茶调散加减。川芎 15g，荆芥 15g，防风 15g，蔓荆子 15g，细辛 10g，苍耳子 15g，辛夷花 10g，白芷（先煎）15g，薄荷（后下）10g，甘草 6g。水煎服。所剩药渣，加水煮沸后，用药之蒸汽熏鼻。3 剂。

复诊：服药后头已不痛，也不发冷、发热，只鼻塞不通气，流浊涕，舌质红，苔薄白，脉缓。予以黄菊花 15g，桑叶 15g，苍耳子 15g，辛夷花 10g，白芷（先煎）10g，薄荷（后下）10g，桔梗 10g，甘草 6g。水煎服，并熏鼻，5 剂。

验案 21

曾某　男　28 岁　工人　初诊日期：2016 年 4 月 18 日

头痛 2 天，头胀如裂，以前额及两颞部为剧，伴发热，咳嗽，咽喉疼痛，口渴，尿短赤。查 T 37.5℃，咽红，舌质红，苔薄黄，脉浮数。

辨证分析：风热外袭，上扰清窍，故头痛，甚则头胀如裂；邪犯阳明经和少阳经，故头痛以前额及两颞部为剧；邪在卫分，卫气被遏，开阖失司，则发热；温邪犯肺，肺气失宣，则咳嗽；温邪上熏咽喉，则咽喉疼痛；热为阳邪，热灼伤津，故口渴、尿短赤；舌质红，苔薄黄，脉浮数，皆为表热之候。说明病位在头，病性属风、热。辨证：风热头痛证。

治法：疏风止痛，清利头目。

方药：菊花茶调散加减。金银花 30g，连翘 15g，川芎 10g，白芷 10g，菊花 10g，荆芥 15g，防风 15g，藁本 15g，僵蚕 10g，

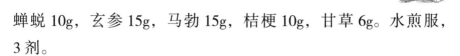

蝉蜕 10g，玄参 15g，马勃 15g，桔梗 10g，甘草 6g。水煎服，3 剂。

复诊： 患者服完 3 剂药后，病即痊愈。今日又带小孩来就诊，患儿 7 岁，男性，症状与其父基本相同，查 T 38℃，咽部充血，舌红苔微黄，脉细数，仍遵上方剂量减半，3 剂。

验案 22

吕某　男　41 岁　干部　初诊日期：2010 年 8 月 12 日

8 年多前由于工作繁忙，常加班加点，引发右侧偏头痛，因疼痛剧烈，甚为痛苦，曾在京、津、沪医院诊治，均诊断为血管性头痛，用药只能暂时缓解，总不除根，2010 年 8 月余旅游漳县时偶遇患者，谈话间得知笔者是医生，便求治于余。

初诊： 头痛时发时止，多与劳累、生气、受凉有关，发作时头痛如刺，痛在右颞部，持续约 1 小时，平日身体强壮，体检心、肺、脑、肝、肾均未发现异常，无头部外伤史。舌质暗红，舌边有瘀点，脉象沉弦。

辨证分析： 头痛如刺，痛有定处，经久不愈，乃瘀血内阻或血管痉挛，导致气血瘀滞不行所致；寒引血管收缩，故疼痛发作与受凉有关；气为血帅，劳则耗气，故发作与劳累有关；颞部为肝经经络循行之处，故发作与情绪有关。综合以上分析，本证病位在足厥阴肝经，病性为血瘀，辨证：脉络瘀阻证。

治法： 活血化瘀，疏通经络。

方药： 血府逐瘀汤加减。当归 20g，生地 20g，桃仁 30g，红花 15g，枳壳 10g，赤芍 15g，柴胡 10g，川芎 10g，牛膝 15g，甘草 10g，茺蔚子 15g，丹参 20g，蔓荆子 15g，地龙 15g。水煎服，每日 1 剂，7 剂。

二诊（2 个多月后）： 自述服药 3 剂，头痛即止，连续服上方 10 剂，近两个月来头痛再未犯过。自此之后，他经常介绍头痛患者来求治于余，他本人的头痛病 1 年多未犯。

验案 23

寇某　男　62 岁　初诊日期：2013 年 10 月 18 日

头痛 1 周，痛在两颞部，痛势剧烈，呈搏动性跳痛，并伴有眩晕，耳鸣耳聋，心烦易怒，失眠多梦，BP 160/92mmHg，面部潮红，舌红，苔微黄，脉弦数。

辨证分析： 肝阳上亢，上扰清窍，故头痛剧烈，并呈搏动性跳痛；头两颞属少阳经循行路线，故头痛偏在两颞部；少阳枢机不利，胆郁化热上扰，则心烦易怒，失眠多梦，面部潮红；舌红，苔微黄，脉弦数，皆为肝经热盛之候。说明病位在肝阳，病性属实（上亢）。辨证：肝阳上亢证。

治法： 平肝潜阳，息风止痛。

方用天麻钩藤饮加减。天麻（先煎）15g，钩藤（后下）15g，生石决明（先煎）30g，山栀 15g，黄芩 15g，川牛膝 15g，杜仲 15g，益母草 15g，茯神 15g，酸枣仁（捣）30g，夜交藤 15g，茺蔚子 15g，地龙 15g。水煎服。7 剂。缬沙坦胶囊 80mg，每日 1 次。

复诊： 服药后诸症逐渐缓解，头已不痛，但仍感头晕、耳鸣、耳聋，睡眠改善，面部红润，舌红，苔微黄，脉弦数，BP 140/75mmHg，查肝功能、肾功能均正常，血脂三酰甘油偏高。原方去山栀，加野菊花 10g，决明子 15g。14 剂。

三诊： 诸症悉减，心情舒畅，血压正常，继服降压药，予杞菊地黄丸巩固治疗。

眩 晕

眩晕是以头晕、眼花为主要临床表现的一类病证。轻则眩晕闭目可止，重者如坐车船，旋转不定，不能站立，或伴有恶心、呕吐、汗出、面色苍白等症状。

一、辨证要点

1. 辨病位：眩晕的病位虽在头窍，但与肝、脾、肾关系密切。如肝阳上亢引起的眩晕，常兼见面赤，烦躁，口苦，甚至昏仆；脾气虚弱所致的眩晕，劳累即发，动则加剧，兼见心悸、失眠、纳呆；脾失健运，痰浊中阻所致的眩晕，常伴头重如蒙，肢体困着；肾精亏虚，髓海失充所致的眩晕，常伴有耳鸣、健忘。

2. 辨病性：主要有虚、实两类。虚证病程长，反复发作，全身虚弱，头目眩晕；实证病程短，呈发作性，眩晕重，视物旋转，常伴有恶心、呕吐。

二、辨证论治

1. 肝阳上亢证

症候表现：眩晕耳鸣，头痛且胀，面红目赤，急躁易努，失眠多梦，腰膝酸软，头重脚轻，舌红少津，脉弦。

辨证分析：肝阳上亢，气血上冲，扰动清窍，则眩晕耳鸣，头痛且胀，面红目赤；肝肾亏虚，肝阳亢盛，心神不宁，故急躁易怒，失眠多梦；肝肾阴亏，腰膝失养，则腰膝酸软；舌红少津，苔黄，脉弦，皆为肝阳亢盛之候。说明：病位在肝肾，病性属阴虚阳实（亢）。辨证：肝阳上亢症。

治法： 平肝潜阳，滋养肝肾，清热活血。

方药： 天麻钩藤饮（《杂病证治新义》）加减。天麻（先煎）15g，钩藤（后下）15g，生石决明（先煎）30g，黄芩15g，栀子15g，川牛膝15g，杜仲15g，茯神15g，炒枣仁（捣）30g，合欢皮15g，夜交藤15g。

加减： 若阴虚较盛，心烦易怒，舌红少苔，加生地、麦冬、玄参；眩晕、头痛较盛者，加龙胆草、菊花、夏枯草。

2. 痰浊上蒙证

症候表现： 眩晕，头重昏蒙，视物旋转，食少纳呆，恶心呕吐，舌苔白腻，脉象弦滑。

辨证分析： 痰浊中阻，上蒙清窍，浊阴不降，清阳不升，则眩晕，头重昏蒙，视物旋转；痰浊中阻，气机不利，故恶心呕吐；脾气虚弱，则食少纳呆；舌苔白腻，脉象弦滑，皆为痰浊蕴盛之候。说明病位在脾胃，病性属痰浊。辨证：痰浊上蒙证。

治法： 燥湿祛痰，健脾和胃。

方药： 温胆汤（《三因极一病证方论》）加味。半夏15g，陈皮15g，茯苓30g，枳壳15g，竹茹15g，石决明（先煎）30g，珍珠母（先煎）30g，石菖蒲15g。

加减： 若头晕头重、多寐，苔腻，加藿香、佩兰；呕吐频繁者，加代赭石、竹茹；胸闷、纳呆、腹胀者，加厚朴、白蔻仁、砂仁；耳鸣者，加葱白、郁金、石菖蒲。

3. 心脾气血两虚证

症候表现： 头晕目眩，动则加剧，遇劳即发，神疲乏力，纳差食少，心悸失眠，面色苍白，爪甲不荣，舌淡苔白，脉细弱。

辨证分析： 气血亏虚，清阳不升，脑失所养，故而眩晕；劳则耗气，故动则加剧，遇劳即发；神疲乏力为气虚之候；血不养心，则心悸失眠；气血两虚，不能上荣面舌，充盈脉络，故面色苍白，爪甲不荣；舌淡苔白，脉细弱，皆为气血两虚之候。说明病位在心脾气血，病性属虚。辨证：心脾气血两虚证。

治法：健脾养心，补养气血。

方药：归脾汤（《济生方》）加减。黄芪50g，党参15g，当归15g，炒白术15g，茯神15g，远志10g，炒枣仁（捣）30g，龙眼肉15g，木香10g，生姜3片，大枣3枚。

加减：若卫气不固，易于感冒，重用黄芪，加防风、浮小麦；脾虚泄泻或便溏者，加炒薏苡仁、炒扁豆、泽泻。

4. 肾精亏虚证

症候表现：眩晕、耳鸣、健忘迁延不愈，视力减退，两目干涩，常伴神疲乏力，腰膝酸软，心烦少寐，男子遗精，舌红苔薄，脉弦细。

辨证分析：肾精不足，髓海空虚，脑失所养，故眩晕、耳鸣、健忘；肾精不能养肝，肝阴不足，故视力减退，两目干涩，口干；肾精不足，故神疲乏力，腰膝酸软；阴虚内热，心神不安，故心烦、口干、失眠；舌红，苔薄，脉弦细，均为阴虚之候。说明病位在肾阴（精），病性属虚。辨证：肾精亏虚证。

治法：补肾填精。

方药：左归丸（《景岳全书》）加减。熟地30g，山萸肉15g，山药15g，枸杞子15g，菟丝子15g，鹿角胶（烊化）15g，龟板胶（烊化）15g，怀牛膝15g。

加减：若阴虚火旺，出现五心烦热，咽干口燥，潮热盗汗等症，加青蒿、鳖甲、知母；心肾不交，失眠、多梦、健忘者，加炒枣仁、柏子仁、阿胶。

三、衷中参西

现代医学中的椎－基底动脉供血不足、高血压、低血压、低血糖、贫血、梅尼埃病、神经衰弱、脑外伤后遗症等，临床以眩晕为主要症状者，均可参照本节辨证论治。

四、验案举隅

验案 24

关某　女　48 岁　初诊日期：2014 年 6 月 10 日

间断头晕 10 余年，加重 1 周。患者 10 多年来经常头晕，时重时轻，伴耳鸣，头胀头痛，平日急躁、易怒，失眠多梦，潮热盗汗，BP 150/90mmHg，舌质红，苔薄白，脉弦微数。西医诊断：高血压病。

辨证分析：肝肾阴虚，肝阳上亢，气血上逆，故头目眩晕、耳鸣，头胀头痛；肝阳上亢，心神不宁，故急躁易怒，失眠多梦；舌质红，少苔，脉弦微数，皆为肝阳亢盛之候。说明病位在肝阳，病性属实（亢）。辨证：肝阳上亢证。

治法：平肝潜阳，滋养肝肾。

方药：天麻钩藤饮加减。天麻（先煎）15g，钩藤（后下）15g，生地 20g，生石决明（先煎）30g，黄芩 15g，栀子 15g，夏枯草 15g，怀牛膝 15g，杜仲 15g，生地 20g，茯神 15g，炒枣仁（捣）30g，合欢皮 15g，夜交藤 15g，丹参 15g。水煎服。7 剂。

复诊：眩晕、头痛明显减轻，睡眠也有改善，大便稀，舌质红，苔薄白，脉弦微数，原方去夏枯草、栀子，继服 7 剂。

三诊：诸症基本消失，心情也比较平静，饮食、睡眠正常，舌质红，苔薄白，脉弦细。予杞菊地黄丸滋肾、养肝调理。

验案 25

戴某　女　25 岁　初诊日期：2015 年 3 月 18 日

眩晕 2 天。1 周前感冒，自服克感敏及枇杷露后，发热、咳嗽、咳痰虽有减轻，但突感眩晕，头重昏蒙，视物旋转，恶心呕吐，不思饮食，舌红，舌苔白腻，脉象弦滑。西医诊断：耳原性眩晕。

辨证分析：痰浊中阻，上蒙清窍，浊阴不降，清阳不升，则眩晕，头重昏蒙，视物旋转；痰浊中阻，气机不利，故恶心呕吐；脾为湿困，故不思饮食；舌红，苔白腻，脉象弦滑，皆为痰浊蕴盛之候。说明病位在脾胃，病性属痰浊。辨证：痰浊上蒙证。

治法：燥湿祛痰，健脾和胃。

方药：温胆汤加味。珍珠母（先煎）30g，云母片 30g，半夏 15g，陈皮 15g，茯苓 30g，枳壳 15g，竹茹 15g，石决明（先煎）30g，石菖蒲 15g，藿香 15g，佩兰 15g，生姜 30g。水煎服，7 剂。

复诊：服药后眩晕明显减轻，已不恶心、呕吐，仍感头重昏蒙，四肢无力，不思饮食，舌红，苔白厚，脉象弦滑，说明痰浊十去其三，脾为湿困。原方去珍珠母、云母片、石决明、竹茹，加炒白术 15g，炒谷芽 15g，神曲 15g。7 剂。

三诊：诸症明显减轻，精神欠佳，食欲不振，舌质淡红，苔白稍厚，脉弦细。病位在脾胃，病性属虚。辨证：脾胃虚弱证。治宜健脾和胃。方用五味异功散加味：党参 20g，茯苓 15g，炒白术 15g，陈皮 10g，炒谷芽 15g，神曲 15g，炙甘草 6g，生姜 15g，大枣 3 枚。7 剂。

四诊：精神增进，食欲增加，近日睡眠不好，舌质淡红，苔白稍厚，脉弦细。予以人参归脾丸（浓缩丸）每次 12 粒，每日 2 次。

验案 26

戴某　男　54 岁　初诊日期：2014 年 5 月 25 日

眩晕 1 年余、加重半月，记忆力减退，神疲乏力，腰膝酸软，耳鸣，两目干涩，心烦少寐，舌红，苔薄白，脉弦细。

辨证分析： 肾精不足，髓海空虚，脑失所养，故眩晕、耳鸣、记忆力减退；肾精不能养肝，肝阴不足，故双目干涩，口干；肾精不足，故神疲乏力，腰膝酸软；阴虚内热，心神不安，故心烦、失眠；舌红，苔薄，脉弦细，均为阴虚之候。说明病位在肾阴（精），病性属虚。辨证：肾精亏虚证。

治法： 补肾填精。

方药： 左归丸加减。熟地 30g，山萸肉 15g，山药 15g，枸杞子 15g，菟丝子 15g，鹿角胶（烊化）15g，龟板胶（烊化）15g，怀牛膝 15g，炒枣仁（捣）30g。

复诊： 眩晕明显减轻，自觉精神也增加，仍腰膝酸软，耳鸣，睡眠差，夜尿多。

耳鸣、耳聋

耳鸣、耳聋按病变性质可分为器质性耳聋和功能性耳聋两大类。按发病时间又可分为先天性耳聋和后天性耳聋。因此，在辨证论治前最好能作出明确诊断。

一、辨证要点

1. 辨病位：病位主在肝、胆、脾、肾。
2. 辨病性：病性多为痰湿、火、虚。

二、辨证论治

1. 肝胆火盛证

症候表现：突发耳鸣或耳聋，头痛面赤，心烦易怒，夜寐不安，口苦咽干，或胸胁胀闷，小便短赤，大便秘结，舌质红，苔黄，脉弦数。

辨证分析：暴怒郁遏，肝火过盛，循少阳经脉上扰清窍，故耳鸣、耳聋，头痛面赤，口苦咽干；肝胆火旺，扰动心神，故心烦易怒，夜寐不安；肝郁气滞，络气不畅，故胸胁胀闷；肝火过盛，灼伤肠中津液，故小便短赤，大便秘结；舌质红，苔黄，脉弦数，均为肝胆火盛之候。说明病位在肝、胆，病性属火实（盛）。辨证：肝胆火盛证。

治法：清泻肝胆实火，清利下焦湿热。

方药：龙胆泻肝汤（《医方集解》）加减。龙胆草10g，栀子

143

15g，柴胡 15g，黄芩 15g，车前子（布包）30g，泽泻 15g，生地 20g，当归 10g，蝉蜕 10g。

加减：若肾虚较甚，虚火夹杂，加丹皮、女贞子、旱莲草；若肝气郁甚，加白芍、夏枯草、川楝子。

2. 脾虚痰湿证

症候表现：双耳蝉鸣，时轻时重，有时闭塞如聋，胸中烦闷，痰多，口苦，或胁痛，喜太息，耳下胀痛，舌质红，苔黄腻，脉弦滑。

辨证分析：素有痰火郁结，阻遏清窍，故两耳蝉鸣，时轻时重，有时闭塞如聋；痰浊中阻，气机不畅，则胸中烦闷，痰多，喜太息为快；痰火中阻，影响脾之运化，则口苦；痰火壅阻，肝胆经络不畅，故耳下胀痛；舌质红，苔黄腻，脉弦滑，均为湿热痰火之候。说明病位在脾，病性属虚、痰湿。辨证：脾虚痰湿证。

治法：燥湿化痰，清胆和胃。

方药：温胆汤（《三因极一病证方论》）加减。陈皮 15g，半夏 15g，茯苓 30g，厚朴 15g，竹茹 15g，胆南星 10g，海浮石（先煎）30g，枳壳 15g，甘草 6g。

加减：若失眠，加远志、石菖蒲、生龙骨；热甚者，加黄芩、黄连。

3. 脾虚气陷证

症候表现：耳鸣、耳聋，时轻时重，休息暂减，烦劳加重，神疲乏力，食欲不振，大便溏薄，舌淡胖大，苔白腻。

辨证分析：脾气虚弱，阳气不能上达清窍，故耳鸣、耳聋，时轻时重，休息暂减，劳则加重，神疲乏力；脾不运化，胃不受纳，故食欲不振，大便溏薄；舌淡胖大，苔白腻，脉细弱，皆为脾气虚弱之征。说明病位在脾气，病性属虚（虚盛为陷）。

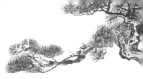

辨证：脾虚气陷证（脾气虚Ⅲ度）。

治法：益气升清。

方药：益气聪明汤（《证治准绳》）。黄芪 30g，人参 15g，升麻 10g，葛根 15g，蔓荆子 15g，黄柏 10g，白芍 12g，石菖蒲 15g，甘草 6g。

4.肾精亏虚证

症候表现：耳鸣或耳聋，多兼见腰酸膝软，眩晕口干、手足心热，舌红少苔，脉虚弱。

辨证分析：精血不足，不能上充清窍，邪火转而上乘，故耳鸣或耳聋，甚则眩晕；肾阴亏虚，虚火上浮，故眩晕口干、手足心热；肾亏精髓不足，故腰酸膝软；舌红少苔，脉虚弱，均为肾精不足之候。说明病位在肾阴，病性属虚。辨证：肾精亏虚证。

治法：补益肾阴，升清通窍。

方药：耳聋左慈丸（《小儿药证直诀》）加减。熟地 30g，山萸肉 15g，山药 15g，丹皮 15g，茯苓 30g，泽泻 15g，柴胡 15g，磁石（先煎）30g，五味子 15g。

三、验案举隅

验案 27

常某　男　38 岁　初诊时间：2013 年 10 月 20 日

自诉生气后突发耳鸣、耳聋、头晕，头部太阳穴处胀痛，心中烦躁，易生气，失眠，胸胁满闷，口苦咽干，小便短赤，大便秘结，舌质红，苔黄，脉弦数。

辨证分析：暴怒郁遏，肝火过盛，循少阳经脉上扰清窍，故耳鸣、耳聋，头晕头痛，口苦咽干；肝胆火旺，扰动心神，故心烦易怒，失眠；肝郁气滞，络气不畅，故胸胁满闷；肝火过盛，灼伤肠中津液，故小便短赤，大便秘结；舌质红，苔黄，脉弦数，均为肝胆火盛之候。说明病位在肝、胆，病性属火实（盛）。辨证：肝胆火盛证。

治法： 清泻肝胆实火，清利下焦湿热。

方药： 龙胆泻肝汤加减。龙胆草 10g，栀子 15g，柴胡 15g，川楝子 15g，黄芩 15g，车前子（布包）30g，泽泻 15g，生地 20g，当归 10g，蝉蜕 10g。水煎服，7 剂。

复诊： 3 剂后耳鸣、头晕、头痛减轻，服完 7 剂诸症悉减大半，小便微黄，大便通畅，舌质红，苔微黄，脉弦数。继以原方改车前子为 15g，加丹参 15g，炒枣仁 30g。7 剂。

三诊： 诸症十去其七，因要出差，服汤药不便，改用耳聋左慈丸配合复方丹参片巩固治疗。

验案 28

柴某　女　42 岁　初诊时间：2014 年 4 月 13 日

耳鸣 1 年余，耳鸣，时轻时重，有时闭塞如聋，头重脚轻，胸中满闷，痰多不利，体胖。舌质暗红，舌体胖大，边有齿痕，苔厚腻，脉弦滑。BP 156/90mmHg，血 CHO 6.8mmol/L，TG 2.84mmol/L，LDL 3.86mmol/L，尿检正常。西医诊断：高血压病，高脂血症。

辨证分析： 素体痰湿较重，身体肥胖，痰湿壅盛，阻遏清窍，故耳鸣，时轻时重，有时闭塞如聋，头重脚轻；痰浊中阻，气机不畅，则胸中满闷，痰多不利；痰湿阻滞气机，气滞则血瘀，故舌质暗红；舌体胖大，边有齿痕，苔厚腻，脉弦滑，均为痰湿壅盛之候。说明病位在脾，病性属虚 + 痰湿。辨证：脾虚痰湿证。

治法： 燥湿化痰，活血通窍。

方药： 温胆汤合通窍活血汤加减。陈皮 15g，半夏 15g，茯苓 30g，远志 15g，石菖蒲 15g，桃仁 15g，红花 10g，白芷（先煎）10g，枳壳 15g，甘草 6g。水煎服，14 剂。非洛地平缓释片

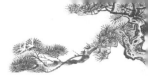

2.5mg，每日 1 次；阿托伐他汀钙片 10mg，每日 1 次，口服。

复诊：耳鸣减轻，头重脚轻，胸中满闷症状明显减轻，痰量减少，自觉身体较前轻快，舌质暗红，舌体胖大，苔白厚，脉弦滑。BP 150/85mmHg，原方加地龙 15g，14 剂；非洛地平缓释片 5mg，每日 1 次。

三诊：耳鸣显著减轻，其他症状也均有改善，BP 138/80mmHg，舌质红，舌体略胖，苔白稍厚，脉弦。血压正常，继以原方略施加减治疗。

四诊：患者服药 2 个月，耳鸣消失，血压正常，复查血脂正常，舌红，苔白，脉弦，予杞菊地黄丸，每次 12 粒，一日 3 次，口服，予以巩固治疗。

验案 29

柳某　女　50 岁　初诊时间：2011 年 5 月 18 日

耳鸣时轻时重已 2 年余，加重 1 月，听力减退，腰膝酸软，眩晕、耳鸣，手足心热，舌红少苔，脉虚弱。

辨证分析：精血不足，不能上充清窍，邪火转而上乘，故耳鸣，听力减退；肾阴亏虚，虚火上浮，故眩晕、手足心热；肾亏精髓不足，则腰酸膝软；舌红少苔，脉虚弱，均为肾精不足之候。说明病位在肾阴，病性属虚。辨证：肾精亏虚证。

治法：补益肾阴，升清通窍。

方药：耳聋左慈丸加减。熟地 30g，山萸肉 15g，山药 15g，丹皮 15g，茯苓 30g，泽泻 15g，菊花 15g，银柴胡 10g，龟板（先煎）15g，生磁石（先煎）30g，五味子 15g。水煎服，7 剂。

复诊：服药后头晕耳鸣、手足心热明显减轻，仍感腰膝酸软，听力减退，舌红少苔，脉细弱，原方加杜仲 15g，续断 15g，女贞子 15g，菟丝子 15g。7 剂。

三诊：诸症基本消失，予耳聋左慈丸继续服用巩固。

胃 脘 痛

胃脘痛，又称胃痛，是指以上腹胃脘部近心窝处疼痛为主症的病证。现代医学中的急性胃炎、慢性胃炎、消化性溃疡、功能性消化不良、胃黏膜脱垂等病，以胃痛为主要症状者，均可参考本节辨证论治。

一、辨证要点

1. 辨病位：病位在胃，但与肝、脾、气、血关系密切。病在气分者，多见胀痛，或连及两胁，疼痛与情志密切相关；病在血分者，疼痛部位固定，疼痛剧烈，舌质紫暗或有瘀斑，脉涩。

2. 辨病性：主要分虚、实、寒、热之不同。虚证多痛势徐缓，喜按，脉虚；实证多呈剧痛、拒按、脉实；寒证多遇寒痛甚，得温则减；热证多痛势急迫，遇热痛甚，得寒痛减。

二、辨证论治

1. 脾胃虚寒证

症候表现： 胃痛隐隐，绵绵不休，喜温喜按，空腹痛甚，得食缓解，泛吐清水，疲乏无力，手足不温，大便溏稀，舌淡苔白，脉象虚弱。

辨证分析： 中阳不足，脾胃虚寒，失于温养，则胃痛隐隐，绵绵不休，喜温喜按，空腹痛甚，得食缓解；阳虚失于温煦，

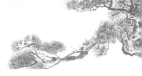

则疲乏无力,手足不温;脾胃虚弱,纳运失司,则泛吐清水,大便溏稀;舌淡苔白,脉象虚弱,均为一派虚寒之候。说明病位在脾、胃,病性属虚、寒。辨证:脾胃虚寒证。

治法:温中健脾,和胃止痛。

方药:黄芪建中汤(《金匮要略》)加味。黄芪 30g,肉桂 10g,白芍 15g,炮姜 15g,炙甘草 6g,木香(后下)10g,砂仁(后下)10g。

加减:若泛吐清水较多,加炒白术、茯苓、制半夏、陈皮;泛酸多者,加乌贼骨、煅瓦楞子、炒吴茱萸、黄连;形寒肢冷者,加黑附片、肉桂。

2. 肝气犯胃证

症候表现:胃脘胀痛,痛连两胁,胸闷嗳气,喜长叹息,情志不舒,嗳气泛酸,舌红,苔薄白,脉弦。

辨证分析:肝气郁结,横逆犯胃,胃气阻滞,故胃脘胀痛,痛连两胁;肝失疏泄,气机不畅,故胸闷嗳气,喜叹息;肝木侮土,纳运失司,故嗳气泛酸;舌红,苔薄白,脉弦,皆为肝气犯胃之候。说明病位在肝、胃,病性属气滞。辨证:肝气犯胃证。

治法:疏肝解郁,理气止痛。

方药:柴胡疏肝散(《景岳全书》)。柴胡 15g,白芍 12g,川芎 15g,陈皮 10g,枳壳 10g,郁金 10g,香附 10g,佛手片 15g,甘草 6g。

加减:若泛酸,加乌贼骨、煅瓦楞子;痛甚者,加元胡、制没药;嗳气者加沉香、旋覆花。

3. 胃阴不足证

症候表现:胃脘隐隐灼痛,似饥而不欲食,口干咽燥,五心烦热,消瘦乏力,舌红,少津,脉细数。

辨证分析:胃阴不足,失于濡养,胃络不和,则胃脘隐隐灼痛，似饥而不欲食；脾胃阴液不足，润运不畅，则口干咽燥，五心烦热，消瘦乏力；舌红，少津，脉细数，皆为阴津不足之候。说明病位在胃阴，病性属虚。辨证：胃阴不足证。

治法： 养阴益胃，和中止痛。

方药： 一贯煎（《续名医类案》）合芍药甘草汤（《伤寒论》）加减。北沙参15g，麦冬15g，玉竹15g，黄连10g，炒吴茱萸10g，川楝子10g，佛手片10g，乌贼骨（先煎）15g，浙贝母15g。

加减： 若胃脘灼痛，嘈杂泛酸，加珍珠层粉、煅牡蛎、乌贼骨，或配服左金丸；胃脘胀痛，痛引胁肋者，加佛手片、玫瑰花、炒枳壳。本证多见于慢性萎缩性胃炎。

4. 食滞伤胃证

症候表现： 胃脘胀满，疼痛拒按，嗳腐吞酸，恶食呕逆，吐后痛减，常有暴饮暴食史，舌苔厚腻，脉滑。

辨证分析： 饮食不当，食滞胃脘，胃气不舒，故胃脘胀满，疼痛拒按；纳运失司，积而化腐，则嗳腐吞酸，恶食呕逆，吐后痛减；舌苔厚腻，脉滑，皆为食滞湿浊之象。说明病位在胃，病性属食滞。辨证：食滞伤胃证。

治法： 消食导滞，和胃止痛。

方药： 保和丸（《丹溪心法》）加减。神曲15g，焦山楂15g，炒麦芽20g，莱菔子15g，陈皮15g，茯苓15g，半夏10g，枳壳10g，厚朴10g，木香10g，槟榔15g，连翘10g。

加减： 若脘腹胀痛，大便秘结，去枳壳，加大黄、枳实。

三、衷中参西

1. 上腹部疼痛（胃脘痛）最常见的疾病有急性胃炎、慢性胃炎及消化性溃疡等。急性胃炎是由多种病因（如致病微生物及其毒素、暴饮暴食、酗酒）引起的急性胃黏膜炎症，包括胃黏膜充

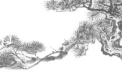

血、水肿、糜烂、出血等改变。慢性胃炎是由各种病因（如幽门螺杆菌感染、胃酸分泌减少等）引起的胃黏膜慢性炎症。其分为浅表性胃炎、萎缩性胃炎。消化性溃疡是一组与胃酸和胃蛋白酶的消化作用相关的消化道疾病，有胃溃疡和十二指肠溃疡。

2. 急性胃炎的临床表现轻重不一，多为急性发病，常有上腹部疼痛，上腹胀或不适，嗳气、恶心、呕吐、泛酸等症状，甚至出现呕血和（或）黑便。严重者，常伴有发热、腹痛、恶心、呕吐、吐出物酸腐、腹泻，或可出现脱水、电解质紊乱、酸中毒等。查体有上腹部压痛（无肌紧张和反跳痛）、肠鸣音亢进等。

3. 慢性胃炎常见症状为上腹部无规律性痛或饱胀，多于进食后明显，进食不多但觉饱胀，常因进食过冷、黏腻、坚硬或辛辣食物而诱发或加重，可有嗳气、泛酸、上腹部烧灼感、恶心、呕吐、食欲缺乏等症状。胃镜检查即可确诊。

4. 消化性溃疡的主要症状是上腹部疼痛，可伴有泛酸、上腹胀或烧灼感、嗳气、恶心、呕吐等症状。典型的临床表现是：①慢性过程，病史可达数年至数十年；②周期性发作与自发缓解，其周期长短不一，多在秋冬或冬春之交发病，可因饮食因素、精神因素或过劳而诱发；③上腹痛发作期有节律性；十二指肠溃疡常在空腹或夜间上腹痛，进食或服用抗酸药可缓解；胃溃疡表现为餐后约 1 小时发生，经 1~2 小时后逐渐缓解，至下餐进食后再重复此节律。

四、验案举隅

验案 30

潘某　男　51 岁　初诊日期：2009 年 4 月 13 日

胃脘部疼痛已有 5 年，时轻时重，迁延不愈，半年前行胃镜检查：胃窦部溃疡。服枸橼酸铋钾、奥美拉唑等药效果不大，要求服中药治疗。就诊时症见胃痛隐隐，喜暖喜按，畏寒肢冷，食欲不振，平日吃点辛辣食物或凉性食物，胃痛即加重，并伴大便溏稀，舌质淡红，舌体胖大，边有齿印，苔白厚，脉沉细。

辨证分析：脾胃虚寒，阳气不足，故胃痛隐隐，喜暖喜按，畏寒肢冷；脾胃虚弱运化失司，故食欲不振，大便溏稀；舌质淡红，舌体胖大，有齿印，苔白厚，脉沉细，均为中虚有寒，阳气不能输布之象。说明本证病位在脾、胃；病性属虚＋寒；辨证：脾胃虚寒证。

治法：温中散寒。

方药：黄芪建中汤加减。黄芪30g，肉桂10g，白芍12g，炙甘草6g，茯苓15g，砂仁（后下）10g，木香（后下）10g，炒元胡15g，神曲15g，炒麦芽15g，焦枣15g。水煎服，每日1剂，14剂。

二诊（4.28.）：服药后胃痛明显减轻，手足欠温，但已不怕冷，食欲增进，大便成型，舌淡红，稍胖大，苔白，脉沉细。说明患者脾胃虚寒已有明显减轻，原方略施加减，继续服用。

半年后患者做胃镜复查，溃疡已愈合。

验案31

卢某　女　40岁　初诊日期：2015年3月20日

胃脘部胀痛3天，3天前因生气后，顿感胃脘部胀痛，痛连两胁，胸闷气憋，情志不舒，不思饮食，嗳气泛酸，舌红，苔薄白，脉弦细。

辨证分析：肝气郁结，横逆犯胃，胃气阻滞，故胃脘胀痛，痛连两胁；肝失疏泄，气机不畅，故胸闷气憋，情志不舒；肝木侮土，纳运失司，故不思饮食，嗳气泛酸；舌红，苔薄白，脉弦，皆为肝气犯胃之候。说明病位在肝气、胃，病性属滞。辨证：肝气犯胃证。

治法：疏肝解郁，理气止痛。

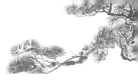

方药：柴胡疏肝散加减。柴胡 15g，白芍 12g，川芎 15g，陈皮 10g，枳壳 10g，炒元胡 10g，郁金 10g，香附 10g，佛手片 15g，乌贼骨（先煎）30g，甘草 6g。水煎 2 次兑匀，分 3 次温服。7 剂。

复诊（4.3.）：服完 7 剂中药后，胃及两胁已不疼痛，不思食欲，其余诸症也明显好转，舌红，苔薄白，脉弦细。继予原方去元胡，加神曲 15g，炒麦芽 15g，鸡内金 15 克。7 剂。

验案 32

罗某　女　30 岁　初诊日期：2015 年 4 月 25 日

胃脘部隐隐作痛 1 年余，时轻时重，自觉胃脘部有灼热感，嘈杂泛酸，口干咽燥，手足心热，疲乏无力，食欲不振，舌质红，舌瘦，少苔少津，脉细数。胃镜检查：萎缩性胃炎。

辨证分析：胃主纳谷，胃阴损伤，失于濡养，胃络不和，则胃脘隐隐作痛，时轻时重，胃脘部有灼热感，嘈杂泛酸，食欲不振；胃阴不足，润运不畅，则口干咽燥，手足心热；胃阴不足，受纳功能减弱，营养不足，故疲乏无力；舌红，少津，脉细数，皆为阴津不足之候。说明病位在胃，病性属阴虚。辨证：胃阴虚证。

治法：养阴益胃，和中止痛。

方药：益胃汤加减。北沙参 15g，麦冬 15g，生地 15g，玉竹 15g，黄连 10g，炒吴茱萸 10g，白芍 15g，川楝子 10g，佛手片 10g，甘草 6g。水煎服，7 剂。

复诊：胃脘部灼热感明显减轻，胃已不感疼痛，口已不干，仍感疲乏无力，食欲不振，大便秘结，呈羊粪状，舌红，舌瘦，少苔，脉细数。原方去川楝子、佛手片，加肉苁蓉、炒谷芽、焦山楂。14 剂。

三诊：胃已不痛，大便通畅，精神、食欲俱增，舌红，苔薄白，脉细微数。原方去黄连、吴茱萸，继服 14 剂。

呕 吐

呕吐是胃气上逆的表现。现代医学中的多种疾病，如神经性呕吐、急性胃炎、幽门梗阻、贲门痉挛、十二指肠郁积症等，当以恶心、呕吐为主要表现时，可参考本节辨证论治，可以减轻症状。

一、辨证要点

1. 辨病位：病位主在胃，但与肝、胆、脾、肾均有关联。
2. 辨病性：主要有虚、实两类。虚证多由水毒湿浊引起；实证多由感受寒、热之邪，或食滞（饮食停滞），或气滞（肝气犯胃）所致。

二、辨证论治

1. 寒邪犯胃证

症候表现：外感风寒，内伤饮食，突发恶心呕吐，或上吐下泻，脘腹胀痛，恶寒发热，头身疼痛，舌苔白腻，脉濡缓。

辨证分析：外感风寒，内伤湿滞。风寒外束，卫阳郁遏，则见恶寒发热，头身疼痛等表证；湿滞脾胃，升降失常，则恶心呕吐，甚或上吐下泻；湿阻气滞，则脘腹胀痛；舌苔白腻，脉濡缓，皆为湿浊之候。说明病位在胃，病性属寒 + 湿。辨证：寒邪犯胃证。

154

治法：解表化湿，理气和中。

方药：藿香正气散（《太平惠民和剂局方》）加减。藿香15g，紫苏10g，大腹皮15g，神曲15g，鸡内金15g，莱菔子15g，厚朴15g，陈皮15g，半夏10g，茯苓15g，甘草6g，生姜3片，大枣3枚。

加减：若偏于风寒，加荆芥、防风、羌活；偏于风热者，加连翘、金银花。

2. 食积伤胃证

症候表现：饮食不节，呕吐酸腐，脘腹胀满，嗳气厌食，大便或溏或结，排便不畅，舌苔厚腻，脉滑实。

辨证分析：饮食不节，食积内停，浊气上逆，则呕吐酸腐，嗳气厌食；气机阻滞，脾胃升降失常，故脘腹胀满，大便或溏或结，排便不畅；舌苔厚腻，脉滑实，均为湿浊之候。说明病位在胃，病性属食滞。辨证：食积伤胃证。

治法：消食化滞，和胃降逆。

方药：保和丸（《丹溪心法》）加减。神曲15g，炒山楂20g，炒谷芽20g，莱菔子15g，陈皮10g，半夏10g，茯苓15g，连翘10g。

加减：若伤于肉食，重用炒山楂；伤于谷食者，重用炒谷芽；伤于酒食者，加蔻仁、葛花；伤于鱼、蟹者，加紫苏叶、生姜。

3. 肝气犯胃证

症候表现：呕吐吞酸，嗳气频繁，胸胁胀痛，舌质红，苔厚腻，脉弦。

辨证分析：肝气不疏，横逆犯胃，肝胃不和，则见嗳气频繁，胸胁胀痛；胃气上逆，则呕吐吞酸。舌质红，苔厚腻，脉弦为肝郁脾虚，水湿不化之候。说明病位在肝、胃，病性属

（气）滞。辨证：肝气犯胃证。

治法：疏肝理气，和胃降逆。

方药：四七汤（《太平惠民和剂局方》）加味。紫苏梗 15g，厚朴 15g，半夏 10g，茯苓 15g，柴胡 10g，香附 10g，郁金 15g，川楝子 15g，生姜 3 片，大枣 3 枚。

加减：若胸胁胀满疼痛较甚，加炒元胡、佛手片；呕吐酸水，心烦口渴者，加黄连、吴茱萸，或用柴胡疏肝散加减。

4. 脾胃气虚证

症候表现：食欲不振，恶心呕吐，胃脘痞闷，或反胃呕逆，大便不畅，舌淡，苔白滑，脉象虚弦。

辨证分析：脾胃气虚，纳运无力，胃虚气逆，故食欲不振，饮食不化，大便不畅；胃失和降，湿聚成痰，气逆于上，则恶心呕吐，胃脘痞闷，或反胃呕逆，舌淡，苔白滑，脉象虚弦均为湿浊之候。说明病位在脾胃之气，病性属虚。辨证：脾胃气虚证。

治法：健脾益气，和胃降逆。

方药：香砂六君子汤（《时方歌括》）加味。广木香 10g，砂仁（后下）10g，党参 15g，炒白术 15g，陈皮 10g，姜半夏 10g，茯苓 15g，炙甘草 6g，生姜 3 片，大枣 3 枚。

5. 脾胃虚寒证

症候表现：饮食稍多即吐，时作时止，疲乏无力，喜暖恶寒，四肢不温，纳呆便溏，面色㿠白，舌质淡，苔白厚，脉濡弱。

辨证分析：脾胃虚寒，失于温煦，运化失职，则喜暖恶寒，四肢不温，面色㿠白，胃不受纳，脾不健运，则饮食稍多即吐，纳呆便溏；舌质淡，苔白厚，脉濡弱，皆一派虚寒之象。说明病位在脾胃，病性属虚寒。辨证：脾胃虚寒证。

治法：温中健脾，和胃降逆。

方药：理中丸（《伤寒论》）加味。人参 15g，炒白术 20g，茯苓 15g, 炮姜 15g, 砂仁 (后下) 10g, 姜半夏 10g, 炙甘草 6g。

加减：若久呕不止，畏寒肢冷，加黑附片、肉桂。

三、衷中参西

1. 恶心呕吐伴发热者，常见于脑膜炎、急性胆囊炎、胆石症、急性胰腺炎等。

2. 恶心呕吐伴剧烈头痛者，常见于偏头痛，中枢神经系统感染、出血或肿瘤，青光眼等。

3. 恶心呕吐伴眩晕、眼球震颤、平衡失调者，常见于内耳眩晕症、脑供血不足等。

4. 恶心呕吐伴右上腹疼痛及黄疸，应考虑急性胆囊炎或结石症。

5. 恶心呕吐伴腹泻，常见于急性胃肠炎、细菌性食物中毒等。

6. 恶心呕吐伴食欲不振，血肌酐升高者，可见于慢性肾衰竭发展至尿毒症。

7. 已婚妇女停经后恶心、呕吐，应考虑妊娠呕吐。

四、验案举隅

验案 33

邱某　女　32 岁　初诊日期：2014 年 10 月 12 日

恶心、呕吐 1 天。患者前一日中午与友人同吃火锅后，于晚上突发恶心、呕吐，上吐下泻，脘腹胀痛，恶寒，微发热，全身困痛，舌淡红，苔白腻，脉细滑。

辨证分析：外感风寒，内伤饮食，风寒外束，卫阳郁遏，则见恶寒发热，全身困痛等表证；湿滞脾胃，升降失常，则恶心呕吐，肠鸣泄泻；湿阻气滞，则脘腹胀痛；舌淡红，苔白腻，

157

脉细滑，皆为湿浊之候。说明病位在胃，病性属寒+湿滞。辨证：寒邪犯胃证。

治法：解表化湿，理气和中。

方药：藿香正气散加减。藿香15g，紫苏10g，荆芥15g，防风15g，大腹皮15g，神曲15g，鸡内金15g，莱菔子15g，厚朴15g，陈皮15g，半夏10g，茯苓15g，炙甘草6g，生姜3片，大枣3枚。水煎服，3剂。

复诊：服完1剂后，恶心、呕吐大减，三剂服完诸症悉除，唯独脘腹胀满，不思饮食，舌淡，苔白稍厚，脉沉细。予保和丸消食和胃。

验案34

单某　女　25岁　初诊日期：2014年6月8日

上腹部胀痛、恶心呕吐2天，患者于2天前在与朋友吃饭时生气，突感上腹部胀痛，恶心呕吐，嗳气泛酸，胁肋胀痛，失眠，不思饮食，舌质红，苔微黄厚，脉弦细。

辨证分析：暴怒伤肝，肝失疏泄，横逆犯胃，肝胃不和，则见胁肋胀痛，上腹部胀痛，嗳气泛酸；胃失和降，则恶心呕吐，不思饮食；情志抑郁，肝火妄动，故失眠；舌质红，苔微黄厚，脉弦细数，皆为肝郁化火之候。说明病位在肝、胃，病性属（气）滞。辨证：肝气犯胃证。

治法：疏肝理气，和胃降逆。

方药：柴胡疏肝散合平胃散加味。柴胡15g，白芍12g，炒枳壳10g，香附10g，郁金15g，川楝子15g，厚朴15g，炒白术15g，半夏10g，茯苓15g，生姜3片，大枣3枚。水煎服，3剂。

复诊：服完3剂中药后，诸症悉减，只感乏力，纳差，睡眠不好；舌质红，苔白厚，脉弦细。此乃肝气已疏，脾胃气虚，病位在脾、胃，病性属虚、滞。辨证：脾胃虚弱兼食滞证。治宜益气健脾，行气化滞，五味异功散加减。药用：党参15g，炒白术15g，茯苓15g，陈皮10g，炒麦芽15g，焦山楂15g，生姜10g，焦枣3枚。水煎服，5剂。

验案35

阎某　男　53岁　初诊日期：2015年5月20日

恶心，不思饮食1周余，平素每因饮食不当，即感脘腹胀满，甚则恶心呕逆，食欲不振，消化不良，大便稀溏，面色萎黄，舌淡，苔白滑，脉象沉细。1年前在医院胃镜检查，诊断为萎缩性胃炎。

辨证分析： 脾胃气虚，纳运无力，胃虚气逆，故食欲不振，消化不良，大便稀溏；胃失和降，湿聚成痰，气逆于上，则胃脘胀满，恶心、呕吐；面色萎黄，舌淡，苔白滑，脉象沉细，均为脾虚之候。说明病位在脾胃，病性属虚。辨证：脾胃气虚证。

治法： 益气健脾，和胃降逆。

方药： 香砂六君子汤加味。党参15g，炒白术15g，陈皮10g，姜半夏10g，茯苓15g，广木香10g，砂仁（后下）10g，炙甘草6g，生姜3片，大枣3枚。水煎服，7剂。

复诊： 服药后已不恶心，脘腹胀满明显减轻，仍感食欲不振，疲乏无力，大便稀溏，畏寒，面色萎黄，舌淡，苔白滑，脉象沉细。病位在脾胃，病性属虚寒，辨证：脾胃虚寒证。治以益气健脾，温中补虚。方用黄芪建中汤加味：黄芪30g，肉桂10g，白芍12g，炙甘草6g，鸡内金15g，炒谷芽15g，炮姜10g。水煎服，14剂。

三诊（6.28.）： 1月后患者来就诊，自述服药后效果很好，遂按原方在当地取药14剂，自觉胃部已无不适，食欲增进，不觉疲乏，舌红，苔白稍厚，脉弦。予胃炎康胶囊，每次5粒，一日3次。

呃 逆

呃逆是指以气逆上冲，喉间呃呃连声，声短而频，不能自止为主症的病证，与现代医学中的单纯性膈肌痉挛相似。

一、辨证要点

1. 辨病位：主在胃，但与肝有关。
2. 辨病性：主要有寒、热、虚、实、气滞（逆）之不同。

二、辨证论治

1. 胃寒气逆证

症候表现：胸膈及胃脘不舒，呃逆连作，得热则减，遇寒则甚，喜食热饮，口淡不渴，舌淡，苔白，脉沉缓或迟缓。

辨证分析：寒邪聚于胃，气机不利，胃气上逆，则胸膈及胃脘不舒，得热则减，遇寒则甚，喜食热饮，口淡不渴；胃气上逆，则呃逆连作；舌淡，苔白，脉沉缓或迟缓，均为胃寒之候。说明病位在胃、气，病性属寒、逆。辨证：胃寒气逆证。

治法：温中散寒，降逆止呃。

方药：丁香柿蒂汤（《症因脉治》）加味。丁香 15g，柿蒂 20g，高良姜 15g，干姜 15g，荜茇 15g，香附子 15g，陈皮 15g，炙甘草 6g。

加减：若脘腹胀痛较甚，加吴茱萸、肉桂、乌药；呃逆频作者，加旋覆花、代赭石。

2. 胃火上逆证

症候表现： 呃声连作，洪亮有力，脘腹满闷，口臭烦渴，多喜冷饮，大便秘结，小便短赤，舌红苔黄燥，脉滑数。

辨证分析： 热积胃肠，腑气不通，胃火上冲，故脘腹满闷，口臭烦渴，多喜冷饮，大便秘结，小便短赤；胃火上冲，则呃声连作，洪亮有力；舌红，苔黄燥，脉滑数，均为胃火炽盛之候。说明病位在胃，病性属热（火）。辨证：胃火上逆证。

治法： 清胃泄热，降逆止呃。

方药： 竹叶石膏汤（《伤寒论》）加减。竹叶 10g，生石膏（先煎）30g，北沙参 15g，麦冬 15g，半夏 10g，竹茹 15g，柿蒂 15g，粳米 30g，甘草 6g。

加减： 若大便秘结，加大黄、厚朴、枳实。

3. 肝气郁滞证

症候表现： 呃声连声，常因情志不畅而诱发或加重，胸胁满闷，脘腹胀满，呃逆嗳气，或肠鸣矢气，舌暗红，苔薄白，脉弦。

辨证分析： 肝气郁滞，横逆犯胃，胃气上逆，则情志不畅，胸胁满闷，脘腹胀满；气逆上冲，则呃逆、嗳气；腑气不利，则肠鸣矢气；舌暗红苔薄白，脉弦，为肝郁气滞之候。说明病位在肝气，病性属滞。辨证：肝气郁滞证。

治法： 顺气解郁，和胃降逆。

方药： 五磨饮子（《医方集解》）加减。木香 15g，乌药 15g，沉香 10g，丁香 10g，玫瑰花 15g，枳壳 15g，代赭石（先煎）30g。

加减： 若胸胁满闷，加郁金、川楝子；心烦口苦者，加黄连、栀子。

4. 脾胃虚寒证

症候表现： 呃声低长无力，气不得续，脘腹不舒，泛吐清水，喜温喜按，手足不温，疲乏无力，食欲不振，大便溏薄，舌质淡，苔薄白，脉细弱。

辨证分析：中阳不足，胃失和降，胃气上逆，则呃声低长无力，气不得续，脘腹不舒，泛吐清水；阳虚不能温煦，则脘腹不舒，喜温喜按，手足不温，疲乏无力，食欲不振，大便溏薄；舌质淡，苔薄白，脉细弱，均为阳虚之候。说明病位在脾、胃，病性属虚、寒。辨证：脾胃虚寒证。

治法：温补脾胃，降逆止呃。

方药：附子理中丸（《太平惠民和剂局方》）加减。黑附片（先煎）15g，肉桂 10g，党参 20g，炒白术 15g，干姜 15g，吴茱萸 15g，丁香 10g，柿蒂 15g，炙甘草 6g。

加减：若嗳腐吞酸，夹有食积，加神曲、麦芽。

三、验案举隅

验案 36

骆某　女　30 岁　初诊日期：2014 年 5 月 20 日

呃逆连声 1 天。患者于 1 天前因与顾客发生纠纷，生气后突发呃逆连声不断，胸胁满闷，脘腹胀满，舌红，苔薄白，脉弦细。

辨证分析：肝气郁滞，横逆犯胃，胃气上逆，则胸胁满闷，脘腹胀满；气逆上冲，则呃逆频作；舌红，苔薄白，脉弦，为肝郁气滞之候。说明病位在肝气，病性属滞。辨证：肝气郁滞证。

治法：疏肝解郁，和胃降逆。

方药：五磨饮子加减。柴胡 15g，白芍 15g，郁金 15g，川楝子 10g，木香 15g，乌药 15g，沉香 10g，玫瑰花 15g，枳壳 15g，代赭石（先煎）30g。水煎服，3 剂。

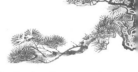

复诊：服药后呃逆顿减，胸胁满闷，脘腹胀满，也大有减轻，自觉疲乏无力，食欲不振，舌红，苔白稍厚，脉弦细。病位在肝脾，病性属郁。辨证：肝脾气郁证。治宜疏肝解郁，行气理脾。方用柴胡疏肝散加减：柴胡15g，白芍15g，陈皮10g，炒枳壳12g，香附子15g，川芎10g，炒谷芽15g，焦山楂15g，甘草6g。水煎服，7剂。

验案 37

马某　男　27岁　初诊日期：2014年12月10日

呃逆频作1天。1天前外出工作时受凉，突发呃逆频频，胃脘不舒，口淡不渴，平日畏寒喜暖，喜食热饮，食欲不振，舌淡，苔白，脉沉缓。

辨证分析：素体脾胃虚寒，偶遇寒邪聚于胃，气机不利，胃气上逆，故呃逆频作；脾胃虚寒，故喜食热饮，口淡不渴；脾不健运，则食欲不振；舌淡，苔白，脉沉缓，均为脾胃虚寒之候。说明病位在脾胃，病性属虚寒。辨证：脾胃虚寒证。

治法：温中散寒，降逆止呃。

方药：附子理中丸合丁香柿蒂汤加减。党参15g，黑附片（先煎）15g，炒白术15g，良姜15g，肉桂15g，丁香15g，柿蒂20g，炙甘草6g。水煎服，7剂。复诊：服药1剂，呃逆顿减，服完7剂后，病已痊愈。因要出差，生怕疾病复发，要求开点成药服用，遂予香砂养胃丸。

腹　痛

　　腹痛是指胃脘以下、耻骨联合以上的部位发生疼痛为主要表现的一种病证。其不包括外科、妇科、疾病所致的腹痛。现代医学中的急、慢性胰腺炎，胃肠痉挛，结核性腹膜炎，腹型过敏性紫癜，消化不良性腹痛等疾病，临床表现以腹痛为主要表现者，均可参考本节辨证论治。

一、辨证要点

1. 辨病位

（1）剑突下疼痛，病位在胃；

（2）脐腹部疼痛，病位在小肠；

（3）胁肋、少腹部疼痛，病位在厥阴肝经；

（4）小腹部疼痛，病位在膀胱。

2. 辨病性　主要有寒、热、气滞、血瘀、食积等虚、实两大类。

（1）虚证的特点是：痛势绵绵，喜揉喜按，时缓时急，痛而无形，饥而痛甚。

（2）实证的特点是痛势急剧，痛处拒按。其具体表现如下。

①腹痛暴作，疼痛剧烈，痛无间断，遇冷痛剧者多为寒性；

②腹痛急迫，痛处灼热，腹胀便秘者多为热性；

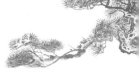

③腹痛胀满，时轻时重，痛无定处者多为气滞；

④腹部刺痛，痛无休止，痛处不移，痛处拒按，入夜尤甚者多为血瘀；

⑤脘腹胀满，疼痛拒按，嗳腐吞酸，呕恶厌食者多为食滞。

二、辨证论治

1. 脾胃虚寒证

症候：腹痛绵绵，时作时止，喜温喜按，饥饿、劳累后加重，得食、休息后减轻，疲乏无力，气短懒言，形寒肢冷，胃纳不佳，大便溏薄，面色无华，舌质淡红，苔薄白，脉沉细。

辨证分析：脾阳虚衰，失于温养，故腹痛绵绵，时作时止，喜温喜按，饥饿、劳累后加重，得食、休息后减轻；阳气虚衰，则疲乏无力，气短懒言，形寒肢冷；脾阳不振，运化无权，则胃纳不佳，大便溏薄；舌质淡红，苔薄白，脉沉细，均为虚寒之候。说明病位在脾、胃，病性属虚、寒。辨证：脾胃虚寒证。

治法：温中补虚，散寒止痛。

方药：黄芪建中汤（《金匮要略》）加味。黄芪30g，肉桂10g，白芍20g，饴糖30g，炮姜10g，炒白术15g，炒吴茱萸15g，茯苓15g，炙甘草6g。

加减：若疼痛不止，加木香、砂仁；腹痛下利，畏寒肢冷者，加黑附片。

2. 肝郁气滞证

症候：腹部胀满疼痛，痛无定处，攻窜两胁，时聚时散，遇忧思、恼怒则剧，得嗳气、矢气则舒畅，舌淡，苔薄白，脉弦。

辨证分析：肝气郁结，疏泄失常，气滞胃肠，不通则痛；气属无形，走窜游移，故攻窜两胁，时聚时散，得嗳气、矢气则舒畅；肝主情志，故腹部胀满疼痛，每遇忧思、恼怒则剧；舌淡，苔薄白，脉弦，皆为肝郁之候。说明病位在肝气，病性属滞。辨证：肝郁气滞证。

治法：疏肝解郁，理气止痛。

方药：柴胡疏肝散（《景岳全书》）加味。柴胡 15g，白芍 12g，枳壳 15g，香附 15g，陈皮 15g，郁金 15g，川楝子 15g，川芎 10g，甘草 6g。

加减：若痛引少腹、睾丸，加橘核、荔枝核、元胡。

3. 胃肠食滞证

症候：脘腹胀满，疼痛拒按，厌食、或恶心呕吐，嗳腐吞酸、泄泻臭秽，或大便秘结，舌苔厚腻，脉滑。

辨证分析：食滞内停，气机阻滞，故脘腹胀满，疼痛拒按；浊气上逆，故厌食或恶心呕吐、嗳腐吞酸；食滞中阻，运化无权，故腹痛而泻，泄泻臭秽；宿食燥结生热，故大便秘结；舌苔厚腻，脉滑，皆为食滞之候。说明病位在胃肠，病性属食滞。辨证：胃肠食滞证。

治法：消食导滞，理气止痛。

方药：枳实导滞丸（《内外伤辨惑论》）加味。大黄（后下）10g，枳实 15g，木香 15g，槟榔 15g，黄连 10g，炒白术 15g，茯苓 15g，神曲 30g，焦山楂 15g。

三、衷中参西

1. 询问腹痛起病的急缓，病程长短，对诊断和鉴别诊断有帮助。起病急骤，疼痛剧烈者，多见于胃肠道穿孔、胆道结石、输尿管结石、肠系膜动脉栓塞、卵巢囊肿扭转、肝癌结节破裂、

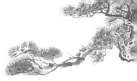

异位妊娠破裂等。起病隐匿多见于溃疡病、慢性胆囊炎、肠系膜淋巴结炎等。

2. 疼痛的部位：腹痛的部位常为病变所在的部位，上腹部或剑突下的疼痛多为食管、胃、十二指肠、胆系和胰腺疾病；胆囊炎、胆石症、肝脓肿等疼痛多在右上腹；阑尾炎典型的腹痛开始是弥散的，位于上腹部或脐部，腹痛逐渐加重，经数小时后疼痛局限于右下腹；小肠疾病疼痛多在脐周；膀胱痛位于耻骨上部。但应注意，许多内脏性疼痛常定位模糊，压痛的部位较自觉疼痛的部位更重要。

3. 疼痛的性质与程度：剧烈的疼痛多被患者描述为刀割样痛、绞痛，较缓和的疼痛被描述为酸痛、胀痛。实质性脏器的病变多表现为持续性疼痛，空腔脏器的病变多表现为阵发性绞痛。持续性疼痛伴阵发性加剧多见于炎症与梗阻同时存在，如胆囊炎伴胆道梗阻、绞窄性肠梗阻伴腹膜炎时。胆道蛔虫的疼痛为钻顶样。

4. 腹痛与体位的关系：腹痛辗转不安，喜按见于胆道蛔虫症。腹痛体位固定，拒按见于急性腹膜炎。左侧卧位腹痛减轻见于胃黏膜脱垂。膝胸或俯卧位腹痛减轻见于十二指肠淤积症。躯体前屈时剑下烧灼痛明显，而直立时减轻见于反流性食管炎。

5. 诱发加剧或缓解疼痛的因素：发病前曾饱餐或过量脂肪餐应考虑胆囊炎或胰腺炎的可能。急性腹膜炎腹痛在静卧时减轻，腹壁加压或改变体位时加重。

四、验案举隅

验案 38

罗某　女　51 岁　初诊日期：2014 年 4 月 18 日

腹痛半月余，时重时轻，绵绵不休，喜温喜按，饥饿时加重，得食后减轻，疲乏无力，气短懒言，畏寒肢冷，食欲不振，大便溏薄，面色萎黄，舌质淡红，苔白厚，脉沉细。

辨证分析：脾胃虚寒，中阳不足，寒从中生，阳虚失温，故腹痛绵绵，时作时止，喜温喜按，饥饿后加重，得食后减轻；阳气虚衰，则疲乏无力，气短懒言，畏寒肢冷；脾阳不振，运化无权，则食欲不振，大便溏薄；舌质淡红，苔白厚，脉沉细，均为虚寒之候。说明病位在脾、胃，病性属虚、寒。辨证：脾胃虚寒证。

治法：温中散寒，补气健脾。

方药：黄芪建中汤加味：黄芪 30g，肉桂 10g，白芍 15g，黑附片（先煎）15g，炮姜 15g，炒白术 15g，吴茱萸 15g，炙甘草 6g。水煎服，7 剂。

复诊：服完 7 剂汤药后，腹部感到温暖，已不疼痛，食欲增加，大便成形，仍感畏寒肢冷，精神欠佳，面色萎黄，舌质淡红，苔白厚，脉沉细。原方去吴茱萸，加桂枝 10g，7 剂。

三诊：腹部再未疼痛，也有精神，随着天气渐暖，怕冷也有明显减轻，面色红润，舌质淡红，苔薄白，脉沉细。上方略施加减，继服 14 剂。

验案 39

韩某　女　36 岁　初诊日期：2014 年 7 月 8 日

腹部胀痛 3 天。3 天前因与孩子生气，引起腹部胀痛，痛引两胁，时轻时重，不思饮食，心烦失眠，舌红，苔白厚，脉弦细。

辨证分析：肝主疏泄，性喜条达，肝气郁结，疏泄失常，气机不畅，故腹部胀痛，痛引两胁；气属无形，走窜游移，故攻窜两胁，时轻时重；肝火过盛，热扰心神，故心烦失眠；舌红，苔白厚，脉弦细，皆为肝郁之候。说明病位在肝气，病性属滞。辨证：肝郁气滞证。

治法：疏肝解郁，理气止痛。

方药：柴胡疏肝散加味。柴胡 15g，白芍 12g，枳壳 15g，香附子 15g，陈皮 15g，炒元胡 15g，郁金 15g，川楝子 15g，川芎 10g，甘草 6g。水煎服，7 剂。

复诊：2 剂后腹部已不痛，服完 7 剂后也有精神，惟失眠多梦，食欲欠佳，舌淡红，苔白厚，脉弦细。遂予人参归脾汤加减调理。

泄　泻

泄泻是以排便次数增多，粪质稀溏或完谷不化，甚至泻出物如水样为主要症状的病证。现代医学中的急、慢性肠炎，肠结核，变应性结肠炎，肠易激综合征，吸收不良综合征等，或其他脏器病变影响消化吸收功能以泄泻为主症者，均可参照本节辨证论治。

一、辨证要点

1. 辨病位：病位主在胃、肠，但与肝、脾、肾密切相关。

（1）泻下急迫，里急后重，或带脓血，气味臭秽，病位在胃、肠。

（2）久泄不愈，倦怠乏力，稍有饮食不当，或疲劳过度即复发，病位在脾、胃。

（3）泄泻迁延不愈，每因情志不遂而复发，病位在肝、脾。

（4）五更泄泻，完谷不化，腰酸肢冷，病位在肾，多为肾阳不足，命门火衰。

2. 辨病性：病性有虚、实、寒、热、湿之分。

（1）凡发病急剧，脘腹胀痛，泻后痛减，为暴泻者，多为实证。

（2）凡病程较长，腹痛不甚，且喜按、喜温，为久泻者，多属虚证。

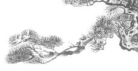

（3）粪质清稀如水，完谷不化，腹痛喜按者，多属寒湿。

（4）粪便黄褐，臭味较重，泻下急迫，肛门灼热者，多属湿热。

二、辨证论治

1. 肠道湿热证

症候： 腹痛腹泻，泻下急迫，或泻下不爽，粪色黄褐，气味臭秽，肛门灼热，烦热口渴，小便短黄，舌质红，苔黄腻，脉滑数。

辨证分析： 感受湿热之邪，肠道传化失常，故而腹痛、腹泻；热盛故泻下急迫；湿热互结，则泻下不爽；湿热下注，故肛门灼热，粪色黄褐，气味臭秽；湿热内盛，则烦热口渴，小便短黄；舌质红，苔黄腻，脉滑数，皆为湿热之候。说明病位在肠，病性属湿热。辨证：肠道湿热证。

治法： 清热利湿。

方药： 葛根芩连汤（《伤寒论》）加味。葛根30g，黄连15g，黄芩1g，木香10g，炙甘草6g，车前草15g，苦参15g。

加减： 若发热、头痛、脉浮等表证，加金银花、连翘、薄荷；夹食滞者，加神曲、山楂、麦芽；湿重者，加藿香、厚朴、茯苓、白术。

2. 胃肠寒湿证

症候： 泻下清稀，甚则如水样，脘闷食少，腹痛肠鸣，恶心呕吐，或兼恶寒发热，头痛，肢体酸痛，舌苔白或白腻，脉濡缓。

辨证分析： 寒湿内盛，侵袭肠胃，脾失健运，清浊不分，传导失司，故大便清稀；寒湿内盛，肠胃气机受阻，则腹痛肠鸣；寒湿困脾，则脘闷食少；风寒外束，则恶寒发热，头痛，肢体酸痛；舌苔白或白腻，脉濡缓，是寒湿内盛之候。说明病位在胃肠，病性属寒湿。辨证：胃肠寒湿证。

治法：散寒化湿，和中止泄。

方药：藿香正气散（《太平惠民和剂局方》）加减。藿香15g，紫苏15g，苍术15g，茯苓15g，陈皮10g，半夏10g，木香10g，厚朴10g，炒白术15g，炙甘草6g。

3. 肠胃食滞证

症候：腹痛肠鸣，泻下粪便臭如败卵，泻后痛减，脘腹胀满，嗳腐酸臭，不思饮食，舌苔厚腻，脉滑。

辨证分析：饮食停滞，肠胃传化失调，故腹痛肠鸣，脘腹胀满，不思饮食；宿食不化，则浊气上逆，故嗳腐酸臭；宿食下注，则泻下粪便臭如败卵；泻后腐浊外泄，故泻后痛减；舌苔厚腻，脉滑，皆为食滞肠胃之候。说明病位在肠胃，病性属食滞。辨证：肠胃食滞证。

治法：消食导滞。

方药：保和丸（《丹溪心法》）加减。神曲30g，焦山楂15g，炒麦芽15g，莱菔子15g，连翘10g，陈皮15g，半夏15g，木香15g，槟榔15g。

加减：若食积较重，脘腹胀痛，加大黄（后下）10g，枳实15g；若湿热，饮食积滞内停，脘腹胀满、疼痛者，加黄连10g。

4. 脾胃虚弱证

症候：大便溏泄，迁延反复，食欲不振，脘腹胀满，倦怠乏力，稍进油腻食物即复发，面色萎黄，舌淡，苔白，脉细弱。

辨证分析：脾胃虚弱，运化失常，水谷不化，清浊不分，故大便溏泄；脾阳不振，运化失常，则食欲不振，脘腹胀满，稍进油腻食物即复发；久泻不止，脾胃虚弱，气血来源不足，故倦怠乏力，面色萎黄；舌淡，苔白，脉细弱，皆为气血虚弱之候。说明病位在脾胃，病性属虚。辨证：脾胃虚弱证。

治法：益气健脾，化湿止泻。

方药：参苓白术散（《太平惠民和剂局方》）加减。党参15g，炒白术15g，茯苓15g，炒山药15g，炒扁豆15g，炒莲肉15g，炒薏仁15g，砂仁（后下）10g，陈皮10g，炙甘草6g。

加减：若脾阳虚衰，阴寒内盛，加黑附片。

5. 肝脾不和证

症候：腹痛腹泻，腹中雷鸣，攻窜作痛，矢气频作，泄泻反复不愈，每因情志不遂而复发，舌红，脉弦。

辨证分析：肝失疏泄，横逆乘脾，脾失健运，故腹痛腹泻，腹中雷鸣，攻窜作痛，矢气频作，泄泻反复不愈，每因情志不遂而复发；舌红，脉弦，皆为肝失疏泄之候。说明：病位在肝、脾，病性属（脾）虚（肝）实夹杂。辨证：肝脾不和证。

治法：抑肝扶脾。

方药：痛泻要方（《景岳全书》）加减。柴胡15g，白芍12g，白术15g，陈皮10g，防风10g，木香10g，郁金10g，乌梅15g，焦山楂15g，甘草6g。

加减：若神疲乏力，不思饮食，加党参、茯苓、炒扁豆、鸡内金；久泄反复发作者，加乌梅、石榴皮。

6. 脾肾阳虚证

症候：黎明前腹部作痛，肠鸣腹泻，完谷不化，泻后则安，形寒肢冷，腰膝酸软，腹部喜温，舌淡，苔白，脉沉细。

辨证分析：肾阳虚衰，不能温养脾胃，脾胃运化失常，故黎明前腹部作痛，肠鸣即泻；泻后则腑气通畅，故泻后则安；阳虚失于温煦，故形寒肢冷，腰膝酸软，腹部喜温；说明病位在脾、肾。病性属阳虚。辨证：脾肾阳虚证。

治法：温肾健脾，固涩止泻。

方药：附子理中丸（《太平惠民和剂局方》）合四神丸（《证治准绳》）加减。黑附片（先煎）15g，肉桂10g，党参15g，炒白术20g，补骨脂15g，吴茱萸15g，肉豆蔻15g，五味子15g，煨诃子15g，炮姜15g。

加减：若年老体衰，久泄不止，脱肛，为中气下陷，可加黄芪、升麻、煨诃子。

三、衷中参西

1. 急性腹泻：常见于急性肠道感染，食物中毒，以及过敏性紫癜、变态反应性肠病等。

2. 慢性腹泻：常见于慢性肠道细菌感染，如肠结核、慢性细菌性痢疾；肠道寄生虫病，如阿米巴痢疾等；溃疡性结肠炎；吸收不良综合征；肠易激综合征；功能性腹泻等。

四、验案举隅

验案40

孔某　男　27岁　工人　初诊日期：2015年10月15日

腹痛、腹泻1天，患者从事户外体力劳动，工作中由于天热，喝了一大杯生水，1个多小时后，突感腹痛，肠鸣，恶心呕吐，泻下如水样稀便，昨夜腹泻4~5次，自觉发冷，周身酸痛，今日一早遂来就诊，舌质淡红，舌体胖大，苔白厚，脉弦微数。查T 37.5℃，粪便检查（－）。西医诊断：急性肠炎。

辨证分析：患者从事室外体力劳动，大热天暴饮生水，寒湿内盛，侵袭肠胃，脾失健运，清浊不分，传导失司，故大便清稀如水样；寒湿内盛，肠胃气机受阻，则腹痛肠鸣；湿滞胃

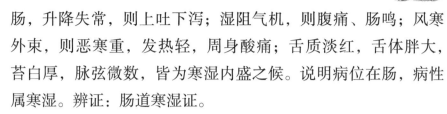

肠，升降失常，则上吐下泻；湿阻气机，则腹痛、肠鸣；风寒外束，则恶寒重，发热轻，周身酸痛；舌质淡红，舌体胖大，苔白厚，脉弦微数，皆为寒湿内盛之候。说明病位在肠，病性属寒湿。辨证：肠道寒湿证。

治法：解表化湿，理气和中。

方药：藿香正气散加减。藿香 15g，紫苏 15g，白芷（先煎）10g，白术 15g，茯苓 15g，陈皮 10g，半夏 10g，木香 10g，厚朴 10g，大腹皮 10g，炙甘草 6g，生姜 15g，焦枣 3 枚。水煎服，3 剂。

复诊：两周后患者带一工友来看头痛症。问起他上次的病情，自诉服药 2 剂即痊愈。

验案 41

常某　男　36 岁　初诊日期：2015 年 9 月 2 日

慢性腹泻 1 年余。大便溏泄，日 2~3 次，迁延不愈，食欲不振，脘腹胀满，倦怠乏力，稍进油腻食物即加重，面色萎黄，舌淡，苔白，脉细弱。西医诊断：吸收不良综合征。

辨证分析：脾胃虚弱，运化失常，水谷不化，清浊不分，故大便溏泄；脾阳不振，运化失常，则食欲不振，脘腹胀满，稍进油腻食物即复发；久泻不止，脾胃虚弱，气血来源不足，故倦怠乏力，面色萎黄；舌淡，苔白，脉细弱，皆为气血虚弱之候。说明病位在脾胃，病性属虚。辨证：脾胃虚弱证。

治法：益气健脾，化湿止泻。

方药：参苓白术散加减。党参 15g，炒白术 15g，茯苓 15g，炒山药 15g，炒扁豆 15g，炒莲肉 15g，炒薏仁 15g，煨柯子 15g，砂仁 10g，陈皮 10g，炙甘草 6g。水煎服，14 剂。

复诊：服药后腹泻明显减轻，日 1 次，大便有时成形，但仍不敢进食生冷、油腻食物，精神、食欲均有好转，面色稍黄，舌淡，苔白，脉细弱。仍遵上方加黑附片（先煎）10g。14 剂。

三诊： 大便成形，每日1次，精神、食欲均好，身体消瘦，消化不良，舌质淡红，苔白稍厚，脉细弱。予参苓白术散，每次1包，一日3次，调理脾胃。

验案42

翟某　女　38岁　干部　初诊日期：2010年5月12日

慢性腹泻3年。3年前出差去成都，吃火锅多次，引起腹痛、腹泻，在当地就医，诊断为急性肠炎，服用氟哌酸等药物治疗后稍有减轻，但一直大便溏稀，一日2~3次，再未系统治疗。近1年来，腹痛、腹泻加重，在医院做胃镜检查：上消化道未见异常。肠镜检查：结肠炎。经多方治疗，总不见效，要求改服中药治疗。就诊时患者仍每日腹泻3~4次，清晨4~5点钟，即感腹痛、肠鸣，须迅速如厕，否则即拉到裤子上，泄后痛减。身体受凉或吃点生冷食物，腹泻即可加重，身体逐渐消瘦，疲乏无力，食欲不振，畏寒肢冷，面色萎黄，舌淡苔白，脉沉细。

辨证分析： 泄泻不止，日久导致脾肾阳虚，脾失温煦，脾阳亦衰，不能腐熟水谷，故于五更阳气未复之时，腹痛、腹泻，所以又称五更泻。脾阳虚弱，运化失常，故疲乏无力，食欲不振；肾阳虚衰，不能温煦四肢，故畏寒肢冷；面色萎黄，舌淡苔白，脉沉细，均为脾肾阳虚之候。综合以上分析，说明本证病位在脾、肾，病性为阳虚。辨证：脾肾阳虚证。

治法： 温补脾肾，敛肠止泻。

方药： 四神丸合理中汤加减。补骨脂15g，五味子15g，肉豆蔻10g，吴茱萸10g，党参30g，炒白术20g，干姜10g，炙甘草6g，煨诃子15g。水煎2次兑匀，分3次温服，每日1剂，7剂。

二诊： 腹痛、腹泻明显减轻，大便已成形，全身症状无变化，面色萎黄，舌淡苔白，脉沉细。原方去煨诃子加黑附片（先煎）15g，黄芪 30g，服法同前，7 剂。

三诊：大便正常，精神、食欲俱增，因服汤药不便，要求服中成药。予四神丸，每日 3 次，每次 8 丸，附子理中丸，每日 3 次，每次 8 丸，连服 4 周。

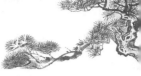

便　秘

便秘是指大便排便周期延长，或周期不长，但粪质干结，排便困难，或粪质不硬，虽有便意，但排出不畅的病证。现代医学中的功能性便秘、肠易激综合征、直肠及肛门疾病、内分泌及代谢疾病引起的便秘，以及腹肌无力所致的排便困难均可参照本证辨证论治。

一、辨证要点

1. 辨病位：主在大肠，但与肺、脾、胃、肝、肾等脏腑关系密切。

2. 辨病性：病性有寒、热、虚、实之分。

二、辨证论治

（一）实秘

1. 肠胃积热证

症候表现：大便干结，腹胀不适，口干口臭，面红身热，心烦不安，多汗，时欲饮冷，小便短赤，舌质红干，苔黄燥，或焦黄起芒刺，脉滑数或弦数。

辨证分析：肠胃积热，耗伤津液，肠道津液匮乏，故大便干结，腹胀不适；积热熏蒸于上，故口干口臭；热盛于内，故面红身热，心烦不安，多汗，时欲饮冷；热移膀胱，故小便短赤；舌质红干，苔黄燥，或焦黄起芒刺，脉滑数或弦数，均为

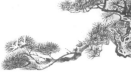

热盛伤津之候。说明病位在肠胃，病性属热。辨证：肠胃积热证。

治法：泻热导滞，润肠通便。

方药：麻子仁丸（《伤寒论》）加减。火麻仁 30g，生大黄（后下）15g，枳实 15g，厚朴 15g，白芍 15g，杏仁 15g。

加减：若大便干结，加芒硝软坚通便；便后痔疮出血者，加生地榆、槐花。

2. 气机郁滞证

症候表现：大便干结，欲便不出，腹部胀满，胸胁满闷，嗳气呃逆，食欲不振，肠鸣矢气，舌苔薄白，或薄黄，脉弦。

辨证分析：肠道气机郁滞，大便传导失常，故大便干结，欲便不出，腹部胀满；腑气不通，则气不下行而上逆，故胸胁满闷，嗳气呃逆；糟粕内停，脾气不运，故肠鸣矢气；舌苔薄白，或薄黄，脉弦，为气滞之候。说明病位在肠、气，病性属滞。辨证：气机郁滞证。

治法：顺气导滞，降逆通便。

方药：六磨汤（《证治准绳》）加减。沉香 10g，木香 15g，乌药 10g，大黄（后下）10g，枳实 15g，槟榔 15g。

加减：大便干结甚者，加火麻仁、郁李仁润肠通便；腹部胀痛甚者，加厚朴、莱菔子理气止痛；气郁日久化火，口苦咽干，苔黄，脉弦数者，加栀子、龙胆草清肝泻火；七情郁结，郁郁寡欢者，加柴胡、白芍、合欢皮疏肝解郁。

（二）虚秘

1. 气虚便秘证

症候表现：大便并不干燥，但排便困难，便后乏力，汗出气短，面白神疲，肢倦懒言，舌淡胖，边有齿痕，苔薄白，脉细弱。

辨证分析：肺脾气虚，运化失职，大肠传导无力，故大便并不干燥，但排便困难；肺气虚，故便后乏力，汗出气短；脾气虚，化源不足，故面白神疲，肢倦懒言；舌淡胖，边有齿痕，苔薄白，脉细弱，均为一派气虚之候。说明病位在肺气、脾气，病性属虚。辨证：（肺脾）气虚便秘证。

治法：补气健脾，润肠通便。

方药：黄芪汤（《金匮翼》）加减。黄芪30g，火麻仁30g，陈皮15g，蜂蜜1汤匙。

加减：气虚下陷脱肛者，加人参、柴胡、升麻协同黄芪以益气升陷；大便燥结难下者，加郁李仁、杏仁。

2. 血虚便秘证

症候表现：大便干结，努挣难下，面色苍白，头晕目眩，心悸气短，失眠健忘，或口干心烦，耳鸣，腰膝酸软，舌淡苔白，或舌质红少苔，脉细或细数。

辨证分析：血虚津少，不能下润大肠，肠道干涩，故大便干结，努挣难下；血虚不能上荣，故面色苍白，头晕目眩；心血不足，故心悸气短，失眠健忘；血属阴，血少导致阴虚内热，虚火内扰，故口干心烦；肾阴不足，则出现耳鸣，腰膝酸软；舌淡苔白，或舌质红少苔，脉细或细数，均为血虚之候。说明病位在血、在大肠，病性属虚（不足）。辨证：血虚便秘证。

治法：养血润燥，滋阴通便。

方药：润肠丸（《沈氏尊生书》）加减。当归15g，生地25g，火麻仁30g，桃仁15g，枳壳10g。

加减：腹胀脘闷者，加厚朴以行气；血虚有热，口干心烦，舌质红，苔少，脉细数者，加制首乌、玉竹、知母清热、生津、养阴；若阴虚内热，潮热盗汗，加玄参、麦冬；年老阴血不足者，加桑椹子、胡桃肉、肉苁蓉养血滋阴；若大便干结难排，

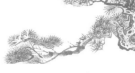

加大黄（后下）。

3. 阳虚便秘证

症候表现：大便艰涩，排出困难，面色㿠白，四肢不温，畏寒喜热，小便清长，或腹中冷痛拘急，或腰膝酸冷，舌质淡，苔白或薄腻，脉沉迟。

辨证分析：阳气虚衰，阳虚寒凝，大肠传导失常，故大便艰涩，排出困难；阳虚内寒，失于温煦，故面色㿠白，四肢不温，畏寒喜热，小便清长；阴寒内盛，寒凝收引，故腹中冷痛拘急；肾阳虚，故腰膝酸冷；舌质淡，苔白或薄腻，脉沉迟，皆为阳虚寒盛之候。说明病位在大肠、在阳，病性属虚。辨证：阳虚便秘证。

治法：温阳通便。

方药：济川煎（《景岳全书》）加减。肉苁蓉 15g，当归 15g，怀牛膝 10g，升麻 10g，枳壳 10g，肉桂 10g。

加减：气虚者，加黄芪、党参益气；阳虚寒凝，便秘积滞，腹中冷痛者，可选用温脾汤加减。

三、验案举隅

验案 43

陆某　男　30 岁　初诊日期：2017 年 9 月 12 日

大便干结 1 周，患者于 1 周前与朋友吃火锅后，自觉腹部发胀，不思饮食，大便干结，非常吃力，口干欲饮冷，小便短赤，舌质红，苔黄燥，脉滑数。

辨证分析：饮食辛辣厚味，肠胃积热，耗伤津液，肠道津液匮乏，故大便干结，腹胀不适；积热熏蒸于上，故口干口臭；热盛于内，故喜冷饮；热移膀胱，故小便短赤；舌质红，苔黄燥，脉滑数，均为热盛伤津之候。说明病位在肠胃，病性属热。

辨证：肠胃积热证。

治法：泻热导滞，润肠通便。

方药：麻子仁丸（《伤寒论》）加减。火麻仁30g，生大黄（后下）15g，枳实15g，厚朴15g，白芍15g，杏仁15g，3剂。

复诊：患者于半月后又来门诊，自述上次服完药后，诸症痊愈，此次就诊，要求治疗面部痤疮。

验案44

赵某　男　61岁　初诊日期：2015年6月20日

便秘2年，大便并不干燥，但排便困难，神疲乏力，食欲欠佳，动辄气短、汗出，形体较瘦，面色萎黄，舌质淡红，略胖大，舌苔白厚，脉弦细。

辨证分析：肺与大肠相表里，肺气虚，不能促进大肠的传导，传导无力，故大便不干，但排便困难；气虚，则神疲乏力，动辄气短、汗出；脾气虚弱，运化失职，化源不足，故形体较瘦，面色萎黄，食欲不振；舌质淡红，略胖大，舌苔白，脉弦细，均为一派气虚之候。说明病位在肺脾之气，病性属虚。辨证：（肺脾）气虚便秘证。

治法：益气健脾，润肠通便。

方药：四君子汤合济川煎（《景岳全书》）加减。党参20g，炒白术20g，茯苓15g，当归15g，肉苁蓉15g，火麻仁15g，郁李仁15g，枳壳15g，7剂。嘱每天起床前和睡觉前，围绕肚脐，顺时针按摩腹部50次。

复诊：大便稍感通畅，精神、食欲亦有增进，舌质淡红，略胖大，舌苔薄白，脉弦细。原方加黄芪30g，14剂。

三诊：大便通畅，每天1次，精神状态、食欲均有明显改善，舌质红，苔薄白，脉弦。原方去郁李仁15g，枳壳15g，14剂。

验案 45

穆某　女　47 岁　初诊日期：2016 年 10 月 12 日

便秘 3 年，大便干燥，呈羊屎状，3~4 天 1 次，平日头晕耳鸣，疲乏无力，心慌气短，烦躁失眠，口干舌燥，面色苍白，舌质淡红，苔薄白，脉细数。

辨证分析：津血不足，不能下润大肠，肠道干涩，故大便干燥，呈羊屎状，数日一行；血虚不能上荣，故面色苍白；血虚脑海失养，故头晕耳鸣；血不养心，故心慌气短，烦躁失眠；血属阴，阴虚内热，虚火内扰，故口干舌燥；舌淡苔白，或舌质红少苔，舌质淡红，苔薄白，脉细数，均为血虚之候。说明病位在血、在大肠，病性属虚（不足）。辨证：血虚便秘证。

治法：养血润燥，滋阴通便。

方药：当归补血汤合润肠丸加减。黄芪 30g，当归 15g，熟地 20g，火麻仁 30g，制首乌 15g，肉苁蓉 15g，炒枳壳 10g，木香 10g。7 剂。

复诊：大便已不干，两天一次，睡眠仍不好，但心慌、烦躁均已减轻，舌质淡红，苔薄白，脉细数。原方加炒枣仁（捣）30g，合欢皮 15g，夜交藤 15g。继服 14 剂。

三诊：药后诸症明显减轻，大便通畅，每日 1 次，睡眠稍有改善，予归脾丸、苁蓉通便口服液巩固治疗。

胁 肋 痛

胁肋痛是指以一侧或双侧胁肋部疼痛为主要表现的病证。现代医学中的急、慢性肝炎，慢性胆囊炎，胆石症，胆道蛔虫症，肋间神经痛等，凡以胁肋痛为主要表现者，均可参考本节辨证论治。

一、辨证要点

1. 辨病位：病位在肝、胆，但与气、血密切相关。其区别如下。

（1）气滞以胀痛为主，游走不定，痛无定处，加重常与情绪变化有关。

（2）血瘀以刺痛为主，痛处固定不移，入夜尤甚，痛处拒按。

2. 辨病性：主要有虚、实之分。实证以气滞、血瘀、湿热为主，病程短，发病急，疼痛较重而拒按；虚证多为阴血不足，脉络失养所致。临床表现为疼痛隐隐，绵绵不休，病程长，起病缓慢，常伴见全身阴血亏虚之症。

二、辨证论治

1. 肝郁气滞证

症候表现：胁肋胀痛，走窜不定，甚则引及胸背肩臂，疼痛每因情志变化而加重或减轻，常伴胸闷腹胀，嗳气频作，口

184

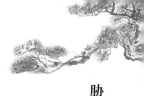

苦纳呆，舌红，苔白，脉弦。

辨证分析：肝气郁滞，阻于胁络，故胁肋胀痛；气属无形，时聚时散，聚散无常，故疼痛走窜不定；情志变化与气之郁结密切相关，故疼痛每因情志变化而加重或减轻；肝经气机不畅，故胸闷腹胀；肝气横逆，易犯脾胃，故嗳气频作，口苦纳呆。说明病位在肝脾，病性属气滞。辨证：肝郁气滞证。

治法：疏肝理气，活血止痛。

方药：柴胡疏肝散（《景岳全书》）加减。柴胡15g，白芍12g，川芎10g，枳壳15g，青皮10g，香附15g，川楝子15g，炒元胡15g，甘草6g。

加减：若胸胁掣痛，口干口苦，烦躁易怒，溲黄便秘，去川芎，加栀子、丹皮、黄芩、夏枯草；胁肋隐痛，眩晕少寐，舌红少津，脉细者，去川芎，加枸杞子、菊花、何首乌、丹皮、栀子。

2. 肝胆湿热证

症候表现：胁肋胀痛，口苦口黏，胸闷纳呆，恶心呕吐，小便黄赤，大便不爽，或兼有发热恶寒，身目发黄，舌红，苔黄腻，脉弦数。

辨证分析：湿热蕴结肝胆，肝胆失于疏泄，故胁肋胀痛，口苦口黏；湿热中阻，升降失常，故胸闷纳呆，恶心呕吐；肝郁化火，湿热交蒸，胆汁排泄受阻而外溢，可见身目发黄；舌红，苔黄腻，脉弦数，均为湿热之候。说明病位在肝胆，病性属湿热。辨证：肝胆湿热证。

治法：清泻肝胆湿热。

方药：龙胆泻肝汤（《兰室秘藏》）加减。龙胆草10g，栀子10g，黄芩10g，柴胡12g，川楝子15g，枳壳15g，元胡15g，泽泻15g，车前子（包）15g。

加减：若兼发热恶寒、黄疸，加茵陈、金银花、连翘；结石阻滞胆道者，可加金钱草、海金沙、郁金、内金；胆道蛔虫症者，先以乌梅丸安蛔，再予驱蛔。

衷中参西：急性结石性胆囊炎，60%~80%患者可经保守治疗缓解病情，以便选择安全的择期手术。

3. 肝血瘀结证

症候表现：胁肋刺痛，固定不移，痛处拒按，入夜痛甚，右胁肋下或可触及癥块，舌质紫暗，脉沉涩。

辨证分析：肝郁日久，气滞血瘀，瘀血停着，痹阻胁络，故胁肋刺痛，固定不移，痛处拒按，入夜痛甚；瘀结停滞，积久不散，渐成癥块；舌质紫暗，脉沉涩，均为气滞血瘀之候，说明病位在肝血，病性属瘀。辨证：肝血瘀结证。

治法：疏肝理气，祛瘀通络。

方药：膈下逐瘀汤（《医林改错》）加减。当归 15g，赤芍 15g，川芎 10g，桃仁 15g，红花 10g，丹皮 15g，五灵脂 15g，元胡 15g，香附 15g，枳壳 15g，甘草 6g。

加减：若胁肋下癥块，而正气未衰，加三棱、莪术、土鳖虫，或配合服用鳖甲煎丸。

提示：肝血瘀结证应早期做出明确诊断，以防贻误病情。

三、验案举隅

验案 46

柳某　女　30 岁　干部　初诊日期：2014 年 5 月 12 日

胁肋部胀痛时轻时重已 3~4 个月，每因生气或心情不愉快时疼痛即加重，胸闷腹胀，嗳气频频，口干口苦，不思饮食，平日性情急躁，月经延期，舌质红，苔白厚，脉弦而虚。

辨证分析：肝主疏泄，为藏血之脏，性喜条达而恶抑郁，

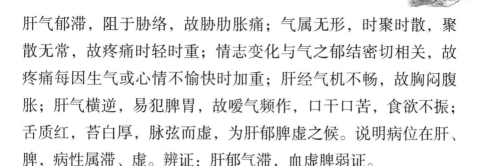

肝气郁滞，阻于胁络，故胁肋胀痛；气属无形，时聚时散，聚散无常，故疼痛时轻时重；情志变化与气之郁结密切相关，故疼痛每因生气或心情不愉快时加重；肝经气机不畅，故胸闷腹胀；肝气横逆，易犯脾胃，故嗳气频作，口干口苦，食欲不振；舌质红，苔白厚，脉弦而虚，为肝郁脾虚之候。说明病位在肝、脾，病性属滞、虚。辨证：肝郁气滞，血虚脾弱证。

治法：疏肝解郁，养血健脾。

方药：逍遥散（《太平惠民和剂局方》）加减。当归 15g，柴胡 15g，茯苓 15g，白芍 12g，炒白术 15g，川芎 10g，枳壳 15g，香附 15g，川楝子 15g，元胡 15g，甘草 6g。水煎服，7 剂。

复诊：服药后诸症悉减，胁肋部已不胀痛，腹部感觉舒畅，也有食欲，但睡眠不好，做噩梦，舌质红，苔白厚，脉弦细，原方去元胡、川楝子，加酸枣仁（捣）30g，合欢皮 15g，夜交藤 15g，7 剂。

黄 疸

巩膜、皮肤、黏膜黄染为本病的主要特征。现代医学中的急、慢性肝炎，肝硬化，胆石症，胆囊炎等，凡出现黄疸者，均可参照本节辨证论治。

一、辨证要点

中医学按疾病性质，将黄疸分为阳黄与阴黄两大类。

1. 辨病位：阳黄病位主在肝、胆，但与脾胃有关联；阴黄病位主在脾、胃，但亦与肝胆有关。

2. 辨病性：阳黄以湿热、疫毒为主；阴黄以（脾）虚、寒湿为主。

二、辨证论治

1. 肝胆湿热证

（1）肝胆湿热证（热重于湿型）

症候表现：巩膜和全身皮肤黄染，色泽鲜明，常伴发热口渴，腹部胀闷，胁肋疼痛，口苦咽干，恶心呕吐，小便黄赤，大便秘结，舌红苔黄腻，脉弦数。

辨证分析：湿热互结，困遏脾胃，壅滞肝胆，热重于湿，故巩膜和全身皮肤黄染，色泽鲜明，常伴发热口渴；湿热蕴结，脾胃运化失常，气机阻滞，故腹部胀闷，胁肋疼痛，口苦咽干，恶心呕吐；湿热下注，腑气不通，则小便黄赤，大便秘结；舌

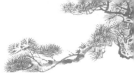

苔黄腻，脉弦数，皆为湿热之候。说明病位在肝胆，病性属湿热。辨证：肝胆湿热证（热重于湿型）。

治法：清热通腑，利湿退黄。

方药：茵陈蒿汤（《伤寒论》）加味。茵陈 30g，栀子 15g，大黄（后下）10g，黄柏 10g，连翘 10g，垂盆草 30g，蒲公英 30g，茯苓 15g，滑石（包）30g，车前草 30g。

加减：若胁痛甚，加柴胡、郁金、川楝子、元胡；身热心烦者，加龙胆草、黄连；若恶心呕吐，加陈皮、竹茹、半夏。

（2）肝胆湿热证（湿重于热型）

症候表现：巩膜和全身皮肤黄染，色泽较暗，常伴头重身困，脘腹胀满，食欲不振，恶心呕吐，大便溏垢，小便短黄，舌苔厚腻、微黄，脉濡数。

辨证分析：湿遏热伏，困遏中焦，胆汁不循常道，故巩膜和全身皮肤黄染，色泽较暗；湿困中焦，脾胃运化失常，故脘腹胀满，食欲不振，恶心呕吐；湿邪内阻，清阳不升，故头重身困；湿热互结肠道，小肠泌清别浊功能失常，故大便溏垢，小便短黄；舌苔厚腻、微黄，脉濡数，皆为湿热之候。说明病位在肝胆，病性属湿热。辨证：肝胆湿热证（湿重于热）。

治法：疏肝利胆，利湿化浊。

方药：大柴胡汤（《伤寒论》）合茵陈五苓散（《金匮要略》）加减。茵陈 30g，柴胡 15g，黄芩 15g，半夏 15g，白芍 12 g，茯苓 30g，猪苓 30g，泽泻 15g，白术 15g，枳实 10g，郁金 12g，佛手片 12g，栀子 10g，甘草 6g，白蔻仁 10g，陈皮 10g。

加减：若脘满腹胀，恶心呕吐，加苍术、厚朴、陈皮。

2. 肝胆郁热证

症候表现：巩膜和全身皮肤俱黄，色泽鲜明，常伴发热，或寒热往来，上腹部及右胁胀满疼痛，牵引肩背，口苦咽干，恶心呕吐，尿黄赤，大便秘结，舌红苔黄，脉弦滑数。

辨证分析：湿热或结石阻于肝胆，肝胆失疏，通降失司，胆汁不循常道，故巩膜和全身皮肤俱黄，上腹部及右胁胀满疼痛，牵引肩背；胆经热盛，故寒热往来，口苦咽干；胆胃不和，故恶心呕吐；腑气不通，故大便秘结；舌红苔黄，脉弦滑数，皆为湿热之候。说明病位在肝胆，病性属湿热。辨证：肝胆郁热证。

治法：疏肝泻热，利胆退黄。

方药：大柴胡汤（《伤寒论》）加味。柴胡 15g，黄芩 15g，半夏 15g，白芍 12 g，枳实 10g，郁金 12g，佛手片 12g，茵陈 30g，栀子 10g，大黄 10g，甘草 6g。

加减：若胆石阻滞，加金钱草、海金沙、玄明粉；恶心呕吐明显者，加厚朴、竹茹、陈皮。

3. 脾胃寒湿证

症候表现：巩膜和全身皮肤黄染，色泽晦暗，脘腹胀满，食欲不振，恶心呕吐，神疲乏力，畏寒肢冷，大便溏稀，舌淡，苔白腻，脉濡缓。

辨证分析：中阳不振，寒湿滞留，肝胆失于疏泄，影响胆汁排泄，故巩膜和全身皮肤黄染，色泽晦暗；寒湿困脾，运化失健，故脘腹胀满，食欲不振，恶心呕吐，大便溏稀；寒湿损伤脾阳，气血不足，故神疲乏力，畏寒肢冷；舌淡，苔白腻，脉濡缓，皆为寒湿之候。说明病位在脾胃，病性属寒湿。辨证：脾胃寒湿证。

治法：温中化湿，健脾和胃。

方药：茵陈术附汤（《医学心悟》）加减。茵陈 30g，黑附片（先煎）15g，炒白术 30g，干姜 15g，茯苓 30g，猪苓 30g，泽泻 15g。

加减：若脘腹胀满，胸闷呕恶显著，加苍术、厚朴、陈皮、

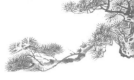

半夏；胁腹疼痛作胀者，加柴胡、香附；若胁下癥结疼痛，腹部胀满，肤色苍黄或黧黑，可加服硝石矾石散（《金匮要略》），以化浊祛瘀软坚。

三、衷中参西

1. 黄疸是由于血中胆红素增高而使巩膜、皮肤、黏膜及其他组织和体液发生黄染的现象。正常血中胆红素不超过 17.1μmo/L，如胆红素在 17.1~34.2μmo/L，而肉眼仍未能察觉黄疸，为隐性黄疸或称亚临床黄疸。血胆红素超过 34.2μmo/L 时，出现肉眼可见的黄疸。黄疸不是一个独立疾病，而是许多疾病的一种症状和体征，尤其见于肝、胆系和胰腺疾病。

2. 临床上按黄疸发生的原因，将其分为 4 类，即溶血性黄疸、肝细胞性黄疸、阻塞性黄疸和先天性非溶血性黄疸。溶血性黄疸一般皮肤、黏膜黄染较轻，呈浅柠檬色，尿色不深；肝细胞性黄疸为皮肤、黏膜呈浅黄至深黄色，尿色呈浓茶色；阻塞性黄疸皮肤呈暗黄色甚至黄绿色，尿色呈浓茶色，粪色变淡，甚至完全灰白。

3. 黄疸伴发热可见于病毒性肝炎、急性胆管炎、肝脓肿；黄疸伴上腹部剧痛，常见于胆道结石、胆道蛔虫症；黄疸伴消化道出血，可见于肝硬化、重症肝炎。

四、验案举隅

验案 47

岳某　男　27 岁　初诊日期：2012 年 8 月 22 日

巩膜和全身皮肤黄染 3 天。三天前不明原因发现巩膜和全身皮肤黄染，色泽鲜明，上腹部胀满不适，畏寒发热，全身不适，食欲不振，口苦咽干，恶心，呕吐，小便黄赤，大便秘结，舌苔黄腻，脉弦数。西医诊断：急性肝炎。

辨证分析：湿热蕴结于肝胆，胆汁不循常道而外溢，浸渍肌肤，故见巩膜和全身皮肤黄染；热重于湿，则色泽鲜明，畏寒发热；湿热蕴结，气机受阻，故上腹部胀满不适，食欲不振，口苦咽干，恶心呕吐；湿热下注，腑气不通，则小便黄赤，大便秘结；舌苔黄腻，脉滑数，皆为湿热之候。说明病位在肝胆，病性属湿热。辨证：肝胆湿热证（热重于湿型）。

治法：清热利湿，利胆退黄。

方药：茵陈蒿汤加味。茵陈30g，栀子15g，大黄（后下）10g，黄柏10g，金银花30g，连翘10g，垂盆草30g，柴胡15g，郁金15g，川楝子15g，元胡15g。水煎服，7剂。

复诊：服药后上腹胀满不适，畏寒发热，恶心呕吐等症状明显减轻，尿色深黄，大便已通，惟感脘腹胀满，食欲不振，口苦咽干，舌红苔微黄厚，脉弦数。说明湿热虽去大半，尚留余邪未尽，脾胃运化失司，原方去大黄，加鸡内金15g，焦山楂15g，7剂。

三诊：黄疸全退，脘腹已无胀感，并有食欲，舌红苔白，脉弦。予柴胡疏肝散加垂盆草30g，郁金15g，川楝子15g，炒白术15g，鸡内金15g，焦山楂15g。14剂。

验案48

罗某　男　31岁　初诊日期：2014年3月12日

巩膜和全身皮肤黄染1周，患者于1周前自觉脘腹胀满，食欲不振，恶心，身体困重，小便短黄，遂去医院检查，发现巩膜发黄，酗酒史8年。化验检查：血丙氨酸氨基转移酶（ALT）23U/L，天门冬氨酸氨基转移酶（AST）38U/L，白蛋白（ALB）26g/L，球蛋白（GLO）41g/L，白球比0.82，血清总胆红素31.5umol/L，直接胆红素（DBIL）10.2μmol/L，巩膜及皮肤黄染，舌质暗红，舌苔微黄厚腻，脉弦数。西医诊断：肝硬化代偿期。

辨证分析：湿遏热伏，困遏中焦，胆汁不循常道，故巩膜和全身皮肤黄染；湿困中焦，脾胃运化失常，故脘腹胀满，食欲不振，恶心；湿邪内阻，清阳不升，故身体困重；湿热互结肠道，小肠泌清别浊功能失常，故小便短黄；舌质暗红，为血瘀之象；舌苔微黄厚腻，脉弦数，皆为湿热之候。说明病位在肝胆，病性属湿热，辨证：肝胆湿热证（湿重于热型）。

治法：疏肝利胆，利湿化浊。

方药：大柴胡汤合茵陈五苓散加减。茵陈30g，柴胡15g，黄芩15g，半夏15g，白芍12g，茯苓30g，泽泻15g，炒白术15g，枳壳10g，郁金12g，佛手片12g，栀子10g，甘草6g，白蔻仁10g，陈皮10g。水煎服，14剂。

复诊：脘腹胀满减轻，已不恶心，食欲稍有增进，皮肤黄染减轻，小便浅黄，大便稀，舌质暗红，舌苔微黄厚，脉弦数。原方去半夏，加鸡内金15g，炒谷芽15g，焦山楂15g，14剂。

三诊：诸症均有明显减轻，精神状态转好，食欲增，要求带药回老家休养治疗，原方略施加减，30剂。

随访：2015年10月20日随访，患者在当地医院服中药治疗，黄疸全退，精神、食欲尚好，病情稳定。

水　肿

水肿是指体内水液潴留，泛滥肌肤，临床以眼睑、头面、下肢、腹背，甚至全身浮肿为特征表现的一类病证。现代医学中的急、慢性肾小球肾炎，肾病综合征、继发性肾小球疾病等，以及其他原因引起的水肿，均可参照本节辨证论治。

一、辨证要点

1. 辨病位：病位在肺、脾、肾。其病机为肺失宣降，脾失转输，肾失开阖，导致三焦气化不利所致。具体区别为：全身浮肿，以眼睑为甚，伴恶寒发热，咳嗽气急，病位在肺；遍身浮肿，肢体困重，脘腹胀满，纳差食少，病位在脾；面浮肢肿，腰以下为甚，形寒肢冷，腰膝酸软，病位在肾。三脏之中，以肺为标，以肾为本，以脾为制。

2. 辨病性：病性有风、寒、湿、热、疮毒、虚、实之分。病因有风邪、水湿、疮疡、血瘀之别。水肿由颜面部开始，自上而下，渐及全身，肿处皮肤绷急光亮，按之凹陷即起，常兼有风邪者，多属热证、实证；水肿由足踝部开始，自下而上，渐及全身，肿处皮肤松弛，按之凹陷不易恢复，甚至按之如泥者，多属寒证、虚证。

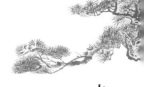

二、辨证论治

1. 风邪袭表，肺失宣降证

症候表现： 眼睑浮肿，继则四肢及全身皆肿，来势迅速，多有恶寒、发热、肢节酸楚，小便不利。偏于发热者，伴咽喉红肿疼痛，或扁桃体肿大充血，舌红苔白，脉浮数。偏于风寒者，兼恶寒、咳喘，舌淡红，苔薄白，脉浮紧。

辨证分析： 风邪袭表，营卫不和，肺失宣降，不能通调水道，下输膀胱，故眼睑浮肿，继而四肢、全身皆肿，小便不利，病势迅速，多伴有恶寒、发热、肢节酸楚；风寒束表，肺气不宣，故恶寒、发热、咳喘；若系风邪夹热者，则见咽喉红肿疼痛，或扁桃体肿大充血；舌淡红，苔薄白，脉浮紧，为风寒袭表之候。若舌红，脉浮数，则属风热之候。说明病位在表、在肺，病性属风＋寒或风＋热。辨证：风寒（或风热）袭表，肺失宣降证。

治法： 疏风清热（或散寒），宣肺利水。

方药： 麻黄连翘赤小豆汤（《伤寒论》）加减。麻黄15g，杏仁15g，桑白皮15g，连翘15g，赤小豆30g，防风10g，白术30g，茯苓30g，泽泻15g，车前子（包）30g。

加减： 若咽喉疼痛，或扁桃体肿大充血，加金银花、马勃、桔梗、僵蚕；偏于风寒者，加桂枝、苏叶。

2. 脾失健运，水湿浸渍证

症候表现： 全身水肿，下肢尤甚，按之凹陷，小便短少，身体困重，纳呆食少，胸闷恶心，苔白腻，脉沉缓。起病缓慢，病程较长。

辨证分析： 水湿浸渍，脾阳被遏，运化不健，致水湿泛溢肌肤，故全身水肿，按之凹陷；湿性趋下，故下肢肿甚，按之凹陷；湿邪困脾，脾阳不振，故身体困重，纳呆食少，胸闷恶心；苔白腻，脉沉缓，均为湿重之候。说明病位在脾，病性属虚＋水湿。辨证：脾失健运，水湿浸渍证。

治法：健脾化湿，通阳利水。

方药：五皮饮（《华氏中藏经》）合胃苓汤（《丹溪心法》）加减。桑白皮15g，陈皮15g，大腹皮15g，茯苓皮30g，生姜皮10g，茯苓30g，猪苓30g，泽泻15g，炒白术20g，桂枝10g，草果10g。

加减：若肿甚而喘者，加麻黄、杏仁；颜面浮肿，胸闷腹胀者，加苏子、葶苈子；湿困中焦，脘腹胀满者，加椒目、厚朴、干姜。

3. 脾阳虚衰，水湿泛滥证

症候表现：浮肿日久，腰以下为甚，按之凹陷不起，脘腹胀满，纳减便溏，疲乏无力，面色萎黄，舌淡胖大，边有齿痕，苔白厚，脉沉弦。

辨证分析：脾阳虚衰，运化无权，土不制水，水湿泛滥，故浮肿日久，腰以下为甚，按之凹陷不起；脾虚运化无权，则脘腹胀满，纳减便溏；脾虚气血生化无源，气血亏虚，故疲乏无力，面色萎黄；舌淡胖大，边有齿痕，苔白厚，脉沉弦，均为阳虚之候。说明病位在脾阳，病性属虚＋水。辨证：脾阳虚衰，水湿泛滥证。

治法：健脾温阳利水。

方药：实脾饮（《济生方》）加减。黑附片（先煎）20g，干姜15g，茯苓30g，白术30g，桂枝10g，厚朴15g，草果15g，木香15g，大腹皮15g，车前子（包）30g。

加减：若气虚神疲甚，加黄芪、人参；尿少肿甚者，加猪苓、泽泻。

4. 肾阳虚衰，水湿泛滥证

症候表现：面浮肢肿，腰以下肿甚，按之凹陷不起，尿少，或夜尿清长，畏寒肢冷，腰膝酸软，疲乏无力，面色㿠白，舌淡胖大，边有齿痕，苔白厚，脉沉弦。

辨证分析： 肾阳虚衰，蒸化无权，水湿内聚，泛于肌肤，故面浮肢肿，腰以下肿甚，按之凹陷不起；肾阳虚衰，膀胱开阖失职，故见尿少或夜尿清长；肾阳虚衰，机体失于温煦，故畏寒肢冷，疲乏无力；面色㿠白，舌淡胖大，边有齿痕，苔白厚，脉沉弦，均为肾阳虚衰之候。说明病位在肾阳，病性属虚＋水，辨证：肾阳虚衰，水湿泛滥证。

治法： 温肾助阳，行气利水。

方药： 济生肾气丸（《济生方》）加味。黑附片（先煎）15g，肉桂 15g，山茱萸 15g，茯苓 30g，泽泻 15g，白术 15g，车前子（包）30g，怀牛膝 15g，淫羊藿 15g，巴戟天 15g，益母草 15g。

加减： 若夜尿频多，去泽泻、车前子，加金樱子、芡实、菟丝子、补骨脂。

三、衷中参西

1. 水肿可分为全身性水肿和局限性水肿两大类。①全身性水肿常见于心源性水肿、肾源性水肿、肝源性水肿、营养不良性水肿、结缔组织病性水肿、变态反应性水肿、内分泌性水肿、特发性水肿等。②局限性水肿常见于静脉阻塞性水肿、淋巴梗阻性水肿、炎性水肿、变态反应性水肿等，临证时须病证结合。

2. 心源性水肿：常见于右心衰竭、缩窄性心包炎等。水肿从足部开始，下垂部位明显，胫前可有凹陷性水肿，常伴有胸腔积液或腹水，心脏增大、肝大、颈静脉怒张。

3. 肝源性水肿：常见于病毒性肝炎、肝癌及肝硬化等。水肿从足部开始，腹水常更突出，下肢凹陷性水肿，常伴有胸腔积液或腹水，肝脾肿大、黄疸、肝掌、蜘蛛痣、腹壁静脉曲张，

197

肝酶升高，凝血功能下降、白蛋白下降等。

4. 肾源性水肿：常见于肾小球肾炎、肾病综合征等。水肿从眼睑或足部开始，胫前可有凹陷性水肿，可伴有胸腔积液或腹水，常伴有高血压、尿量减少，化验检查，血尿、蛋白尿、血肌酐升高。

5. 内分泌性水肿：常见于希汉氏病、Graves 病、甲状腺功能减退症及 Cushing 综合征等。水肿从胫前或眼眶周围开始，常伴有怕冷、反应迟钝或心悸、多汗、便秘或腹泻。辅助检查：甲状腺功能或其他内分泌功能异常。

四、验案举隅

验案 49

范某　男　15 岁　学生　初诊日期：2010 年 11 月 13 日

颜面及下肢水肿 3 天。患者于半月前突发发热、发冷，咽喉疼痛，咳嗽，经某医院检查：扁桃体肿大发炎，采用抗生素治疗 3 天后热退，咽痛减轻，遂上学。2 天前发现晨起眼睑浮肿，很快颜面及下肢亦肿，尿少色赤。来院就诊，T 37.5℃，BP 135/80mmHg，颜面部浮肿，咽部微红，扁桃体Ⅱ度肿大、微充血，舌质红，舌体胖大，苔微黄厚，脉细数，双下肢凹肿。尿检：蛋白 3+，潜血 3+，镜下红细胞 8~12/HP。ASO>800U，血象、肾功能及血浆蛋白均正常。西医诊断：急性肾小球肾炎。

辨证分析：风热之邪袭于肌表，营卫不和，肺失宣降，不能通调水道，水液代谢失常，故颜面部浮肿，继而四肢、全身皆肿，尿少色赤；风邪夹热，故咽部微红，扁桃体Ⅱ度肿大、微充血；湿热伤肾，精关不固，故出现蛋白尿；热伤肾络，则出现血尿。说明病位在肺、肾，病性属湿热。辨证：风热袭表，肺失宣降证。

治法：疏风清热，宣肺利水。

方药：麻黄连翘赤豆汤加减。麻黄 10g，连翘 15g，赤小豆（捣）

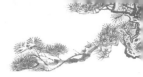

30g, 桑白皮 10g, 杏仁 10g, 玄参 15g, 马勃 10g, 玉米须 30g, 白茅根 30g, 水煎 2 次兑匀, 分 3 次服, 连服 7 剂。蛭龙通络胶囊（笔者经验方）、活血止血胶囊（笔者经验方），各 4 粒，一日 3 次。

二诊： 水肿明显减轻，尿量增多，尿色淡黄，乏力，咽干不适。检查：BP 120/65mmHg，扁桃体Ⅱ度，无充血，舌质暗红，舌体胖大，苔微黄，脉细微数，尿检蛋白 2+，潜血 2+，镜下红细胞 5~7/HP。辨证分析：病位在肾，病性属湿、热、瘀。辨证：湿热蕴结，脉络瘀阻。

治法： 清热解毒，祛风利湿，活血通络。

方药： 清热健肾汤（笔者经验方）加减。白花蛇舌草 30g，半枝莲 30g，青风藤 15g，石韦 30g，白茅根 30g，龙葵 10g，丹参 15g，玄参 10g，马勃 15g，生藕节 20g，穿山龙 30 克。水煎服，14 剂。继服蛭龙通络胶囊、活血止血胶囊。

三诊： 水肿消退，尿液清亮，无明显不适，检查：舌质红，舌体微胖大，苔薄白，脉细微数，尿检蛋白±，潜血 +，镜下红细胞 0~1/HP。上方去龙葵、马勃，14 剂。

四诊： 无症状，舌质红，苔薄白，脉细缓，尿检正常，予黄芪 30g，当归 10g，白术 15g，防风 15g，女贞子 15g，白茅根 30g，14 剂。停用蛭龙通络胶囊、止血活血胶囊。

五诊： 无症状，尿检正常。复查 ASO<500U，肝、肾功能均正常。嘱摘除扁桃体。

随访（2011.7.18）：患者摘除扁桃体，半年多来从未感冒，身体壮实，身高、体重均增加，尿检一直正常。

按语： 根据临床表现，急性肾炎属于中医"水肿""风水""肾风"等范畴。患者素体肺气虚弱，卫表不固，易感外邪。风邪上受，首先犯肺，肺之宣通和肃降功能失调，不能通调水道，下输膀胱，风水相搏，风遏水泛而成水湿浸渍之证。

199

水湿内阻，郁而化热，产生湿热之证。所以肺卫不固、水湿浸渍、湿热内蕴是急性肾炎常见的中医证型。水湿浸渍证多见于急性肾炎水肿期，湿热内蕴证主见于急性肾炎水肿消退期，肺卫不固证多见于急性肾炎恢复期。本例患者初诊时表现为肺失宣降，水湿浸渍，笔者采取宣肺利水法治疗，水肿很快消散，印证了中医"肺为水之上源"的理论。水肿消退后，表现为湿热内蕴，脉络瘀阻，采用清热解毒，祛风利湿，活血通络法治疗，尿蛋白明显减少，即所谓"湿热不除，蛋白难消"。恢复期采取益气固表法治疗，达到扶正固表，提高免疫功能的效果。

急性肾炎以链球菌感染后发生者最为多见，但病毒（水痘病毒、腮腺炎病毒、柯萨奇病毒、某些流感病毒等）感染后出现的急性肾炎也不少见，一般临床症状较轻，治疗与链球菌感染后肾炎相同，只不过选用清热解毒药时，以抗病毒药物为主（如板蓝根）。对扁桃体病灶明显的患者，可行扁桃体切除术，但手术宜在肾炎病情稳定，无临床症状和体征，尿检基本正常后进行为宜。

笔者采用具有清热利湿、活血利水功效的清热健肾汤（笔者经验方）加减治疗急性肾炎58例，疗程2周，结果：治愈52例（89.66%），好转4例（6.89%），未愈2例（3.45%），总有效率96.55%。说明急性肾炎以湿热内蕴型居多，清热利湿、活血止血法是治疗的主要方法，疗效可靠，无毒副作用。

验案50

冯某 男 40岁 干部 初诊日期：2009年3月12日

颜面及下肢浮肿，时轻时重已有3年多，尿化验蛋白3+，潜血2+，在某省级医院住院，经检查诊断为慢性肾炎。2008年6月份二次住院，做肾穿刺检查，病理诊断：系膜增殖性肾小球肾炎。因病情无好转，就诊于我门诊，要求中医治疗。

初诊：颜面及下肢轻度浮肿，疲乏纳差，脘腹胀满，畏寒

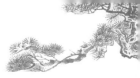

肢冷，夜尿多于白昼，平日易感冒。检查：BP 150/90mmHg，面色萎黄，舌淡而暗，舌体胖大，边有齿痕，苔白根厚，脉弦微数。化验检查：尿蛋白 3+，潜血 2+，镜下：红细胞 3~5 个 /HP，尿蛋白 2.38g/24h，血红蛋 108g/L↓，尿素氮 8.85mmol/L↑，肌酐 138.2μmol/L↑，血浆总蛋白 60.9g/L，白蛋白 39.4g/L↓，球蛋白 21.5g/L，白蛋白 / 球蛋白 1.83，总胆固醇 5.17mmol/L，三酰甘油 1.52mmol/L，高密度脂蛋白 1.41mmol/L，低密度脂蛋白 2.99mmol/L，临床诊断：慢性肾小球肾炎，CKD-3 期。

辨证分析：脾阳虚弱，运化失职，肾阳虚弱，蒸化无权，脾肾双虚，水液泛溢，故患者颜面及下肢轻度浮肿；脾虚运化功能减退，则疲乏纳差，脘腹胀满；肾阳虚衰，机体失于温煦，故畏寒肢冷，夜尿频多；脾虚气血生化无源，故面色萎黄；气虚血运无力，故舌质淡而暗。舌体胖大，边有齿痕，苔白根厚，脉弦微数，皆为脾肾阳虚，水湿停聚之候。说明病位在脾、肾，病性属阳虚 + 血瘀，辨证：脾肾阳虚，脉络瘀阻。

治法：温肾健脾，化瘀通络。

方药：真武汤合当归补血汤加味。黄芪 90g，当归 15g，黑附片（先煎）20g，茯苓 30g，炒白术 30g，桂枝 15g，杭白芍 15g，干姜 15g，益母草 15g，莪术 15g，玉米须 30g，水煎 2 次兑匀，分 3 次服，14 剂。蛭龙通络胶囊 6 粒，一日 3 次；贝那普利 10 mg，一日 1 次。

二诊（3.26）：浮肿明显减轻，精神、食欲俱增，无腹胀，检查：BP 140/85mmHg，面色萎黄，舌淡而暗，舌体稍胖，边有齿痕，苔白根厚，脉弦微数。化验检查：尿蛋白 2+，潜血 2+，镜下红细胞 0~3 个 /HP，原方加重黑附片（先煎）30g，14 剂。

三诊（4.12）浮肿全消，精神、食欲俱增，夜尿减少为 2 次，能去户外活动，检查：BP 135/75mmHg，面色萎黄，舌红而暗，舌体稍胖，苔白稍厚，脉弦微数。化验检查：尿蛋白+，潜血+，镜下：红细胞0个/HP，原方稍作调整：黄芪90g，当归15g，黑附片（先煎）30g，茯苓15g，炒白术15g，桂枝15g，杭白芍15g，干姜15g，益母草15g，莪术15g，14剂。蛭龙通络胶囊6粒，一日3次；贝那普利10mg，一日1次。

四诊（4.20）患者感冒2天，恶寒重，发热轻，头痛，咳嗽气急，咳白色泡沫痰，鼻塞。检查：BP 140/75mmHg，面色萎黄，眼睑微肿，舌红而暗，舌体稍胖，苔白厚，脉弦微数。化验检查：尿蛋白2+，潜血+，镜下：红细胞0个/HP，辨证分析：病位在肺，病性属风寒。辨证：风寒袭肺证。急则治标，祛风散寒，温肺化饮。选方：小青龙汤加减（伤寒论方）。药用：麻黄10g，桂枝15g，白芍15g，半夏10g，细辛10g，杏仁15g，五味子15g，穿山龙30g，紫菀15g，冬花15g，茯苓15g，甘草6g，7剂。

五诊（4.28）外感已解，咳嗽、咳痰痊愈，疲乏无力，食欲不振，畏寒肢冷。舌红而暗，舌体稍胖，苔白厚，脉弦微数。原采用4.12真武汤合当归补血汤加味治疗。

2009年7月13日复诊时，患者精神、食欲俱佳，无明显不适，体质较前明显增强，上班工作不感到劳累，血压、尿检均正常，尿蛋白0.08g/24h，复查肾功能亦正常，予补阳健肾胶囊（笔者经验方），6粒，一日3次，巩固治疗半年。

2010年10月25日随访：停药半年多，无任何不适，体质明显增强，从不感冒，24h尿蛋白定量一直正常，肝功能、肾功能正常。

按语：现代医学治疗慢性肾炎，除对症治疗（降压、利尿）外，尚无特殊的治疗药物，中医治疗确有一定的优势。本例患者肾脏病理改变为系膜增殖性肾小球肾炎，一直采用西药治疗3年余，病情反复不定，时轻时重，尿蛋白一直不消。患者就诊时表现为脾肾阳虚、脉络瘀阻证，自采用真武汤合当归补血汤加味治疗以来，病情逐渐好转。治疗期间因上呼吸道感染引起病情加重，采用小青龙汤加减治疗，一周即愈。疗程4个月，病情即控制。巩固治疗半年后，复查尿、肝功能、肾功能均正常。说明中医治疗本病，只要辨证准确，用药精当，必能取得很好的疗效。

关于附子的用量和煎煮方法如下：辨肾阳虚证，除形寒肢冷外，笔者的经验是重在察舌象。轻度阳虚，表现为舌质淡红、舌体胖大，苔白厚，附子用小剂量10~15g；中度阳虚，表现为舌淡胖大，边有齿痕，苔白厚，附子用中等剂量15~30g；重度阳虚，表现为舌淡胖大，边有齿痕，苔白厚腻，附子用大剂量30~45g。附子以加工炮制后的黑附片为好。据文献报导：生附子的半数致死量（LD_{50}）为 9.16 ± 0.84，而炮附子的 LD_{50} 为 52.84 ± 3.59，经过炮制毒性降低了4.77倍。所以煎药前必须先用开水浸泡2小时（其他药物用凉水浸泡），然后以文火先煎半小时后，再与其他药物合煎2次，每次半小时，兑匀分3次温服最佳。

验案51

韩某　男　35岁　干部　初诊日期：2006年3月21日

浮肿，尿少，头痛，恶心1周，10天前出差途中感冒、发热，服用感冒通后热退，但咽喉疼痛，咳嗽，服阿莫西林不见效。近1周来晨起眼睑浮肿，2~3天后全身水肿，尿量减少，如浓茶色，全身疲乏困痛，恶心纳呆，头痛，头昏，就诊于门诊。检查：BP 160/98mmHg，体温38.5℃，面部浮肿，舌质暗红，苔微黄厚，脉沉弦数。腹水征阳性，双下肢凹陷性水肿。尿检：蛋白3+，潜血3+，镜下红细胞10~13/HP，颗粒管型3~5/HP，门诊以急性肾炎收入住院。

入院后予输液，氨苄青霉素静脉滴注，尿检：蛋白3+，潜血3+，镜下红细胞8~12/HP，颗粒管型2~5/HP，24小时尿量450ml，血红蛋白98g/L↓，尿素氮10.35mmol/L↑，肌酐235.6umol/L↑，血浆总蛋白 60.0g/L，白蛋白 34.0g/L↓，球蛋白 26.0g/L，白蛋白/球蛋白 1.3，总胆固醇 5.67 mmol/L，三酰甘油 1.52 mmol/L，高密度脂蛋白 1.41 mmol/L，低密度脂蛋白 2.99 mmol/L，西医诊断：急进性肾小球肾炎。

辨证分析：患者由于感受风热、咽痛、咳嗽，自服"感冒通""阿莫西林"，表证未解，里证又发，迅速出现全身水肿，尿少，如浓茶，头痛发热，四肢无力，恶心纳差，腹胀，舌苔白厚腻，脉浮弦滑数。此乃太阳表邪未解，内传太阳之腑，导致膀胱气化不利，水毒湿浊内停，造成太阳经腑同病。说明病位在肾、脾，病性属水毒湿浊，辨证：脾肾虚衰，水毒湿浊证。

治法：温阳化气，利水渗湿。

方药：五苓散合五皮饮加减。茯苓 30g，猪苓 30g，泽泻 20g，炒白术 30g，桂枝 15g，大腹皮 15g，陈皮 15g，清半夏 15g，桑白皮 15g，玉米须 30g，生姜 30g，水煎 2 次兑匀，分 3~4 次服，3 剂，蛭龙通络胶囊、活血通脉胶囊，每次各 6 粒，一日 3 次，冲服。西药：硝苯地平缓释片、双嘧达莫片。

二诊（3.24）尿量稍有增加，病情仍重，恶心，呕吐，因服胶囊恶心，暂停用蛭龙通络胶囊、活血止血胶囊，中药汤药继服。低分子肝素钙 5000IU/d。

三诊（3.30）病情仍重，复查肾功能：尿素氮 21.5mmol/L↑，肌酐 385.8umol/L↑，因患者拒绝肾穿刺活检术。急予甲泼尼龙冲击治疗：甲泼尼龙 1.0g，溶于 5% 葡萄糖 250ml 中静脉点滴，每日 1 次，连续 3 次。

四诊（4.2）：甲泼尼龙冲击治疗 3 天后，改为泼尼松 60mg/d，晨顿服。并予环磷酰胺，第一天 0.4g，第二天 0.6g，加入 5% 葡萄糖 250ml 中静脉点滴，每两周 1 次。

五诊（4.15）：精神、食欲稍好，尿量增多，24h 约 1500ml，浮

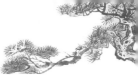

肿明显减轻，潮热，汗多，失眠，口干渴。检查：BP 135/80mmHg，面部潮红，舌质暗红，少苔，脉弦数。腹水征阴性，双下肢胫前轻压迹。尿检：蛋白2+，潜血2+，镜下红细胞5~8/HP。此乃使用大剂量激素后，患者已开始出现阴虚火旺症状，遂予滋阴降火的养阴健肾汤（笔者经验方）加减：生地30g，玄参15g，丹皮15g，女贞子15g，旱莲草15g，知母15g，黄柏10g，玉米须30g，地龙15g。每日1剂。蛭龙通络胶囊、活血通脉胶囊，每次各6粒，一日3次，冲服。

六诊（5.18）患者出院后，病情一直稳定，精神、食欲俱增，舌质红，苔薄白，脉弦数。激素首始阶段已6周，环磷酰胺累积量已3g。尿检：蛋白±，潜血2+，镜下红细胞0~3/HP。复查肾功能：尿素氮10.5mmol/L ↑，肌酐135.6umol/L ↑，继续中西医结合治疗。

七诊（5.30）病情稳定，BP 130/80mmHg，舌质红，苔薄白，脉弦数。尿蛋白0.45g/24h，激素开始减量，2周减5mg，中药继续上方加减治疗。

复诊（8.30）：复查尿常规、肾功能均正常，尿蛋白0.08g/24h，激素已减量至15mg/d，自觉无明显不适，但不耐劳累。检查：舌淡红，舌体胖嫩，苔白，脉弦。证属脾肾气虚，治宜健脾补肾，药用补阳健肾汤（作者经验方）加减：黄芪60g，当归15g，锁阳15g，淫阳藿15g，炒白术15g，茯苓15g，益母草30g，莪术15g以温肾健脾，巩固治疗。激素每月递减2.5mg。

随访（2007.5.23.）：激素停用已3个月，无任何不适，很少感冒，尿常规检查、肾功能均正常。

按语：急进性肾炎的临床表现酷似重症急性肾炎，易于误诊，因此一定要严密观察病情，尽早做出诊断，方能及早正确地用药。若能恰当地使用甲基泼尼松龙冲击治疗，可抑制新月

205

体毁坏肾小球（其破坏过程仅需 1~2 周时间），以挽救患者的生命。若患者在新月体破坏大部分肾小球之前，便予以正确的治疗，有效率可达 80%。

冲击使用大剂量糖皮质激素，常可出现许多副作用，如抵抗力下降、易感染、满月脸、兴奋失眠、五心烦热、自汗盗汗、多毛、痤疮等，此时若能恰当地配合中药治疗，不仅能减轻激素的副作用，而且还能提高激素的疗效。笔者的经验是：在大剂量激素治疗阶段，患者常出现阴虚火旺证候，此时若配合使用滋阴降火法治疗，如养阴健肾方（笔者经验方）加减：生地 30g，玄参 15g，女贞子 15g，旱莲草 15g，知母 15g，黄柏 10g，益母草 15g，地龙 15g。每日 1 剂。既能拮抗外源性激素的反馈抑制作用，减轻激素的副作用，又能提高患者对激素的耐受性。第二阶段为激素减量阶段，患者常出现气阴两虚证候，此时配合使用益气养阴法治疗，如益气健肾汤（作者经验方）加减：黄芪 50g，太子参 15g，生地 20g，女贞子 15g，旱莲草 15g，当归 20g，益母草 30g，地龙 15g，莪术 15g。既能防止激素撤减综合征，又可防止复发。第三阶段是激素维持治疗阶段，患者常会出现脾肾气（阳）虚证候，如配合使用健脾补肾的中药治疗，如补阳健肾汤（笔者经验方）加减：黄芪 50g，当归 15g，锁阳 15g，淫阳藿 15g，肉苁蓉 15g，茯苓 15g，山药 15g，益母草 15g，莪术 15g。以温补脾肾，巩固疗效。在三个治疗阶段中均应加入活血化瘀药物，如莪术、益母草、泽兰、丹参、水蛭等对提高疗效大有裨益。

总之，急进性肾炎是一种免疫介导的弥漫增生性新月体性肾炎，进展迅速，病情重，预后差，若不及时治疗，可以在短期内发展至终末期肾衰竭。因此，在治疗上一定要采取中西药有机结合、多途径给药的综合治疗，以期达到中西药在治疗上的协同作用和中药对西药毒副作用的对抗作用，提高治疗效果。

尿频、尿急、尿痛

临床以尿频、尿急、尿痛或痛引腰腹为主要特征的病证，中医称为淋证。现代医学中泌尿系急、慢性感染，泌尿系结核，急、慢性前列腺炎，前列腺肥大及尿道综合征等，凡见有淋证特征者，均可参照本节辨证论治。

一、辨证要点

1. 辨病位：病位主在膀胱与肾，但与肝、脾也有关联。
2. 辨病性：多以（肾）虚为本，（膀胱）湿热为标。

二、辨证论治

1. 膀胱湿热证

症候表现： 发病急剧，尿频尿急、排尿灼热刺痛，甚或少腹拘急胀痛，或有寒热往来，口苦，呕恶，或有腰痛拒按等症，舌红，苔黄腻，脉滑数。

辨证分析： 湿热蕴结下焦，膀胱气化不利，故见尿频、尿急、排尿灼热刺痛，甚或少腹拘急胀痛，或有腰痛拒按；湿热郁结，少阳枢机不利，可见寒热往来，口苦，呕恶；舌红，苔黄腻，脉滑数，皆为湿热之候。说明病位在膀胱，病性属湿热。辨证：膀胱湿热证。

治法： 清热、利湿、通淋。

方药： 清热通淋汤（笔者经验方）加减。忍冬藤 30g，龙葵

15g，地榆 30g，萹蓄 15g，瞿麦 15g，益智仁 15g，海金沙（布包）15g，乌药 15g，滑石（布包）30g，甘草 6g。

加减表现： 若恶寒发热，口苦呕恶，去忍冬藤，加金银花、连翘、柴胡、黄芩、马齿苋；大便秘结者，加大黄、枳实；血尿者，加小蓟、白茅根、旱莲草、三七粉。

2. 脾肾两虚，湿热留恋证

症候表现： 小便淋沥不净，赤涩疼痛不甚，时轻时重，遇劳即发，夜尿频数，腰膝酸软，神疲乏力，病程缠绵，舌淡，脉细弱。

辨证分析： 湿热留恋，正气耗伤，脾肾两虚，膀胱气化不利，故小便淋沥不净，赤涩疼痛不甚，时轻时重，遇劳即发；气虚，故神疲乏力；肾虚则腰膝酸软，夜尿频数；舌淡，脉细弱，皆为虚弱之候。说明病位在脾、肾，病性属虚实夹杂（脾肾气虚，兼湿热留恋）。辨证：脾肾两虚，湿热留恋证。

治法： 补益脾肾，兼清湿热。

方药： 无比山药丸（《太平惠民和剂局方》）加减。黄芪 30g，党参 15g，山药 15g，莲子肉 15g，土茯苓 30g，地榆 15g，山茱萸 15g，菟丝子 15g，芡实 30g，金樱子 15g，杜仲 15g，续断 15g，怀牛膝 15g，萆薢 30g，石菖蒲 15g。

三、衷中参西

尿频、尿急与尿痛称为尿路刺激征，见于尿路感染、输尿管结石、膀胱肿瘤、间质性膀胱炎及出血性膀胱炎、尿道综合征等。若尿培养为阴性，血尿突出者，应考虑出血性膀胱炎（使用环磷酰胺史）、膀胱肿瘤（应做膀胱镜检查找瘤细胞）、输尿管结石（应做影像学检查）。如血尿不突出者，应考虑尿道综合征、间质性膀胱炎（系统性红斑狼疮、特发性）。若尿培养为

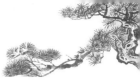

阳性，为尿路感染。

四、验案举隅

验案 52

贾某　女　30 岁　干部　初诊日期：2011 年 4 月 10 日

尿频、尿急、尿痛 3 天。患者于两天前出差住宾馆洗澡后，自觉排尿频数、尿涩。次日尿频、尿急加重，排尿灼热刺痛，小腹坠痛，急回兰州。舌红，苔微黄厚，脉滑数。

辨证分析：湿热蕴于膀胱，气化不利，故见尿频、尿急、排尿灼热刺痛，少腹坠痛；舌红，苔微黄，脉滑数，皆为湿热之候。说明病位在膀胱，病性属湿热。辨证：膀胱湿热证。

治法：清热、利湿、通淋。

方药：清热通淋汤（笔者经验方）加减。忍冬藤 30g，龙葵 15g，地榆 30g，萹蓄 15g，瞿麦 15g，益智仁 15g，海金沙（包）15g，乌药 15g。水煎服，3 剂。

复诊：服完 1 剂后尿频、尿急、尿痛及小腹坠痛均有减轻，3 剂药后诸症悉减，唯感乏力，纳差，舌红，苔微黄，脉细数。原方去龙葵、海金沙，加黄芪 30g，当归 15g，炒谷芽 15g，焦山楂 15g，7 剂。

阳 痿

阳痿是指成年男子性交时阴茎痿软不举，或举而不坚，或坚而不久，无法进行正常性生活的病证。

一、辨证要点

1. 辨病位：病位主在肝、肾、心、脾的气、血、阴、阳。
2. 辨病性：病性有虚、实之分，且多虚实相兼。肝郁气滞、湿热下注、久病入络（瘀）者属实；命门火衰（肾阳虚），心脾两虚，惊恐伤肾者属虚。

二、辨证论治

1. 肾阳虚衰证

症候表现：阳痿不举，性欲减退，腰脊酸痛，畏寒肢冷，精神萎靡，头晕耳鸣，尿频清长，阴器冷缩，舌质淡胖，舌苔白，脉沉迟。

辨证分析：命门火衰，精气虚冷，宗筋失养，气血不畅，故阳痿不举，性欲减退；命门火衰，气化无力，故畏寒肢冷，精神萎靡，头晕耳鸣，尿频清长，阴器冷缩；舌质淡胖，舌苔白，脉沉迟，皆为虚寒之候。说明病位在肾阳，病性属虚。辨证：肾阳虚衰证。

治法：补肾填精，壮阳通络。

方药：赞育丹（《景岳全书》）加味。黑附片（先煎）20g，肉桂 15g，熟地 30g，山萸肉 15g，枸杞子 15g，淫羊藿 15g，仙茅 15g，巴戟天 15g，肉苁蓉 15g，蛇床子 15g，韭菜籽 15g，杜仲 15g，怀牛膝 15g，白术 15g，当归 15g，龟板胶（烊化）30g，鹿角胶（烊化）30g，桃仁 15g，红花 10g，益母草 15g。

提示：本证多见于年高体衰者，用药注意阴阳相济。

2. 肝郁气滞证

症候表现： 临房不举，或举而不坚，常兼见情怀不悦，紧张郁闷，胸胁胀满，萎靡不振，舌质淡，苔薄白，脉弦或弦细。

辨证分析： 肝郁气滞，血行不畅，宗筋所聚无能，故临房不举或举而不坚；肝经气机不畅，胆气虚弱，故见情怀不悦，紧张郁闷，胸胁胀满，萎靡不振；脉象弦或弦细，为肝郁气滞之候。说明病位在肝胆，病性属（气）滞。辨证：肝郁气滞证。

治法： 疏肝解郁，行气通络。

方药： 柴胡疏肝散（《景岳全书》）加减。柴胡 15g，白芍 15g，香附子 15g，陈皮 10g，枳壳 10g，川芎 10g，当归 15g，鸡血藤 15g，白蒺藜 15g，沙苑子 15g，枸杞子 15g，蜈蚣 2 条，赤芍 15g，桃仁 15g，红花 10g。

提示：本证多见于年轻者及新婚者，须重视心理调理，辅以药物治疗方能取得良好效果。

3. 湿热下注证

症候表现： 阳痿不举，阴茎弛软，兼见睾丸坠胀，阴囊瘙痒，或潮湿多汗，倦怠体困，尿黄味臭，大便不爽，舌质红，苔黄腻，脉滑数。

辨证分析： 湿热下注肝经，宗筋经脉失畅，故阳痿不举，阴茎弛软；湿性重浊，热灼津伤，气机受阻，故见睾丸坠胀，阴囊瘙痒，潮湿多汗，倦怠体困，尿黄味臭，大便不爽；舌质红，苔黄腻，脉滑数，皆为湿热之候。说明：病位在肝经，病性属湿热。辨证：湿热下注证。

治法：清肝泻热，利湿通脉。

方药：龙胆泻肝汤（《兰室秘藏》）加减。龙胆草 10g，黄芩 15g，栀子 15g，柴胡 15g，泽泻 15g，车前子（包）15g，当归 15g，生地 20g，桃仁 15g，红花 10g。

加减：若阴囊瘙痒，潮湿多汗，加苦参 15g，蛇床子 15g，地肤子 15g。

4. 惊恐伤肾证

症候表现：临房不举，时有自举，兼见胆怯多疑，心悸惊惕，夜寐不宁，舌质淡，苔白，脉弦细。

辨证分析：惊恐伤肾，损伤肾之精气，肾精受损，心气逆乱，气血不达宗筋，故临房紧张不举，胆怯多疑；心肾不交，故心悸惊惕，夜寐不宁；舌质淡，苔白，脉弦细，均为一派虚象。说明病位在心、肝、肾，病性属虚。辨证：惊恐伤肾证。

治法：益肾补肝，壮胆宁神。

方药：启阳娱心丹（《辨证录》）加减。当归 15g，白芍 15g，菟丝子 15g，党参 15g，茯神 15g，远志 15g，石菖蒲 15g，酸枣仁 30g，磁石（先煎）30g，龙齿（先煎）30g，白术 15g，山药 15g，砂仁（后下）10g，柴胡 10g，橘红 10g，甘草 6g。

提示：本证患者须加强心理辅导，消除疑虑，增强信心，尤为重要。

三、验案举隅

验案 53

张某　男　43 岁　干部　初诊日期：2010 年 3 月 22 日

阳痿不举 2 年余。由于工作劳累，逐渐性欲减退，腰脊酸困，畏寒肢冷，精神不振，头晕耳鸣，尿频清长，阴器冷缩，舌质淡胖，舌体胖大，舌苔白厚，脉沉细。

　　辨证分析：命门火衰，精气虚冷，宗筋失养，气血不畅，故阳痿不举，性欲减退，腰脊酸困；命门火衰，温煦无力，故畏寒肢冷，精神萎靡，头晕耳鸣，尿频清长，阴器冷缩；舌质淡胖，舌苔白，脉沉迟，皆为虚寒之候。说明病位在肾阳，病性属虚。辨证：肾阳虚衰证。

　　治法：补肾填精，壮阳通络。

　　方药：赞育丹加味。黑附片（先煎）20g，肉桂15g，熟地30g，山萸肉15g，枸杞子15g，淫羊藿15g，仙茅15g，巴戟天15g，肉苁蓉15g，蛇床子15g，韭菜籽15g，杜仲15g，怀牛膝15g，白术15g，当归15g，龟板胶（烊化）30g，鹿角胶（烊化）30g，桃仁15g，红花10g，益母草15g。水煎服，7剂。嘱少吸烟，勿熬夜。

　　复诊：服药后自觉全身温暖，精神增进，清晨阴茎稍有勃起感，舌质淡胖，舌体胖大，舌苔白厚，脉沉细。原方加桑寄生15g，14剂。

　　三诊：阴茎能勃起，有性欲要求，一周内与爱人同床2次，也不感疲乏腰困，情绪振奋，食欲增进，舌红，苔白，脉弦。因经常要出差，要求服成药治疗，原方14剂，打细粉，加工成蜜丸（10g），每次1丸，一日3次。

遗精、滑精

遗精是指不因性生活而精液自行频繁遗出的病证。其中：因梦而遗精者称"梦遗"；无梦而遗精，甚至清醒时无性刺激情况下精液自行流出者谓"滑精"。现代医学中的神经衰弱、神经症、前列腺炎、精囊炎等疾病，出现以遗精、滑精为主要表现者，可参照本节辨证论治。

一、辨证要点

1. 辨病位：病位在肾，与心、肝、脾三脏密切相关。
2. 辨病性：病性有虚、实之分。心火旺盛、湿热下注，扰动精室而遗者属实；肾气不固，封藏失职者属虚。

二、辨证论治

1. 心火旺盛，肾精亏损证

症候表现：性欲亢进，易举易泄，梦遗频繁，心中烦热，腰膝酸软，精神不振，舌红少苔，脉细数。

辨证分析：君火妄动，相火随之，迫精妄泄，故性欲亢进，易举易泄，梦遗频繁，心中烦热；肾虚精亏，故腰膝酸软，精神不振；舌红少苔，脉细数，均为心火旺盛之候。说明病位在心、肾，病性属火，属虚。辨证：心火旺盛，肾精亏损证。

治法：清心泻火，滋补肾阴。

方药：黄连清心饮（《沈氏尊生书》）合三才封髓丹（《卫生

214

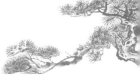

宝鉴》）加减。黄连 10g，黄柏 10g，生地 25g，熟地 25g，天冬 15g，当归 15g，酸枣仁（捣）30g，茯神 15g，远志 10g，莲子心 6g，党参 15g，甘草 6g。

加减： 若兼有湿热内蕴，加薏苡仁；小便短赤、灼热者，加淡竹叶、灯心草。

2. 下焦湿热证

症候表现： 遗精频作，小便浑浊或尿末滴白，兼见尿道灼热或痒痛，或尿频、尿不尽，舌质红，苔黄腻，脉滑数。

辨证分析： 湿热蕴结，下扰精室，故遗精频作；湿热下注，故尿道灼热或痒痛，或尿频、尿不尽；舌质红，苔黄腻，脉滑数，均为湿热之候。说明病位在下焦，病性属湿热。辨证：下焦湿热证。

治法： 清热利湿。

方药： 萆薢分清饮（《医学心悟》）加减。萆薢 30g，黄柏 15g，车前子（包）20g，莲子心 6g，丹参 15g，石菖蒲 15g，土茯苓 30g，白术 15g，薏苡仁 30g，蒲公英 30g，石韦 30g。

加减： 若由于饮食不节，酿痰化热，可合三仁汤。

3. 肾气不固证

症候表现： 梦遗频作，甚而滑精，伴见形寒肢冷，阳痿早泄，夜尿频多，面色㿠白，舌质淡嫩有齿痕，苔白滑，脉沉细。

辨证分析： 肾元虚衰，封藏失职，精关不固，则梦遗频作，甚则滑精；阴损及阳，命门火衰，故见形寒肢冷，阳痿早泄，夜尿频多；舌质淡嫩有齿痕，苔白滑，脉沉细，皆为阳虚之候。说明病位在肾气，病性属虚，辨证：肾气不固证。

治法： 补肾益精，固涩止遗。

方药： 右归饮（《景岳全书》）合金锁固精丸（《医方集解》）加减。熟地 30g，山萸肉 15g，山药 20g，枸杞子 15g，当归 10g，

215

菟丝子 15g，杜仲 15g，鹿角胶（烊化）30g，肉桂 10g，黑附片（先煎）10g，韭菜籽 15g，沙苑子 15g，芡实 30g，莲须 15g，莲子肉 20g，煅龙骨（先煎）30g，煅牡蛎（先煎）30g。

加减：若兼有心神不宁，加远志、茯神。

三、验案举隅

验案 54

包某　男　27 岁　初诊日期：2014 年 8 月 12 日

遗精频作已有 2~3 年，近年来尿频，尿道灼热，有时小便末滴白，尿道痒痛，有手淫史，舌质红，苔黄厚，脉滑数。

辨证分析：湿热蕴结，下扰精室，故遗精频作；湿热下注，故尿道灼热或痒痛，或尿频、尿不尽；舌质红，苔黄腻，脉滑数，均为湿热之候。说明病位在下焦，病性属湿热。辨证：下焦湿热证。

治法：清热利湿。

方药：萆薢分清饮加减。萆薢 30g，黄柏 15g，车前子（包）20g，莲子心 6g，丹参 15g，石菖蒲 15g，土茯苓 30g，白术 15g，薏苡仁 30g，蒲公英 30g，石韦 30g。水煎服。7 剂。

复诊：尿频，尿道灼热明显减轻，本周内遗精 1 次，尿微黄色，感觉精神也好，舌质红，苔微黄厚，脉滑数。继服原方 14 剂。

三诊：近两周再未遗精，排尿已无不适。原方加减巩固。

遗 尿

遗尿又称遗溺、尿床，是儿童常见的一种病证。若3~12岁的儿童，在睡眠中遗尿，数日1次，或每夜遗尿，甚至一夜数次者，称为遗尿。遗尿常会造成儿童精神上压抑而产生自卑感，且儿童的智力、身体发育，都会受到影响。

一、辨证要点

1. 辨病位：主要在膀胱，但与肾、肺、脾、肝密切相关。
2. 辨病性：多为虚、寒、湿热。

二、辨证论治

1. 肾阳虚寒证

症候表现：睡中经常遗尿，多则一夜数次，醒后方觉，疲乏无力，面色苍白，肢冷怕冷，下肢酸软无力，发育迟缓，智力较差，小便清长，舌质淡红，舌苔白厚，脉细弱。

辨证分析：肾气虚弱，膀胱虚冷，不能制约，故睡中经常遗尿；肾虚则真阳不足，命火衰微，故疲乏无力，面色苍白，肢冷怕冷，下肢酸软无力；肾主骨生髓，肾虚脑髓不足，故发育迟缓，智力较差；下元虚寒，故小便清长；舌质淡红，舌苔白厚，脉细弱，均属虚寒之象。说明病位在肾阳，病性属虚寒。辨证：下元（肾）虚寒证。

治法：温补肾阳，固涩小便。

方药：菟丝子散（《医宗必读》）加减。菟丝子 10g，肉苁蓉 10g，炮附子 6g，五味子 10g，煅牡蛎（先煎）20g，山药 10g，桑螵蛸 15g，益智仁 10g，乌药 6g。

加减：若痰湿内蕴，困寐不醒者，加胆南星、半夏、远志、石菖蒲，以化痰浊，开窍醒神；若纳差便溏者，加党参、炒白术、茯苓、山楂，以健脾和中开胃。

2. 脾肺气虚证

症候表现：睡中遗尿，疲乏无力，少气懒言，食欲不振，大便溏稀，常自汗出，面色萎黄，舌淡，苔薄白，脉细弱。

辨证分析：脾肺气虚，上虚不能制下，故遗尿；肺主气，肺气不足，则疲乏无力，少气懒言；脾肺气虚，运化无权，气血不足，故面色萎黄；脾虚不健，运化失司，故食欲不振，大便溏稀；气虚不能固表，故常自汗出；舌淡，苔薄白，脉细弱，皆为气虚之候。说明病位在肺气、脾气，病性属虚。辨证：脾肺气虚证。

治法：培元益气，固涩小便。

方药：补中益气汤（《脾胃论》）合缩泉丸（《朱氏集验方》）加减。黄芪 15g，当归 6g，党参 10g，炒白术 12g，山药 10g，益智仁 10g，乌药 6g，柴胡 10g，升麻 6g，陈皮 6g，炙甘草 5g。

加减：若困寐不醒，加石菖蒲清心醒神；若大便溏稀，加炮姜温脾祛寒。

3. 肝经湿热证

症候表现：梦中遗尿，尿量不多，但尿味腥臊，尿色较黄，平时性情急躁，或夜间梦语磨牙，舌红，苔黄，脉数有力。

辨证分析：肝经郁热，蕴伏下焦，热迫膀胱，故梦中遗尿；湿热蕴结膀胱，热灼津液，故尿量不多，尿味腥臊，尿色较黄；湿热内蕴，郁结化火，肝火偏亢，故性情急躁；肝火内扰心神，故夜间梦语磨牙；舌红，苔黄，脉数有力，均为湿热内蕴之候。说明病位在肝经，病性属湿热。辨证：肝经湿热证。

治法：清泻肝火，清利湿热。

方药：龙胆泻肝汤（《医方集解》）加减。龙胆草 6g，黄芩 6g，栀子 6g，泽泻 10g，车前子（包）10g，生地 10g，当归 6g，柴胡 5g，炙甘草 5g，白蔻仁 5g。

脾胃虚弱者慎用。

提示：对习惯性遗尿，除尿床外，别无其他症状者，除了药物治疗，应加强教育，改善不良习惯，同时配合针灸治疗。

三、验案举隅

验案 55

郭某　男　12 岁　初诊日期：2015 年 9 月 25 日

尿床 7~8 年，小便清长，一夜 1~2 次，睡眠较深，不易叫醒，平日困乏无力，身体单薄，怕冷，学习不专心，面色萎黄，舌质淡红，舌苔白厚，脉细弱。

辨证分析：肾气虚弱，膀胱虚冷，不能制约，故睡中经常尿床；肾虚则真阳不足，命火衰微，故困乏无力，面色萎黄，怕冷；肾虚脑髓不足，故学习不专心；下元虚寒，故小便清长；舌质淡红，舌苔白厚，脉细弱，均属虚寒之象。说明病位在肾阳，病性属虚寒。辨证：下元（肾）虚寒证。

治法：温补肾阳，固涩小便。

方药：菟丝子散加减。炮附子（先煎）6g，菟丝子 10g，女贞子 10g，五味子 10g，党参 10g，山药 10g，煅牡蛎（先煎）20g，桑螵蛸 15g，益智仁 10g，覆盆子 10g，乌药 6g。14 剂。嘱家长夜间叫醒小孩，小便 2 次，晚饭后不要过多喝水。

复诊：服药后精神较好，偶尔隔天尿床 1 次，家长或孩子均有信心坚持治疗，按上方微做加减，予 28 剂。

三诊（3个月后）：家长代诉，患儿服药有效，连续按原方服药 3 个月，尿床现象基本控制，过度疲劳后偶尔尿床 1 次，孩子身体亦较强壮，学习亦有进步，要求将草药制成丸剂服用。

虚　劳

虚劳亦称虚损，是由多种原因引起的脏腑功能减退，气血阴阳亏损，日久不复为主要病机，五脏气血阴阳虚损为主要临床表现的多种慢性虚弱证候的总称。现代医学中的多种慢性消耗性及功能衰退性疾病出现类似"虚劳"的临床表现时，均可参照本节辨证论治。

一、辨证要点

1. 辨病位：主要在肝、心、脾、肺、肾五脏的气、血、阴、阳。

2. 辨病性：虚（虚损、虚劳）。

二、辨证论治

（一）气虚证

1. 肺气虚证

症候表现：气短乏力，动则益甚，少气懒言，自汗，时寒时热，易感冒，面色萎黄，舌淡苔白，脉象虚弱。

辨证分析：肺气不足，卫表不固，故气短乏力，动则益甚，少气懒言，自汗；肺气虚弱，营卫失和，则时寒时热，平素容易感冒；面色萎黄，舌淡苔白，脉象虚弱，均为气虚之候。说明病位在肺气，病性属虚。辨证：肺气虚证。

治法：补益肺气，益卫固表。

方药：补肺汤（《永类钤方》）加减。黄芪 30g，人参 15g，熟地 20g，女贞子 15g，五味子 15g，白术 15g，防风 15g。

加减：若自汗多，加煅牡蛎、浮小麦；若咳嗽痰稀，加紫菀、桑白皮；气阴两虚，兼有潮热、盗汗者，加秦艽、鳖甲、地骨皮；气血两虚，兼有心悸失眠，爪甲不荣，口唇舌淡者，加阿胶、当归、熟地。

2. 心气虚证

症候表现：心悸，怔忡，胸闷气短，自汗，活动后加重，面色㿠白，舌淡苔白，脉虚弱。

辨证分析：心气不足，鼓动无力，故见心悸，怔忡，胸闷气短；劳则气耗，故活动后加重；心气不足，气血不得上荣，故面色㿠白；心气不足，卫阳不固，则自汗出；面色㿠白，舌淡苔白，脉虚弱，均为气血双虚之候。说明病位在心气，病性属虚。辨证：心气虚证。

治法：补气养心，宁心安神。

方药：七福汤（《景岳全书》）加味。人参 15g，白术 15g，熟地 25g，当归 15g，酸枣仁（捣）30g，远志 15g，炙甘草 6g。

加减：若自汗多，加黄芪、五味子；食欲不振者，加神曲、炒山楂、炒麦芽。

3. 脾气虚证

症候表现：疲乏无力，食少腹胀，食后尤甚，大便溏薄，面色萎黄，舌淡苔白，脉弱。

辨证分析：脾气虚弱，运化失职，水谷内停，故食少腹胀，食后尤甚；脾不运化，水湿下注，故大便溏薄；脾虚日久，气血乏源，肢体失养，故疲乏无力；气血不能上养头面，则面色萎黄；舌淡苔白，脉弱，均为气血虚弱之候。说明病位在脾气，病性属虚。辨证：脾气虚证。

治法：健脾益气。

方药：四君子汤（《三因极一病证方论》）加味。黄芪50g，当归10g，党参15g，炒白术15g，茯苓15g，炒扁豆30g，炙甘草6g，生姜3片，焦枣5枚。

加减：若胃脘胀满，嗳气呕恶，加陈皮、半夏；食滞不化，脘腹胀满者，加神曲、炒山楂、炒麦芽、鸡内金；腹痛即泻，手足欠温者，加肉桂、炮姜。

4. 肾气虚证

症候表现：腰膝酸软，神疲乏力，听力减退，小便清长，夜尿频多，或尿有余沥，或女子白带清稀。舌质淡红，舌苔白厚，脉沉细。

辨证分析：腰为肾之府，肾气不充，不能作强，故腰膝酸软；肾气虚损，形神失养，故神疲乏力；肾开窍于耳，肾气虚衰则听力减退；肾气虚弱，失于固摄，则小便清长，夜尿频多，或尿有余沥，或女子白带清稀；舌淡苔白，脉沉细，均为气虚之候。说明病位在肾气，病性属虚。辨证：肾气虚证。

治法：补肾益气。

方药：大补元煎（《景岳全书》）加味。熟地30g，山萸肉15g，山药15g，党参15g，枸杞子15g，当归15g，杜仲15g，炙甘草6g。

加减：若神疲乏力明显，加黄芪；尿频甚者，加菟丝子、五味子、益智仁；大便溏薄者，去熟地、当归，加补骨脂、炒白术。

（二）血虚证

1. 心血虚证

症候表现：心悸怔忡，失眠多梦，眩晕健忘，面色淡白无华，唇甲色淡，舌淡红，苔薄白，脉虚弱。

辨证分析：心主血，心血不足，心失所养，故心悸怔忡；血不养心，神不守舍，则失眠多梦；血虚不能上荣清窍，故眩晕健忘；面色淡白无华，唇甲色淡，舌淡苔白，脉虚弱，皆为血虚之候。说明病位在心血，病性属虚。辨证：心血虚证。

治法：养血宁心，安神定志。

方药：养心汤（《证治准绳》）加味。黄芪50g，当归15g，人参15g，麦冬15g，五味子15g，阿胶（烊化）15g，川芎10g，酸枣仁（捣）30g，柏子仁30g，远志15g，炙甘草6g，生姜6g，大枣3枚。

加减：若失眠多梦，加合欢皮、夜交藤；心悸甚者，加生龙骨、生牡蛎。

2. 肝血虚证

症候表现：眩晕耳鸣，视力减退，肢体麻木，筋脉拘急，或惊惕肉瞤，妇女月经不调，甚则闭经，面色无华，舌淡苔白，脉细弱。

辨证分析：肝藏血，肝血亏虚，肝风上扰，故眩晕耳鸣；肝开窍于目，肝血不足，目失濡养，则视力减退；肝主筋，肝血虚，筋脉失养，故肢体麻木，筋脉拘急，或惊惕肉瞤；血虚不能上荣，故面色无华；肝血不足，不能充养冲任，则妇女月经不调，甚则闭经；舌淡苔白，脉细弱，均为血虚之候。说明病位在肝血，病性属虚。辨证：肝血虚证。

治法：补血养肝，柔筋明目。

方药：四物汤（《太平惠民和剂局方》）加味。熟地30g，当归15g，白芍15g，川芎10g，黄芪30g，人参10g，制首乌15g，枸杞子15g，决明子15g。

加减：若肝血亏虚，肝火亢盛，出现急躁易怒，加龙胆草、黄芩、栀子；妇女月经不调，甚则闭经者，加阿胶、益母草。

（三）阴虚证

1. 肺阴虚证

症候表现： 干咳无痰或痰少而黏，咽喉干燥或声音嘶哑，潮热盗汗，午后颧红，咳嗽，甚则痰中带血，舌红少津，脉细数。

辨证分析： 阴液亏虚，肺失所养，宣肃失常，故干咳无痰或痰少而黏，咽喉干燥或声音嘶哑；肺阴不足，灼伤肺络，故咳嗽，甚则痰中带血；阴虚生内热，故潮热盗汗，午后颧红；舌红少津，脉细数，皆为阴虚内热之候。说明病位在肺阴，病性属虚。辨证：肺阴虚证。

治法： 润肺止咳，养阴清热。

方药： 沙参麦冬汤（《温病条辨》）加味。北沙参 15g，麦冬 15g，玉竹 15g，桑叶 15g，川贝母 10g，桔梗 10g，甘草 5g。

加减： 若咳嗽剧烈，加百部、款冬花；潮热甚者，加鳖甲、银柴胡、地骨皮；盗汗者加煅牡蛎、浮小麦；声音嘶哑或失音者，加木蝴蝶、玄参。

2. 心阴虚证

症候表现： 心烦，失眠，潮热，盗汗，颧红，或口舌生疮，舌红少津，脉细数。

辨证分析： 心阴不足，心神失养，故心烦，失眠；阴虚生内热，故潮热，盗汗，颧红；心开窍于舌，虚火上炎，故口舌生疮；舌红少津，脉细数，均为阴虚内热之候。说明病位在心阴，病性属虚。辨证：心阴虚证。

治法： 滋阴清热，养血安神。

方药： 天王补心丹（《校注妇人良方》）加减。生地 20g，玄参 10g，麦冬 15g，天冬 15g，太子参 15g，茯神 15g，丹参 15g，当归 10g，酸枣仁（捣）30g，柏子仁 30g，远志 15g，五味子 15g。

加减： 若虚火偏盛，烦躁不安，口舌生疮，去当归、远志，加黄连、淡竹叶；潮热甚者，加银柴胡、地骨皮；盗汗者加煅牡蛎、浮小麦。

3. 脾胃阴虚证

症候表现： 口干咽燥，不思饮食，胃脘灼热隐痛，干呕呃逆，大便干结，舌红少苔，脉细数。

辨证分析： 脾胃阴虚，运化失司，阴津不能上承，故口干咽燥，不思饮食；胃阴亏虚，胃失和降，则胃脘灼热隐痛，干呕呃逆；津亏液少，则大便干结；舌红少苔，脉细数，均为阴虚之候。说明病位在脾胃，病性属阴虚。辨证：脾胃阴虚证。

治法： 养阴益胃，健脾和胃。

方药： 益胃汤《温病条辨》加味。北沙参 15g，麦冬 15g，生地 20g，玉竹 15g，神曲 15g，炒谷芽 15g，甘草 6g，冰糖 15g。

加减： 若口干咽燥甚，加石斛、花粉；不思饮食者，加神曲、谷芽、山药；干呕呃逆者，加柿蒂、竹茹；大便干结者，加火麻仁、郁李仁。

4. 肝阴虚证

症候表现： 头晕耳鸣，两目干涩，视物模糊，急躁易怒，筋惕肉𥆧，面部烘热，舌红少津，脉弦细数。

辨证分析： 肝阴不足，清窍失养，故头晕耳鸣，两目干涩，视物模糊；阴虚火旺，肝阳上亢，故急躁易怒，面部烘热；肝阴不足，筋失濡养，故筋惕肉𥆧；舌红少津，脉弦细数均为肝经热盛之候。说明病位在肝阴，病性属虚。辨证：肝阴虚证。

治法： 滋养肝阴，养血柔肝。

方药： 补肝汤（《医宗金鉴》）加减。熟地 20g，当归 15g，白芍 15g，川芎 10g，枸杞子 15g，女贞子 15g，决明子 15g，酸枣仁（捣）30g，麦冬 15g，木瓜 15g，甘草 6g。

加减： 若头痛、眩晕、耳鸣甚，加石决明、钩藤、菊花；

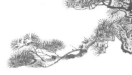

急躁易怒者，加龙胆草、黄芩、栀子。

5. 肾阴虚证

症候表现：头晕目眩，耳鸣耳聋，腰膝酸软，甚则足痿，五心烦热，失眠多梦，盗汗，遗精滑泄，舌红少津，脉细数。

辨证分析：肾藏精，主骨生髓，肾阴亏虚，精髓不足，筋骨失养，故腰膝酸软，甚则足痿；肾精亏虚，清窍失养，则头晕目眩，耳鸣，甚则耳聋；阴虚内热，水不济火，则五心烦热，失眠多梦，盗汗；阴虚火旺，精关不固，则遗精；舌红少津，脉细数，皆为真阴亏虚之候。说明病位在肾阴，病性属虚。辨证：肾阴虚证。

治法：滋养补肾，填精益髓。

方药：左归丸（《景岳全书》）加减。龟板胶（烊化）30g，鹿角胶（烊化）30g，熟地25g，山药15g，山萸肉15g，枸杞子15g，菟丝子15g，怀牛膝15g。

加减：若耳聋足痿，加紫河车；遗精者，加金樱子、芡实、莲须。若阴虚火旺，可选用知柏地黄丸。

（四）阳虚证

1. 心阳虚证

症候表现：心胸憋闷或疼痛，心悸自汗，神倦嗜卧，形寒肢冷，面色苍白，口唇青紫，舌质紫暗，脉细弱，或沉迟。

辨证分析：心阳不足，不能温煦血脉，气血亏虚，则心悸，自汗，神倦嗜卧；阳虚不能温养四肢百骸，故形寒肢冷；阳虚气弱，不能推动血液运行，心脉瘀阻，气机滞塞，故心胸憋闷或疼痛；舌质紫暗，脉细弱，或沉迟，均为心阳亏虚，运血无力之象。说明病位在心阳，病性属虚。辨证：心阳虚证。

治法：益气温阳。

方药：拯阳理劳汤（《医宗必读》）加味。黄芪30g，人参

15g，肉桂 10g，当归 15g，白术 15g，甘草 15g，红花 10g，陈皮10g，五味子 10g，生姜 10g，大枣 3 枚。

加减：若心脉瘀滞，心胸疼痛，加郁金、川芎、丹参、三七；形寒肢冷，脉迟者，加黑附片、巴戟天、淫羊藿。

2. 脾阳虚证

症候表现：腹胀纳差，喜温喜按，大便溏薄，肠鸣腹痛，形寒肢冷，神疲乏力，每因受凉或饮食不慎而加剧，舌质淡，苔白，脉弱。

辨证分析：脾阳虚衰，运化失职，故腹胀纳差；阳虚寒盛，则形寒肢冷，腹痛喜温喜按，每因受凉或饮食不慎而加剧；阳虚水谷不化，故大便溏薄，肠鸣腹痛；舌质淡，苔白，脉弱，均为中阳虚衰之候。说明病位在脾阳，病性属虚。辨证：脾阳虚证。

治法：益气健脾，温阳祛寒。

方药：附子理中丸（《太平惠民和剂局方》）加味。黑附片（先煎）15g，干姜 15g，人参 20g，炒白术 15g，吴茱萸 15g，香附子 10g，炙甘草 6g。

加减：若腹泻较重，加补骨脂、肉豆蔻；食后腹胀或呕逆者，加陈皮、砂仁、半夏。

3. 肾阳虚证

症候表现：腰膝酸痛，畏寒肢冷，男子遗精、阳痿，女子宫寒不孕，夜尿多或五更泄泻，面色㿠白或黧黑，舌质淡红，舌体胖大，边有齿痕，苔白，脉沉弱。

辨证分析：腰为肾之府，督脉行于背部正中，其脉与诸阳经均有联系，故称之为"阳脉之海"，对全身阳经气血起调节作用。肾阳不足失于温煦，故腰膝酸痛，畏寒肢冷；阳气衰微，精关不固，故男子遗精、阳痿、夜尿多；肾虚冲任失养，故女

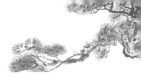

子宫寒不孕；面色㿠白或黧黑，舌质淡胖，边有齿痕，苔白，脉沉弱，均为肾阳亏虚，阴寒内盛之候。说明病位在肾阳，病性属虚。辨证：肾阳虚证。

治法：温补肾阳，兼养精血。

方药：右归丸（《景岳全书》）加减。黑附片（先煎）15g，肉桂10g，熟地25g，山萸肉15g，山药15g，杜仲15g，菟丝子15g，枸杞子15g，当归10g。

加减：若遗精，加金樱子、芡实、莲须；五更泄泻者，去熟地、当归，加补骨脂、吴茱萸、肉豆蔻、五味子。阳虚水泛，浮肿尿少者，加茯苓、泽泻、车前子；肾不纳气，喘促气短、动辄尤甚者，加蛤蚧粉、人参、五味子。

提示

1. 中医学认为，气血同源，阴阳互根，五脏相关，故辨证时应注意气血阴阳相兼为病及五脏之间的相互影响。如临床常见肺脾（气阴）两虚、肺肾气虚、心脾（气血）两虚、肝肾阴虚、脾肾阳虚、心肾阳虚、阴阳两虚等，治疗时必须综合处理。

2. 虚劳的治疗除药物治疗外，必须加强饮食的调理，以保证气血的化生之源。阳虚患者忌食寒凉，宜食温补类食物；阴虚患者忌食燥热、辛辣之品，宜食淡薄滋润类食物。

三、验案举隅

验案56

周某　男　15岁　初诊日期：2015年4月25日

稍事活动即汗流浃背1年多。从小爱出汗，近年来明显加重，稍一活动，或一紧张即头部和背部大汗淋漓，手心多汗，影响学习，平日精神欠佳，易感冒，食欲正常，面色㿠白，舌淡红，苔白，脉象细弱。

辨证分析：卫气虚弱，不能固表，则腠理疏松，故稍事活动即汗流浃背；肺气亏虚，营卫失和，故易感冒；肺主一身之气，肺气虚弱，故精神欠佳；面色㿠白，舌淡红，苔白，脉象细弱，均为气虚之候。说明病位在肺气，病性属虚。辨证：肺气虚证。

治法：补益肺气，益卫固表。

方药：补肺汤加味。黄芪30g，党参15g，熟地20g，女贞子15g，五味子15g，白术15g，防风15g，浮小麦30g，煅牡蛎（先煎）30g。水煎服，14剂。

复诊：服药后自汗明显减少，精神也增进，面部气色转带红润，舌淡红，苔薄白，脉细弱。原方继服14剂。

验案57

钱某 男 50岁 初诊日期：2015年4月20日

疲乏无力，食欲不振3个月。患者近3个月来，自觉精神日渐不济，食欲不振，食后腹胀，大便溏稀，面色萎黄，舌质淡红，苔白厚，脉沉弦细。BP 100/70mmHg。1个月前查：尿常规正常，化验血糖、肝功能、肾功能均正常。

辨证分析：脾虚日久，气血乏源，肢体失养，故疲乏无力；脾气虚弱，运化失职，水谷内停，故食欲不振，食后腹胀；脾不运化，水湿下注，故大便溏稀；气血不能上养头面，则面色萎黄；舌淡红，苔白厚，脉沉弦细，均为气血虚弱之候。说明病位在脾胃，病性属虚。辨证：脾胃虚弱证。

治法：健脾益气。

方药：五味异功散加味。黄芪50g，当归15g，党参15g，炒白术30g，茯苓15g，陈皮10g，炒扁豆30g，神曲15g，炒谷芽15g，鸡内金15g，炙甘草6g。水煎服，7剂。

复诊：精神、食欲均有增进，食后腹胀，大便已成形，舌质淡红，苔白厚，脉沉弦细。原方加木香（后下）10g，砂仁（后下）10g，14剂。

三诊：精神、食欲明显增进，腹部胀满也有好转，但不敢吃生冷食物，面部气色略带红润，查BP 120/70mmHg，舌淡红，苔薄白，脉沉弦。予人参健脾丸调理。

验案58

吴某　女　68岁　初诊日期：2013年10月26日

夜尿频多4~5年。平日疲乏无力，腰酸腿软，听力减退，小便频数，夜尿5~6次，偶感尿不尽，舌质淡红，苔白稍厚，脉沉弦细。

辨证分析：患者年近古稀，肾气虚衰，固摄无力，故小便频数，夜尿频多，或尿不尽；肾气虚衰，不能作强，故腰酸腿软；肾虚形神失养，故疲乏无力；肾开窍于耳，肾气虚则听力减退；舌淡苔白，脉沉弦细，均为气虚之候。说明病位在肾气，病性属虚。辨证：肾气虚证。

治法：补肾益气。

方药：大补元煎加味。熟地30g，山萸肉15g，山药15g，黄芪30g，当归15g，党参15g，枸杞子15g，菟丝子15g，五味子15g，益智仁15g，金樱子15g，炙甘草6g。水煎服，14剂。

复诊：服药后小便次数减少，夜尿3~4次，精神也稍好，仍感腰酸腿软，听力差，舌淡苔白，脉沉弦细。上方加杜仲15g，金毛狗脊15g，14剂。

三诊：1个月后，患者女儿来取药，说她母亲的病大有好转，夜晚小便2~3次，精神、睡眠都好，要求开药，原方略施加减，予以巩固。

验案59

赵某　女　17岁　初诊日期：2015年6月13日

心慌不安，有时发呆，时轻时重 1 年余，经常失眠多梦，眩晕健忘，性格内向，对学习不感兴趣，面色㿠白，唇甲色淡，身体消瘦，舌淡苔白，脉细弱。

辨证分析：血足则气旺，血虚则气衰，心血不足，心失所养，故心慌不安，有时发呆；血不养心，神不守舍，则失眠多梦；血虚不能上荣清窍，故眩晕健忘；心主神明，心血虚，血不养心，故性格内向，对学习不感兴趣；面色㿠白，唇甲色淡，舌淡苔白，脉细弱，皆为血虚之候。说明病位在心血，病性属虚。辨证：心血虚证。

治法：养血宁心，安神定志。

方药：养心汤加味。黄芪 50g，当归 15g，党参 15g，麦冬 15g，五味子 15g，川芎 10g，酸枣仁（捣）30g，合欢皮 15g，夜交藤 15g，柏子仁 30g，远志 15g，炙甘草 6g。水煎服，14 剂。

复诊：服完 2 周药后，心慌明显减轻，睡眠明显好转，情绪开始乐观，也能与同学交往，但仍情绪不稳定，面色淡，舌淡苔白，脉细弱。继予原方加生龙骨（先煎）30g，生牡蛎（先煎）30g，14 剂。

三诊：家长讲，自服中药治疗 1 个月来，孩子好像变了一个人，心情逐渐开朗，原来的自卑感全没了，学习也有长进，唯月经延后，量少，舌淡苔白，脉细，予温经四物汤加味调治。

验案 60

路某　男　28 岁　初诊日期：2015 年 10 月 23 日

干咳 2 个月余。患者于 2 个月前因咳嗽、胸痛，发热就诊于省级某医院，经检查诊断为浸润性肺结核，予以利福平、异烟肼、吡嗪酰胺治疗 1 个多月，自觉症状无明显改善，就诊于我门诊。

刻下：咳嗽，痰少不利，咳引胸痛，口干咽燥，午后潮热，夜间盗汗，疲乏纳差，近 1 个月来明显消瘦，舌质红，少苔，脉细数。

辨证分析：肺阴亏虚，虚火上炎，肺失肃降，则咳嗽，痰少不利，咳引胸痛，咽喉干燥；肺主气，气虚则疲乏无力；阴虚生内热，故午后潮热，夜间盗汗；舌红，少苔，脉细数，皆为阴虚内热之候。说明病位在肺，病性属阴虚。辨证：肺阴虚证。

治法：润肺止咳，养阴清热。

方药：沙参麦冬汤加味。北沙参 15g，麦冬 15g，玉竹 15g，鳖甲（先煎）30g，银柴胡 15g，地骨皮 15g，桑白皮 15g，枇杷叶 15g，川贝母 10g，百部 15g，桔梗 10g，甘草 5g。水煎服，14 剂。

复诊：服药后午后已不发热，咳嗽明显减轻，胸已不痛，夜间盗汗减少，仍感精力较差，舌红，少苔，脉细数。继予上方 14 剂。

三诊：服药 4 周，诸症基本消失，不感疲乏，予百合固金丸巩固治疗，并继续服用抗痨药。

验案 61

何某　女　46 岁　初诊日期：2015 年 4 月 18 日

头晕目眩 2 年余，加重 1 个月。患者于 2 年前因头晕目眩就诊于某医院，经检查诊断为高血压病，予以降压药治疗，但头晕，目眩，耳鸣时轻时重一直未愈，近 1 个月来因工作劳累，症状加重，腰膝酸软，手足心发热，失眠多梦，舌红少津，脉细数。查 BP 148/90mmHg。

辨证分析：肾藏精，主骨生髓，肾阴亏虚，精髓不充，清窍失养，则头晕目眩，腰膝酸软；阴虚内热，水不济火，则手足心发热，失眠多梦；舌红少津，脉细数，皆为真阴亏虚之候。

说明病位在肾，病性属阴虚。辨证：肾阴虚证。

治法：滋阴补肾，填精益髓。

方药：左归丸加减。龟板胶（烊化）30g，鹿角胶（烊化）30g，熟地25g，山药15g，山萸肉15g，枸杞子15g，菟丝子15g，怀牛膝15g。水煎服，14剂。

复诊：服药后头晕目眩明显减轻，自觉神志较前清楚许多，手足心发热也有减轻，仍感腰膝酸软，失眠多梦，舌红苔白，脉细数。BP 130/75mmHg。上方加酸枣仁（捣）30g，夜交藤15g，合欢皮15g，杜仲15g，水煎服，14剂。

三诊：头已不晕，睡眠改善，腰膝酸软，不耐劳累，舌红苔白，脉细数。BP 126/75mmHg。继以上方略施加减巩固疗效。

验案62

蒋某　男　28岁　初诊日期：2015年7月20日

面浮肢肿半月余。患者于1个月前感冒，两周后出现颜面部浮肿，下肢肿甚，尿量减少，腰酸冷痛，畏寒肢冷，面色㿠白，舌质淡红，舌体胖大，边有齿痕，苔白厚，脉沉弦。BP 150/90mmHg，尿检：Pro3+，血浆蛋白、血脂、电解质、肾功能均正常，诊断：慢性肾小球肾炎。

辨证分析：肾阳虚衰，气化无权，水湿内聚，泛溢肌肤，故颜面部浮肿，下肢肿甚，按之凹陷不起；肾阳虚衰，开阖失职，故见尿量减少；腰为肾之府，督脉贯脊络肾而督诸阳，肾阳不足失于温煦，故腰酸冷痛，畏寒肢冷；面色㿠白，舌质淡红，舌体胖大，边有齿痕，苔白厚，脉沉弦，均为阳气亏虚，寒水内盛之候。说明病位在肾，病性属阳虚、水泛。辨证：肾阳虚水泛证。

治法：温补肾阳，利水消肿。

方药：济生肾气丸（《济生方》）加减。车前子（布包）30g，怀牛膝 15g，黑附片（先煎）20g，肉桂 10g，熟地 25g，山萸肉 15g，山药 15g，茯苓 30g，泽泻 30g，杜仲 15g，菟丝子 15g，益母草 15g，玉米须 30g。水煎服，7 剂。厄贝沙坦氢氯噻嗪片 150mg，每日 1 次。

复诊：服药后浮肿明显减轻，以颜面部最为明显，尿量增多，其他症状也略有减轻，面色㿠白，舌质淡红，舌体胖大，边有齿痕，苔白厚，脉沉弦。BP 135/75mmHg。继服原方 7 剂。

三诊：颜面部浮肿全消，下肢胫前略有压迹，精神增进，不再怕冷，仍感腰困，面色微黄，舌质淡红，舌苔白，脉沉弦，BP 130/75mmHg。尿检：Pro2+。予以补阳健肾胶囊，每次 6 粒，一日 3 次；蛭龙通络胶囊，每次 6 粒，一日 3 次；缬沙坦胶囊 80mg，每日 1 次，口服。

四诊：（10 月 25 日）通过上述药物治疗 3 个月，临床无症状，尿检阴性，24h 尿蛋白 0.08g。

鼻衄

鼻衄是指血从鼻腔溢出，而非外伤所致者。

一、辨证要点

1. 辨病位：病位主在肺、肝或胃。

2. 辨病性：有虚、实之分。实证多由火热偏盛（肺热、肝火、胃火）或虚火上炎引起；虚证可因气血亏虚，气不摄血所致。

二、辨证论治

1. 热邪犯肺证

症候表现：鼻燥流血，血色鲜红，口干咽燥，咳嗽痰黄，舌质红，苔薄黄，脉数。

辨证分析：热邪犯肺，迫血妄行，上循其窍，故鼻燥流血；火为阳邪，故血色鲜红；热耗肺津，则口干咽燥；热盛灼津为痰，肃降失司，故咳嗽痰黄；舌质红，苔薄黄，脉数，均为热盛之候。说明病位在肺，病性属热。辨证：热邪犯肺证。

治法：清肺泻热，凉血止血。

方药：桑菊饮（《温病条辨》）加味。桑叶15g，菊花15g，金银花30g，薄荷10g，蝉蜕10g，竹叶10g，连翘15g，白茅根30g，栀子炭15g，丹皮15g，侧柏叶15g。

加减：若咽喉疼痛加玄参、马勃；咯黄痰者，加枇杷叶、

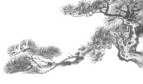

浙贝母；咽干口燥者，加北沙参、麦冬、玉竹。

2. 肝火上炎证

症候表现： 鼻衄，血色鲜红，烦躁易怒，头晕目眩，口苦耳鸣，或胸胁胀满，或寐少多梦，舌质红，苔黄，脉弦数。

辨证分析： 肝郁化火，木火刑金，迫血妄行，上溢清窍，故鼻衄，血色鲜红；肝火上炎，则烦躁易怒，头晕目眩，口苦耳鸣，或胸胁胀满；肝火扰心，则寐少多梦；舌质红，苔黄，脉弦数，均为热盛之候。说明病位在肝，病性属火。辨证：肝火上炎证。

治法： 清肝泻火，凉血止血。

方药： 龙胆泻肝汤（《兰室秘藏》）加减。龙胆草 10g，柴胡 10g，栀子 15g，黄芩 15g，侧柏叶 15g，藕节 15g，茜草根 15g，白茅根 30g。

加减： 若寐少多梦，加磁石、龙齿、珍珠母、远志；大便秘结者，加大黄。

3. 胃热炽盛证

症候表现： 鼻衄，血色鲜红，胃痛口臭，鼻燥口渴，烦躁不安，大便秘结，舌红，苔黄，脉弦。

辨证分析： 胃热亢盛，上炎肺窍，则鼻衄，血色鲜红；胃火上熏，则胃痛口臭；胃热伤阴，则鼻燥口渴；热扰心神，则烦躁不安；热盛伤津，肠道失润，则大便秘结；舌红，苔黄，脉弦，均为热盛之候。说明病位在胃，病性属热，辨证：胃热炽盛证。

治法： 养阴清胃，凉血止血。

方药： 玉女煎（《景岳全书》）加味。生地 30g，知母 15g，生石膏（先煎）30g，黄芩 15g，丹皮 15g，栀子炭 15g，侧柏叶 15g，藕节 15g，白茅根 30g，川牛膝 15g。

加减： 若大便秘结，加大黄、瓜蒌；口干舌燥者，加北沙参、麦冬、石斛。

4. 脾虚失摄证

症候表现：鼻衄，血色淡红，疲乏无力，心悸气短，头晕不寐，舌质淡，苔白，脉细或弱。

辨证分析：气虚失摄，血溢脉外，故见鼻衄，血色淡红；气血不足，心神失养，故见疲乏无力，心悸气短，头晕不寐；舌质淡红，苔白，脉细或弱，均为气血双虚之候。说明病位在脾气，病性属虚。辨证：脾虚失摄证。

治法：益气摄血。

方药：归脾汤（《济生方》）。黄芪30g，党参15g，炒白术15g，茯神15g，仙鹤草30g，茜草15g，阿胶（烊化）15g，炙甘草5g。

以上各种鼻衄之证，除内服汤剂以外，尚可在鼻衄发生时，采用局部外用药物治疗，以期尽快止血。可选用云南白药或三七粉或用湿棉条蘸塞鼻散（百草霜15g，龙骨15g，枯矾60g，共研极细粉末）塞鼻治疗。

三、验案举隅

验案63

方某　男　15岁　初诊日期：2016年10月13日

鼻出血半小时。患者于前两日感冒咳嗽，今晨起床时突然鼻腔流血不止，血色鲜红，咽喉干痛，咳嗽，痰黏黄，无发热恶寒，舌质红，苔薄黄，脉数。因系邻居小孩，紧急予以处理。

辨证分析：风热犯肺，迫血妄行，上循清窍，故鼻腔流血不止；热为阳邪，故其血色鲜红；热耗肺津，则咽喉干痛；热盛灼津为痰，肃降失司，故咳嗽，痰黏黄；表证已解，故无寒热；舌质红，苔薄黄，脉数，均为热盛之候。说明病位在肺，病性属热。辨证：热邪犯肺证。

治法：速予云南白药湿棉条蘸塞鼻腔，头部冷敷，并开具汤药：桑叶 10g，菊花 10g，金银花 20g，连翘 15g，薄荷 6g（后下），玄参 10g，马勃 10g，僵蚕 10g，白茅根 30g，栀子炭 15g，丹皮 15g，侧柏叶 15g，3 剂，以清宣肺热，凉血止血。

随访：经云南白药湿棉条蘸塞鼻腔，头部冷敷后鼻血即止，服中药后诸症悉除。

验案 64

寇某　男　35 岁　初诊日期：2015 年 10 月 20 日

鼻衄 2 天，患者于 2 天前晚饭时与同事吃火锅，饮酒后，次日清晨起床时鼻出血，血色鲜红，量不是太多，自己用棉花填塞后，血即止，晚饭时又饮酒，夜间胃脘部疼痛，鼻腔流血不止，口渴咽燥，烦躁不眠，大便秘结，舌质暗红，苔黄厚，脉弦数。酗酒史 6 年。

辨证分析：过食辛辣厚味之品，胃热亢盛，上延肺窍，则鼻衄，血色鲜红；胃火上熏，则胃脘疼痛，口渴咽燥；热扰心神，则烦躁不眠；热盛伤津，肠道失润，则大便秘结；舌红，苔黄，脉弦，均为热盛之候。说明病位在胃，病性属热，辨证：胃热炽盛证。

治法：养阴清胃，凉血止血。

方药：玉女煎加味。生地 30g，北沙参 15g，知母 15g，生石膏（先煎）30g，黄芩 10g，丹皮 15g，栀子炭 15g，侧柏叶 15g，藕节 15g，白茅根 30g，川牛膝 15g。3 剂，外用云南白药粉，填塞鼻腔。

复诊：服药后鼻血即止，口渴咽燥减轻，睡眠改善，胃脘部仍胀满不适，大便已通，舌红，苔微黄，脉弦，原方去生石膏、栀子炭、侧柏叶，加鸡内金 15g，莱菔子 15g，葛根 15g，14 剂。嘱勿食辛辣，勿饮酒。

三诊：胃脘部不适，纳差，肝功能检查：丙氨酸氨基转移酶（ALT）61.0 U/L，天门冬氨酸氨基转移酶（AST）58.0 U/L，谷氨酰转肽酶（GGT）65.0 U/L，遂转入消化内科住院检查。

咯 血

咯血是血由肺部或气管而来，经咳嗽而咯出，或纯红鲜血，间夹泡沫，或痰中带血丝，或痰血相兼，痰中带血，多伴有慢性咳嗽、气喘或肺痨等肺系疾患病史。

一、辨证要点

1. 辨病位：病位主要在肺，但与肝有密切关系。
2. 辨病性：主要由燥热、肝火或虚火引起。

二、辨证论治

1. 燥热伤肺证

症候表现：咳嗽，痰中带血，咽干鼻燥，舌质红，少津，或身热恶风，头疼，咽痛，舌红，苔薄黄而干，脉数。

辨证分析：燥热犯肺，肺络受伤，故咳嗽，痰中带血；肺失清肃，燥热伤津，则咽干鼻燥；如感受风热，肺卫失宣，则身热恶风，头疼，咽痛；舌红，苔薄黄而干，脉数，均为燥热之候。说明病位在肺，病性属燥热。辨证：燥热伤肺证。

治法：清热润肺，养阴止血。

方药：桑杏汤（《温病条辨》）加味。桑叶 15g，栀子 15g，淡豆豉 15g，薄荷（后下）6g，蝉蜕 10g，北沙参 15g，天冬 15g，麦冬 15g，石斛 15g，玉竹 15g，侧柏叶 15g，藕节 15g，茜草根 15g，白茅根 30g，仙鹤草 30g，梨皮 15g。

加减： 若出血量多而不止，加用云南白药或三七粉冲服。

2. 肝火犯肺证（即所谓木火刑金）

症候表现： 咳嗽阵作，痰中带血，胸胁牵痛，烦躁易怒，目赤口苦，便秘溲黄，或寐少梦多，舌质红，苔薄黄，脉弦数。

辨证分析： 肝属木，肺属金，木火刑金，肺失清肃，肺络受伤，故咳嗽阵作，痰中带血；肝经布胸胁，肝火犯肺，故胸胁牵引作痛；肝火旺盛，则烦躁易怒，目赤口苦，便秘溲黄；肝火扰心，则寐少梦多；舌质红，苔薄黄，脉弦数，均为热盛之候。说明病位在肝、肺，病性属火（火为热之极）。辨证：肝火犯肺证。

治法： 清肝泻肺，凉血止血。

方药： 泻白散（《小儿药证直诀》）合黛蛤散（《中国药典》）加味。龙胆草 10g，黄芩 15g，栀子 15g，丹皮 15g，地骨皮 15g，青黛（分 3 次冲服）3g，生石膏（先煎）30g，知母 15g，金银花 30g，连翘 15g，桑白皮 15g，大蓟 30g，小蓟 30g，白茅根 30g，茜草根 15g，侧柏叶 15g。

加减： 若咯血量多而不止，加用云南白药或三七粉冲服。

3. 阴虚肺热证

症候表现： 干咳少痰，痰中带血，经久不愈，血色鲜红，口干咽燥，两颧潮红，潮热盗汗，舌质红，苔少，脉细数。

辨证分析： 阴虚生内热，虚火灼肺，肺失清润，损伤肺络，故干咳少痰，痰中带血，血色鲜红，经久不愈；阴虚火旺，则口干咽燥，两颧潮红，潮热盗汗；舌质红，苔少，脉细数，均为虚热之候。说明病位在肺阴，病性属虚热。辨证：阴虚肺热证。

治法： 滋阴润肺，泻火止血。

方药： 百合固金汤（《医方集解》）加减。百合 30g，生地

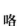

30g，熟地 20g，麦冬 15g，玄参 15g，水牛角（先煎）30g，白及（打粉，分 3 次冲服）15g，丹皮 15g，白茅根 30g，侧柏叶 15g，大蓟 15g，小蓟 15g，茜草根 15g。

加减：若反复咯血不止，加阿胶、三七粉；潮热盗汗者，加青蒿、鳖甲、地骨皮、白薇、五味子、煅牡蛎。

三、衷中参西

1. 咯血是指喉以下的呼吸道或肺组织出血，经口腔咯出，大多为呼吸和循环系统疾病所致。咯血量较少时可仅为痰中带血，咯血量大时血液可以自口鼻涌出，一次达数百甚至上千毫升。

2. 咯血的病因以呼吸系统疾病最为多见，有急性或慢性支气管炎、支气管扩张、肺炎、肺结核、急慢性肺脓肿、肺栓塞、肺癌等。其他如心血管疾病（左心衰竭、二尖瓣狭窄、原发性肺动脉高压、先天性心脏病等）、凝血和出血功能障碍性疾病（如急性白血病、血小板减少症、再生障碍性贫血等）也可引起咯血。

四、验案举隅

验案 65

陈某　男　30 岁　初诊日期：2015 年 8 月 18 日

咳嗽，痰中带血 1 周。1 周前出差由南方回兰州，自觉口鼻、咽喉干燥，咳嗽，痰黏难咯，痰中带血丝，头昏脑胀，舌质红，少津，苔薄黄而干，脉数。

辨证分析：南方湿润，北方干燥，时至初秋，燥热犯肺，损伤肺津，故咳嗽，痰黏难咯；肺络受损，故痰中带有血丝；肺失清肃，燥热伤津，则口鼻、咽喉干燥；热蒸脑髓，则头昏脑胀；舌质红，少津，苔薄黄而干，脉数，均为燥热之候。说明病位在肺，病性属燥热。辨证：燥热伤肺证。

治法：清热润肺，养阴止血。

方药：桑杏汤加味。桑叶 15g，栀子 15g，淡豆豉 15g，杏仁 15g，浙贝母 15g，蝉蜕 10g，北沙参 15g，天冬 15g，麦冬 15g，石斛 15g，玉竹 15g，侧柏叶 15g，藕节 15g，茜草根 15g，白茅根 30g，薄荷（后下）6g。水煎服，7 剂。

复诊：咳嗽减轻，咳痰较利，痰中已无血丝，口鼻、咽喉仍感干燥，头昏脑胀明显减轻，舌质红，苔薄黄，脉数，原方去侧柏叶、藕节、茜草根，继服 7 剂。

验案 66

刘某　女　21 岁　初诊日期：2010 年 5 月 10 日

咯血反复发生 1 年多。患者于 1 年前感冒后咳嗽，咳痰，痰中带血，血色鲜红，以后时轻时重，经久不愈，平日潮热盗汗，口干咽燥，形体消瘦，舌质红，苔少，脉细数。经医院检查，诊断为支气管扩张。

辨证分析：肺、肾为母子之脏，肺虚及肾，病久则肺肾阴虚，阴虚生内热，虚火上炎，肺失肃降，则咳嗽，咳痰；灼伤肺络，故咯血，血色鲜红，阴虚火旺，则口干咽燥，形体消瘦；舌质红，苔少，脉细数，均为阴虚内热之候。说明病位在肺、肾之阴，病性属虚热。辨证：肺肾阴虚，虚火上炎证。

治法：滋阴润肺，泻火止血。

方药：百合固金汤加减。百合 30g，生地 30g，熟地 20g，麦冬 15g，玄参 15g，水牛角（先煎）30g，丹皮 15g，白茅根 30g，侧柏叶 15g，大蓟 15g，小蓟 15g，茜草根 15g，白及（打粉，分 3 次冲服）15g，三七粉（冲服）5g，水煎服，7 剂。

复诊：服药后咯血明显减少，痰中带少许暗红色血，咳嗽，咳痰减轻，舌质淡红，苔少，脉细数。上方去水牛角、侧柏叶，继服 7 剂。

三诊：咯血已止，仍有少许咳嗽，咳痰，舌淡红，苔薄白，脉细微数，予鱼腥草 30g，浙贝母 15g，白及（打粉，分 3 次冲服）15g，三七粉（冲服）5g，水煎服，14 剂。

呕 血

呕血是血从胃或食管而来，随呕吐而出，常夹有食物残渣等胃内容物，血多呈紫红或紫暗色，也可呈鲜红色，大便常色黑如漆或呈暗红色。呕血前患者多有恶心、胃脘不适、头晕等先兆症状，多有消化系统疾病史。

一、辨证要点

1. 辨病位：病位主在食管，胃或肝。

2. 辨病性：实证多由火热引起；虚证则由脾气虚弱，摄血无力，血液外溢所致。

二、辨证论治

1. 胃热炽盛证

症候表现： 胃脘灼热作痛，吐血色红或紫暗，夹食物残渣，恶心呕吐，口干口臭，便秘，或大便色黑，舌质红，苔黄干，脉弦数。

辨证分析： 热积胃中，灼伤胃络，故吐血，色红或紫暗，夹食物残渣；热结中焦，气机不利，则胃脘灼热作痛；热伤胃络，胃失和降，故恶心呕吐，口干口臭，便秘；胃络之血，下走大肠，故大便色黑；舌质红，苔黄干，脉弦数，皆为胃热之候。说明病位在胃，病性属热。辨证：胃热炽盛证。

治法： 清胃泻热，凉血止血。

方药：泻心汤（《金匮要略》）合十灰散（《十药神书》）加减。大黄（后下）15g，黄连 10g，黄芩 10g，生石膏（先煎）30g，知母 15g，大蓟 30g，小蓟 30g，侧柏叶 15g，荷叶 10g，白茅根 30g，茜草 15g，丹皮 15g。

加减：若胃热伤阴，口干而渴，舌红而干，加北沙参、麦冬、石斛；胃气上逆，恶心呕吐者，加旋覆花、代赭石、竹茹。

2. 肝火犯胃证

症候表现：吐血色红或紫暗，脘胀胁痛，烦躁易怒，口干目赤，寐少多梦，舌质红，苔黄，脉弦数。

辨证分析：肝郁化火，横逆犯胃，络伤血溢，故吐血色红或紫暗；肝胃失和，气机不利，故脘胀胁痛；胃气上逆，则恶心呕吐；肝火旺盛，扰动心神，故烦躁易怒，寐少多梦；肝火上炎，灼伤津液，故口干目赤；舌质红，苔黄，脉弦数，均为一派实热之候。说明病位在肝、胃，病性属火热。辨证：肝火犯胃证。

治法：清肝泻火，凉血止血。

方药：龙胆泻肝汤（《兰室秘藏》）加减。龙胆草 10g，黄芩 15g，栀子 15g，丹皮 15g，青黛（分 3 次冲服）3g，生石膏（先煎）30g，知母 15g，金银花 30g，连翘 15g，桑白皮 15g，地骨皮 15g，侧柏叶 15g，藕节 15g，白茅根 30g，旱莲草 15g，丹皮 15g。

加减：若胁痛明显，加延胡索、香附子；若吐血不止，加三七粉冲服，或急转外科。

3. 气虚血溢证

症候表现：吐血时轻时重，血色暗淡，缠绵不愈，疲乏无力，心悸气短，少气懒言，或畏寒肢冷，自汗便溏，面色苍白，舌质淡，苔薄白，脉沉细。

辨证分析：脾气虚弱，摄血无力，血溢脉外，故吐血缠绵不愈，血色暗淡，时轻时重；气血虚弱，则疲乏无力，少气懒言，面色苍白；气虚及阳，中阳不振，则畏寒肢冷，便溏；舌质淡，苔薄白，脉沉细，皆为一派虚象。说明病位在脾气，病性属虚。辨证：气虚血溢证。

治法：益气摄血。

方药：归脾汤（《济生方》）加味。黄芪 50g，人参 15g，炒白术 20g，茯苓 15g，仙鹤草 30g，茜草 15g，阿胶（烊化）15g，炮姜炭 15g，乌贼骨（先煎）30g。

加减：若气损及阳，出现肢冷畏寒，自汗便溏，脉沉迟，治宜温经摄血，可用柏叶汤（《金匮要略》）合理中汤加减。侧柏叶 30g，艾叶炭 30g，干姜 15g，党参 30g，炒白术 30g，阿胶（烊化）30g，仙鹤草 30g，伏龙肝 30g。

三、衷中参西

1. 呕血是指患者呕吐血液，多由于上消化道（食管、胃、十二指肠）急性出血所致。也可见于全身性疾病。

2. 呕血的原因虽然很多，但主要的病因是：①消化性溃疡；②食管或胃底静脉曲张破裂出血；③急性胃黏膜病变。也可见于某些全身性疾病（血液病、尿毒症等）。

3. 呕血如血量不大（少于 400ml），可保守治疗，如出血量大（超过 800ml），患者出现皮肤苍白、厥冷、头晕、乏力、出汗、脉细数、心悸等症状，应及时抢救。

便 血

便血可发生在便前或便后或血便混下，色鲜红、暗红或紫暗，甚至色黑如柏油，多伴有胃痛、胁痛、积聚、泄泻、痢疾等宿疾。

一、辨证要点

1. 辨病位：病位在胃、小肠、大肠之脉络。若先血后便者，病位在肛门或大肠，为近血；先便后血者，病位在胃或小肠，为远血。

2. 辨病性：实证多由湿热引起，虚证多因虚寒所致。

二、辨证论治

1. 肠道湿热证

症候表现： 便血鲜红，腹痛不适，大便不畅或便溏，口黏而苦，纳谷不香，舌质红，苔黄腻，脉滑数。

辨证分析： 湿热蕴结，脉络受损，血溢肠道，故便血鲜红；湿热蕴结，气机不畅，故腹痛不适；湿热蕴结肠胃，导致运化、传导失常，则口黏而苦，纳谷不香，大便不畅或便溏；舌质淡，苔黄腻，脉滑数，均为湿热蕴结之候。说明病位在肠，病性属湿热。辨证：肠道湿热证。

治法： 清热化湿，凉血止血。

方药： 地榆散（《验方》）加味。黄连 10g，黄芩 10g，栀子

10g，滑石（包）30g，通草 6g，猪苓 15g，泽泻 15g，槐角 10g，槐花炭 10g，地榆 25g，侧柏叶 15g，茜草 15g，生地 20g，丹皮 15g。

加减：若便血日久，湿热未净，营血已伤，可用脏连丸加茯苓、白术、泽泻；若下血鲜红，血下如溅，舌红，脉数，应清热止血，用槐花散或槐角丸。

2. 脾胃虚寒证

症候表现：大便紫暗或呈黑色，脘腹隐隐作痛，喜温喜按，畏寒肢冷，纳差便溏，神疲乏力，舌质淡，苔薄白，脉弱。

辨证分析：脾胃虚寒，脾失统摄，血溢肠中，故大便紫暗或呈黑色；中阳不足，失于温煦，故脘腹隐隐作痛，喜温喜按；阳虚不能温煦四肢，故畏寒肢冷；脾胃阳虚，生化无权，则纳差便溏；阳气不足，则神疲乏力；舌质淡，苔薄白，脉弱，皆为一派虚寒之象。说明病位在脾胃，病性属虚寒。辨证：脾胃虚寒证。

治法：温阳健脾，养血止血。

方药：黄土汤（《金匮要略》）加味。灶心黄土（先煎）60g，炮附子（先煎）15g，炮姜 15g，炒白术 30g，茯苓 15g，艾叶炭 10g，鹿角霜（冲服）25g，补骨脂 15g，白及粉（冲服）30g，乌贼骨（先煎）30g，炙甘草 6g。

加减：若有瘀血见证，加花蕊石、三七粉；脾胃虚弱，疲乏无力，气短声低者，当补脾摄血，用归脾汤。

提示：引起便血的原因，常见的有上消化道疾病、下消化道疾病和全身性疾病。医生应在治疗的同时，认真寻找其根底疾病。

三、衷中参西

1. 消化道出血时，血液从肛门排出，色鲜红、暗红或呈柏油黑色，或粪便带血，称为便血。

2. 引起便血的原因常见有上消化道疾病（以食管静脉曲张破裂、食管炎、胃或十二指肠溃疡为多见），下消化道疾病（以溃疡性结肠炎、结肠癌为多见），以及肛门部疾病，如痔、肛裂、肛瘘等。

3. 上消化道出血时排出的多为柏油样便。下消化道出血时多为暗红色或鲜红色的血便。肛门部疾病出血多呈鲜红色的血溅，或粪便带血，或手纸带血。

四、验案举隅

验案 67

孙某　男　50 岁　初诊日期：2015 年 3 月 28 日

大便呈黑色半月余，胃脘部隐隐作痛，喜温喜按，畏寒肢冷，疲乏无力，食欲不振，大便溏稀，面色萎黄，舌质淡，苔薄白，脉弱。2014 年 10 月份胃镜检查：十二指肠壶腹溃疡。

辨证分析：脾主统血，脾阳不足，统血无权，血溢肠中，故大便呈黑色，面色萎黄；中阳不足，失于温煦，故胃脘部隐隐作痛，喜温喜按；阳虚不能温煦四肢，故畏寒肢冷；脾胃阳虚，生化无权，则食欲不振，大便溏稀；阳气不足，则疲乏无力；舌质淡，苔薄白，脉弱，皆为一派虚寒之象。说明病位在脾胃，病性属虚寒。辨证：脾胃虚寒证。

治法：温阳健脾，养血止血。

方药：黄土汤加味。灶心黄土（先煎）60g，黑附片（先煎）15g，炮姜 15g，干地黄 15g，炒白术 30g，茯苓 15g，艾叶炭 10g，阿胶（烊化）15g，黄芩 10g，补骨脂 15g，三七粉（冲服）6g，乌贼骨（先煎）30g，甘草 6g。水煎服，7 剂。

复诊： 大便成形，色黄，胃痛也有减轻，想吃点东西，余症同前，面色萎黄，舌质淡，苔薄白，脉弱。说明溃疡出血已止，病位仍在脾胃，病性属虚寒。采用黄芪建中汤加味：黄芪30g，当归10g，肉桂10g，杭白芍15g，炙甘草6g，炮姜15g，焦枣5枚。水煎服，14剂。

　　三诊： 胃痛明显减轻，精神转好，食欲增，大便色黄，仍感怕冷，四肢不温，面部色黄，舌质淡红，苔薄白，脉沉弦细。原方加黑附片（先煎）15g，继服14剂。

　　四诊： 治疗5周后，胃已不痛，再未见黑便，精神、食欲增加，随着天气渐暖，也不感到怕冷，舌质淡红，舌体略胖大，苔白，脉弦。继以原方加减治疗。

第三章　病位病性辨证法在内科常见病症中的运用

尿　血

　　小便中混有血液或夹血丝、血块者称为尿血。尿血多因热邪灼伤膀胱脉络或阴虚火旺损伤脉络所致，也有因脾虚不能统血，或肾气不固所致。

一、辨证要点

　　1. 辨病位：病位主在膀胱和肾，但与脾亦有密切关系。

　　2. 辨病性：实证多由实火和虚火引起；虚证多由脾不统血，或肾气不固所致。

二、辨证论治

1. 膀胱湿热证

　　症候表现：尿血鲜红，尿频尿急，小便灼热，心烦口渴，面赤口疮，夜寐不安，舌质红，苔黄，脉数。

　　辨证分析：下焦热盛，灼伤膀胱之脉络，故尿血鲜红；膀胱热盛，煎灼尿液，故尿频尿急，小便灼热；热扰神明，则夜寐不安；火热上炎，则面赤口疮；舌质红，苔黄，脉数，皆为一派热象。说明病位在膀胱，病性属湿热。辨证：膀胱湿热证。

　　治法：清热泻火，凉血止血。

　　方药：小蓟饮子（《济生方》）加减。小蓟30g，大蓟30g，生地30g，丹皮15g，侧柏叶15g，白茅根30g，蒲黄（包）15g，藕节 15g，栀子 10g，滑石（包）30g，竹叶 10g。

加减：若心烦失眠，加黄连、夜交藤；尿血严重者，重用白茅根、侧柏叶，加琥珀。

2. 阴虚火旺证

症候表现：小便短赤、带血，头晕目眩，腰酸耳鸣，午后潮热，舌红，少苔，脉细数。

辨证分析：肾阴亏虚，虚火内动，灼伤脉络，故小便短赤、带血；阴虚阳亢，故头晕目眩，午后潮热；腰为肾之府，耳为肾之窍，肾阴不足，则外府失养，肾窍不充，故腰酸耳鸣；舌红，少苔，脉细数，均为阴虚内热之候。说明病位在肾，病性属阴虚、火实。辨证：（肾）阴虚火旺（实）证。

治法：滋阴降火，凉血止血。

方药：知柏地黄丸（《医宗金鉴》）加减。知母 15g，黄柏 15g，生地 30g，丹皮 15g，黄芩 10g，银柴胡 15g，胡黄连 10g，地骨皮 15g，旱莲草 15g，侧柏叶 15g，茜草根 15g，白茅根 30g，大蓟 15g，小蓟 15g。

加减：若潮热颧红明显，重用银柴胡、胡黄连、地骨皮、白薇。

3. 脾不统血证

症候表现：久病尿血，色淡红，疲乏食少，气短声低，或兼见皮肤紫斑，齿衄，面色苍白，舌淡，苔薄白，脉细弱。

辨证分析：脾气亏虚，统血无力，血不归经，故久病尿血，或兼见皮肤紫斑，齿衄；脾胃运化无权，气血生化乏源，故疲乏食少，气短声低；气血不能上荣头面，故面色苍白；舌淡，苔薄白，脉细弱，皆为气血亏虚之候。说明病位在脾气，病性属虚。辨证：脾（虚）不统血证。

治法：补脾摄血。

方药：归脾汤（《济生方》）加减。黄芪 30g，党参 15g，炒白术 15g，茯苓 15g，仙鹤草 30g，茜草 15g，阿胶（烊化）15g，炮姜炭 15g，乌贼骨（先煎）30g。

加减：若气虚下陷，小腹坠胀，加柴胡、升麻。

4. 肾气不固证

症候表现：尿血日久不愈，血色淡红，神疲乏力，头晕目眩，腰膝酸痛，耳鸣失聪，舌质淡，苔薄白，脉弱。

辨证分析：肾气不足，封藏不固，血随尿出，故尿血日久不愈，血色淡红；腰为肾之府，开窍于耳，肾虚则腰膝酸痛，耳鸣失聪；肾主骨生髓，髓海不充，则神疲乏力，头晕目眩；舌质淡，苔薄白，脉弱，均为肾虚之候。说明病位在肾气，病性属虚（不固）。辨证：肾气不固证。

治法：补益肾气，固摄止血。

方药：无比山药丸（《太平惠民和剂局方》）加减。熟地 30g，山萸肉 15g，山药 15g，怀牛膝 15g，菟丝子 15g，肉苁蓉 15g，巴戟天 15g，杜仲 15g，煅龙骨（先煎）30g，煅牡蛎（先煎）30g，金樱子 15g，赤石脂（先煎）30g，仙鹤草 30g，蒲黄炭（包）15g，大蓟 15g，小蓟 15g，槐花 15g。

加减：若畏寒肢冷，加肉桂、鹿角片、狗脊。

三、衷中参西

血尿可分为肾小球源性血尿和非肾小球源性血尿两大类。肾小球源性血尿，尿相差显微镜镜检尿红细胞形态呈多形性，具有全程、不凝、无痛、有红细胞管型和伴有蛋白尿的特点，常见于原发性肾小球肾炎或继发性肾小球肾炎。非肾小球源性血尿，尿相差显微镜镜检尿红细胞形态呈均一性红细胞尿。常见的肾外出血原因，有尿道、前列腺、膀胱、输尿管炎症。肾内病因有肾结石、肾细胞癌、肾盂肾炎、多囊肾、血管畸形等。

四、验案举隅

验案 68

孙某　女　31岁　初诊日期：2015年3月18日

血尿1天，血色鲜红，尿频，尿急，尿痛，小便灼热，小腹坠痛，舌质红，苔黄厚，脉数。西医诊断：急性泌尿系感染。

辨证分析： 下焦湿热，灼伤膀胱之脉络，故尿血，血色鲜红，小腹坠痛；膀胱热盛，煎灼尿液，故尿频，尿急，尿痛，小便灼热；舌红，苔黄厚，脉细数，皆为一派湿热象。说明病位在膀胱，病性属湿热。辨证：膀胱湿热证。

治宜： 凉血止血，利尿通淋。

方药： 小蓟饮子加减。小蓟30g，大蓟30g，生地30g，丹皮15g，侧柏叶15g，白茅根30g，蒲黄（包）15g，藕节15g，栀子10g，滑石（包）30g，竹叶10g，生甘草6g。7剂，每日1剂，水煎，分3次服。

复诊： 服药2剂后尿色即变淡，7剂服完，诸症全部消除，唯心烦，失眠，多梦，头晕，舌红，苔微黄，脉细数。此乃肝血不足，血不养心，虚火内扰所致。病位在心、肝，病性属虚火。辨证：肝血不足，热扰心神证。治宜养血安神，清热除烦。方用酸枣仁汤加味。药用：炒枣仁（捣）30g，茯神15g，知母15g，合欢皮15g，夜交藤15g，当归10g，白芍12g，生甘草6g，7剂，每日1剂，水煎，分3次服。

验案 69

吴某　女　45岁　初诊日期：2015年9月12日

小便带血，迁延不愈 2 年余，腰酸困，头晕，耳鸣，夜间潮热，盗汗，舌红，少苔，脉细数。尿检：Pro+，BLO3+，镜下 RBC 15~25/HP。尿红细胞形态学检查，85% 为变形红细胞，肝肾功能正常。西医诊断：隐匿性肾炎。

辨证分析：肾阴亏虚，虚火内动，灼伤脉络，故小便带血；阴虚阳亢，故头晕；肾阴虚损，阴不制阳，虚热内扰，故夜间潮热，盗汗；腰为肾之府，耳为肾之窍，肾阴不足，则外府失养，肾窍不充，故腰酸，耳鸣；舌红，少苔，脉细数，均为阴虚内热之候。说明病位在肾阴，病性属虚、火。辨证：阴虚火旺证。

治法：滋阴降火，凉血止血。

方药：方用知柏地黄丸加减。知母 15g，黄柏 15g，生地30g，丹皮 15g，黄芩 10g，银柴胡 15g，胡黄连 10g，地骨皮15g，旱莲草 15g，侧柏叶 15g，茜草根 15g，白茅根 30g，大蓟15g，小蓟 15g。水煎服，14 剂。

复诊：服药后诸症悉减，仍感疲乏无力，腰酸腿软，舌红，少苔，脉细数。尿检：Pro（－），BLD2+，镜下 RBC 5~8/HP。继以原方加黄芪 30g，太子参 15g。水煎服，14 剂。

三诊：临床已无症状，精神增进，夜间也无潮热，盗汗，舌淡红，苔薄白，脉细数，尿检：Pro（－），BLD2+，镜下 RBC3~5/HP。因煎药不便，改用益气健肾胶囊（作者经验方），每次6 粒，一日 3 次，活血止血胶囊（作者经验方），每次 5 粒，一日 3 次。1 个月量。

四诊：自觉无任何不适，舌淡红，苔薄白，脉细微数。尿检正常。继以原方巩固。

验案 70

寇某　男　48 岁　初诊日期：2016 年 4 月 18 日

血尿日久不愈已 1 年余，疲乏无力，头晕头昏，腰酸腿软，尿少色黄，舌质淡，苔薄白，脉沉弦。BP 158/90mmHg，尿检：Pro2+，BLD3+，镜下 RBC 15~20/HP。尿红细胞形态学检查，80％为变形红细胞，肾功能正常。西医诊断：慢性肾小球肾炎。

辨证分析：肾气不足，封藏不固，蛋白、血随尿排出，故蛋白尿、血尿日久不愈，尿少色黄；腰为肾之府，肾虚则腰酸腿软；肾虚髓海不充，则疲乏无力，头晕头昏；舌质淡，苔薄白，脉沉弦，均为肾虚之候。说明病位在肾气，病性属虚。辨证：肾气不固（虚）证。

治法：补益肾气，固摄止血。

方药：无比山药丸加减。熟地 30g，山萸肉 15g，山药 15g，杜仲 15g，菟丝子 15g，肉苁蓉 15g，巴戟天 15g，怀牛膝 15g，煅龙骨（先煎）30g，煅牡蛎 30g（先煎），金樱子 15g，芡实（先煎）30g，白茅根 30g，紫珠草 30g，小蓟 15g，槐花 15g。水煎服，14 剂。盐酸依那普利 5mg，一日 2 次。

复诊：服药后自觉精神增进，头晕减轻，尿量增多，舌淡红，苔薄白，脉沉弦。BP 135/75mmHg，尿检：Pro2+，BLD3+，镜下 RBC 5~10/HP。继以原方 14 剂，活血止血胶囊，每次 6 粒，一日 3 次。

三诊：诸症明显减轻，BP 130/75mmHg，尿检：Pro+，BLD2+，镜下 RBC<3 个 /HP。予益气健肾胶囊、蛭龙通络胶囊、活血止血胶囊，每次各 6 粒，一日 3 次。28 天。

四诊：自觉无不适，精神、食欲正常，尿检正常，24h 尿蛋白定量 0.13g。

紫 斑

紫斑亦称紫癜，常见于下肢及臀部，对称分布，分批出现，呈点状或片状，可伴有腹痛、关节痛或尿血，多见于青少年。现代医学中的过敏性紫癜和血小板减少性紫癜，可参照本节辨证论治。

一、辨证要点

1. 辨病位：病位主在肺（肺与皮毛相合），与脾（脾统血）关系密切。

2. 辨病性：实证多由实火或虚火引起，虚证则由气虚失摄所致。

二、辨证论治

1. 热盛迫血证

症候表现： 皮下出现紫红斑或青紫斑点或斑块，发热口渴，咽喉疼痛，常伴尿血，黑便，咽红，或扁桃体红肿，舌质红，苔薄黄，脉数。

辨证分析： 火热偏盛，迫血妄行，血溢于肌肤，故皮下出现紫红斑或青紫斑点或斑块；热邪上炎，则发热口渴，咽喉疼痛，扁桃体红肿；热邪下注，灼伤脉络，则可出现血尿，黑便；舌质红，苔薄黄，脉数，均为一派热象。说明：病位在血，病性属热。辨证：热盛迫血证。

治法：清营解毒，凉血止血。

方药：清营汤（《温病条辨》）加味。水牛角（先煎）30g，生地 30g，玄参 15g，麦冬 15g，丹皮 15g，金银花 30g，连翘 15g，黄连 10g，竹叶 6g，紫草 15g，茜草 15g，侧柏叶 15g，地榆 15g。

加减：若紫斑密集成片，可加服紫雪丹；腹痛便血者，加白芍、甘草、槐花、地榆炭；关节肿痛者，加秦艽、木瓜、桑枝、川牛膝。

2. 阴虚火旺证

症候表现：皮下出现红紫或青紫斑块，潮热盗汗，手足心热，心烦口干，常伴鼻衄，齿衄，月经过多等，舌红，舌嫩，少苔，脉细数。

辨证分析：阴虚生内热，虚火内炽，灼伤脉络，血溢肌肤，则皮下出现红紫或青紫斑块，或伴鼻衄，齿衄，月经过多等；阴虚生内热，则潮热盗汗，手足心热，心烦口干；舌红，少苔，脉象细数，皆为阴虚内热之候。说明病位在阴，病性属虚、热。辨证：阴虚火旺证。

治法：滋阴降火，宁络止血。

方药：茜草散（《重订严氏济生方》）加味。生地 30g，女贞子 15g，旱莲草 15g，玄参 15g，龟板（先煎）30g，阿胶（烊化）15g，紫草 15g，丹皮 15g，茜草根 15g，侧柏叶 15g，黄芩 10g。

加减：若潮热明显，加鳖甲、地骨皮、秦艽、白薇。

3. 气不摄血证

症候表现：紫斑反复出现，经久不愈，神疲乏力，食欲不振，头晕目眩，面色萎黄，舌质淡红，苔白，脉弱。

辨证分析：气虚不摄血，脾虚不统血，血溢于肌肤，则见紫斑反复出现，经久不愈；脾虚运化无权，气血不足，则见神

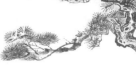

疲乏力，食欲不振，头晕目眩，面色萎黄；舌质淡红，苔白，脉弱，皆为气虚之候。说明病位在脾气，病性属虚。辨证：气（脾气虚）不摄血证。

治法：益气健脾，摄血止血。

方药：归脾汤（《济生方》）加减。黄芪30g，当归15g，党参15g，黄精15g，白术15g，茯苓15g，仙鹤草30g，棕榈炭30g，血余炭（包）15g，蒲黄炭（包）15g，紫草15g。

加减：若腰膝酸冷，小便频数者，加菟丝子、补骨脂、杜仲、续断。

三、衷中参西

紫癜是出血性疾病的常见皮肤表现，除过敏性紫癜外，一般紫癜均不高出皮肤表面，直径2~5mm，其颜色随时间推移由红色逐渐变暗，7~10天后逐渐消失。

四、验案举隅

验案71

陆某　男　14岁　初诊日期：2016年3月22日

双下肢皮下红斑10天，伴腹部疼痛，大便呈黑色，尿呈茶色，咽喉疼痛，体查：BP 120/75mmHg，双侧眼睑浮肿，双侧扁桃体Ⅲ度肿大、充血，舌质红，苔薄黄，脉细数。臀部及双下肢伸侧散在斑点状出血性皮疹。化验检查：尿蛋白3+，潜血3+，镜下红细胞满视野/HP，尿蛋白1.83g/24h，血肌酐75μmol/L，尿素氮3.2mmol/L，血浆总蛋白40.3g/L↓，白蛋白21.6g/L↓，球蛋白18.7g/L，白蛋白/球蛋白1.15，总胆固醇9.31mmol/L↑，三酰甘油4.66mmol/L↑，高密度脂蛋白0.84mmol/L，低密度脂蛋白5.67mmol/L↑，补体C_3 0.51g/L↓，补体C_4 0.03g/L，西医诊断：过敏性紫癜性肾炎（肾病综合征型）。

辨证分析：火热偏盛，迫血妄行，血溢于肌肤，故臀部及双下肢散在斑点状出血性红斑；热邪上炎，则咽喉疼痛，扁桃体红肿；热邪下注，灼伤脉络，则可出现腹痛，血尿，黑便；舌质红，苔薄黄，脉细数，均为一派热象。说明病位在血分，病性属热。辨证：热盛迫血证。

治法：清营解毒，凉血止血。

方药：方用清营汤加味。水牛角（先煎）30g，生地30g，玄参15g，麦冬15g，丹皮15g，金银花30g，连翘15g，马勃10g，白芍12g，地榆炭15g，紫草15g，茜草15g，侧柏叶15g，地榆15g。水煎服，7剂。泼尼松30mg，晨顿服，双嘧达莫50mg，一日3次，碳酸钙D_3片，1片，一日1次，替米沙坦20mg，一日1次。

复诊：双下肢皮下红斑颜色变暗红，无新的红斑出现，腹痛明显减轻，大便呈黄色，咽喉仍痛，体查：BP 115/70mmHg，眼睑无浮肿，双侧扁桃体Ⅲ度肿大、稍充血，舌质红，苔薄黄，脉细数。臀部及双下肢陈旧性斑点状出血性皮疹。继以上方7剂。

三诊：患者双下肢皮下红斑颜色已变浅、减少，咽喉已不痛，精神欠佳，口干唇裂，双侧扁桃体Ⅲ度肿大、无充血，舌质红，苔薄白，脉细数。说明热毒已清，气阴两伤，予以六味地黄丸加黄芪20g，太子参10g，白茅根20g，紫珠草15g。水煎服，14剂。西药同前。

7月5日复诊：患者经上方加减治疗3个月后，病情稳定，无明显症状，舌质红，苔薄白，脉细微数。复查：尿检正常。血浆总蛋白63.1g/L，白蛋白36.2g/L，球蛋白26.9g/L，白蛋白/球蛋白1.35，总胆固醇7.13mmol/L↑，三酰甘油2.6mmol/L↑，高密度脂蛋白 1.78mmol/L，低密度脂蛋白 3.32mmol/L↑，补体 C_3 0.81g/L，补体 C_4 0.03g/L，原方 15 剂。泼尼松 17.5mg，隔日服。

10 月 10 日复诊：患者无明显不适，泼尼松减至隔日 10mg，尿检正常。复查肝功能、肾功能、血浆蛋白、血脂均正常，尿蛋白 0.21g/24h。检查：扁桃体Ⅱ度肿大，无充血，舌质淡红，稍有胖嫩，苔薄白，脉细微数，继以益气养阴，活血通络法治疗。泼尼松每月递减 2.5mg。

按语： 过敏性紫癜是由感染等因素引起的变态反应性疾病，起病急，皮肤紫癜等临床表现与中医学中的"风邪"致病的特点极其相似。中医认为，"风善行而数变""风邪上受，首先犯肺""肺与皮毛相合"。祛风、清热、利湿为治疗大法，因中药祛风药有抗过敏的作用。作者常在清热解毒药中加入祛风药如荆芥、防风、蝉蜕、青风藤、穿山龙等；中成药如雷公藤多苷片、火把花根片、盐酸青风藤碱片（商品名有正清风痛宁片、喜络明片）确能提高治疗效果。

验案 72

薛某　男　15 岁　初诊日期：2015 年 4 月 28 日

双下肢紫斑反复出现，经久不愈已 3 个月，疲乏无力，头昏头晕，食欲不振，面色萎黄，舌质淡红，苔白，脉弱。双下肢伸侧散在点片状新旧出血性皮疹。化验检查：尿蛋白 2+，潜血 2+，镜下 RBC 10~15/HP，尿蛋白 1.135/24h，肾功能正常，西医诊断：过敏性紫癜性肾炎，现口服泼尼松 15mg/d。

辨证分析： 气虚不摄血，脾虚不统血，血溢于肌肤，则见紫斑反复出现，经久不愈，新旧相见；脾虚运化无权，气血不足，则见疲乏无力，头昏头晕，食欲不振，面色萎黄；舌质淡红，苔白，脉弱，皆为气虚之候。说明病位在脾气，病性属虚。

辨证：脾虚气不摄血证。

治法：益气健脾，摄血止血。

方药：归脾汤加减。黄芪 30g，当归 15g，党参 15g，黄精 15g，白术 15g，茯苓 15g，仙鹤草 30g，紫珠草 15g，血余炭（包）15g，蒲黄（包）15g，茜草 15g。水煎服，14 剂。继服泼尼松 15mg/d。

复诊：服药后再无新的紫癜出现，精神、食欲俱增，舌质淡红，苔薄白，脉弦细。化验检查：尿蛋白 2+，潜血 2+，镜下 RBC 3~5/HP。原方加山药 30g，穿山龙 30g，地龙 15g，蝉蜕 15g。14 剂。

三诊：双下肢紫癜消退大半，精神、食欲均正常，舌质淡红，苔薄白，脉弦细。化验检查：尿蛋白 +，潜血 2+，镜下 RBC <3/HP。原方去血余炭、仙鹤草，14 剂。

四诊：双下肢紫癜全部消退，尿检正常。

消　渴

消渴以多饮、多食、多尿或形体消瘦为主要表现，或无症状，体检时发现本病。临床根据病情严重程度，又可分为上、中、下三消。以肺燥为主，多饮突出者为上消；以胃热为主，多食突出者为中消；以肾虚为主，多尿突出者为下消。

一、辨证要点

1. 辨病位：上消病位在肺，中消病位在胃，下消病位在肾。

2. 辨病性：主要是燥热偏盛、阴津亏耗。具体表现为：上消和中消病性多为燥热偏盛，下消病性多为阴津亏耗。

二、辨证论治

1. 肺热伤津证

症候表现：口渴多饮，多尿，多食，烦热，口干舌燥，舌质红，苔薄黄，脉数。

辨证分析：肺燥生热，津液失布，故口渴多饮；热灼三焦，气化失常，则多尿；肺胃热盛，则多食，烦热，口干舌燥；舌质红，苔薄黄，脉数，皆为热盛之候。说明病位在肺津，病性属燥热。辨证：肺热伤津证。

治法：清热润肺，生津止渴。

方药：消渴方（《丹溪心法》）加味。生地 30g，麦冬 15g，知母 15g，黄芩 10g，黄连 10g，葛根 15g，桑白皮 15g，地骨皮 15g，天花粉 15g。

若烦渴不止，小便频数，脉数乏力，为肺热津亏，气阴两伤，可选用玉液汤或玉泉丸。

2. 胃热炽盛证

症候表现： 多食易饥，口干多饮，尿量增多，形体消瘦，大便干结，舌质红，苔黄，脉实有力。

辨证分析： 阳明胃火，消灼水谷，耗伤津液，故多食易饥，口干多饮，大便干结；胃热炽盛，耗伤津血，无以充养肌肤，故形体消瘦；舌质红，苔黄，脉实有力，均为热盛之候。说明病位在胃，病性属热。辨证：胃热炽盛证。

治法： 清泻胃火，养阴增液。

方药： 玉女煎（《景岳全书》）加味。生石膏（先煎）30g，知母 15g，黄连 10g，栀子 10g，生地 30g，玄参 15g，麦冬 15g，玉竹 15g，石斛 15g。

3. 脾胃气阴两虚证（简称气阴两虚证）

症候表现： 口渴引饮，倦怠乏力，身体消瘦，食量减少，舌质淡，苔少而干，脉细弱。

辨证分析： 气阴两虚，则口渴引饮，倦怠乏力；脾气亏虚，运化失职，故身体消瘦，食量减少；舌质淡，苔少而干，脉细弱，均为气阴两虚之候。说明病位在脾气、胃阴，病性属虚。辨证：脾胃气阴两虚证。

治法： 健脾益气，生津养胃。

方药： 生脉散（《备急千金要方》）合七味白术散（《小儿药证直诀》）加减。黄芪 50g，太子参 15g，怀山药 30g，麦冬 15g，五味子 15g，玉竹 15g，石斛 15g，葛根 20g，知母 15g，黄连 10g。

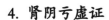

4. 肾阴亏虚证

症候表现：尿频量多，浑浊如脂膏，腰膝酸软，疲乏无力，头晕耳鸣，口干唇燥，皮肤干燥，舌红，少苔，脉细数。

辨证分析：肾阴亏虚，失于固摄，则尿频量多，浑浊如脂膏；腰为肾之府，肾阴亏虚，则腰膝酸软，疲乏无力，头晕耳鸣，口干唇燥，皮肤干燥；舌红，少苔，脉细数，均为阴虚之候。说明病位在肾阴，病性属虚。辨证：肾阴亏虚证。

治法：滋阴固肾。

方药：六味地黄丸（《小儿药证直诀》）加减。熟地30g，山萸肉15g，怀山药15g，丹皮15g，黄精15g，五味子15g，茯苓15g，泽泻15g。

加减：若气阴两虚较甚，加太子参、黄芪；阴虚火旺者，加知母，黄柏。

5. 肾阴阳两虚证

症候表现：小便频数，甚至饮一溲二，面容憔悴，腰膝酸软，畏寒肢冷，舌苔淡白而干，脉沉细无力。

辨证分析：病程迁延，阴损及阳，肾阳衰微，肾失固摄，故小便频数，甚至饮一溲二；阴虚失养，则面容憔悴，腰膝酸软；阳虚失于温煦，则畏寒肢冷；舌苔淡白而干，脉沉细无力，均为阴阳两虚之候。说明病位在肾，病性属阴阳两虚。辨证：肾阴阳两虚证。

治法：补肾养阴，益气固摄。

方药：金匮肾气丸（《金匮要略》）加味。黑附片（先煎）20g，肉桂15g，熟地30g，山萸肉30g，怀山药30g，枸杞子15g，五味子15g，茯苓15g，泽兰15g。

加减：若夜尿频多，加桑螵蛸、覆盆子、金樱子；阳痿者，加淫羊藿、巴戟天。

提示：消渴多伴有瘀血的病变，如肢体麻木，胸闷不适，舌质紫暗，或有瘀点瘀斑，脉涩或结或代者，可加丹参、川芎、红花、泽兰、郁金。西医学中的糖尿病，具有消渴临床特征者，可参照本节辨证施治。

三、衷中参西

1. 中医学中的"消渴"包括现代医学中的"糖尿病"。糖尿病典型的临床表现为多尿、多饮、多食和体重减轻，但也有不少患者症状并不明显，而在体检时发现本病。

2. 糖尿病的诊断标准：糖尿病症状加任意时间血浆葡萄糖≥11.1mmol/L，或空腹血浆葡萄糖≥7.0mmol/L，或口服葡萄糖耐量试验（DGTT）2h 血浆葡萄糖≥11.1mmol/L。对于无糖尿病症状者，仅一次血糖值达到糖尿病诊断标准者，必须在另一天按上述两个标准之一复测核实。

四、验案举隅

验案73

邹某　男　55岁　初诊日期：2015年9月21日

口渴多饮，多尿，多食1个多月。近1个月多来，患者自觉易饥多食，口干舌燥，喜饮凉水，小便频多，身体明显消瘦，舌质鲜红，少苔少津，脉弦数。查空腹血糖10.8mmol/L。西医诊断：Ⅱ型糖尿病。

辨证分析：肺燥生热，津液失布，故口干舌燥，喜饮凉水；热灼三焦，气化失常，则小便频多；肺胃热盛，则易饥多食，身体明显消瘦；舌质鲜红，少苔少津，脉弦数，皆为热盛伤津之候。说明病位在肺津，病性属燥热。辨证：肺热伤津证。

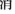

治法：清热润肺，生津止渴。

方药：消渴方加味。生地 30g，麦冬 15g，天花粉 15g，知母 15g，生石膏（先煎）30g，黄连 10g，葛根 15g，桑白皮 15g，地骨皮 15g，乌梅 15g。14 剂，水煎服，每日 1 剂。

复诊：服药后多饮、多食等症状明显减轻，口舌也不干燥，精神好转，唯夜间多尿，舌红，苔少，脉弦数。查血糖正常，遂予麦味地黄丸加减：麦冬 15g，五味子 15g，熟地 30g，山萸肉 15g，山药 15g，丹皮 15g，茯苓 15g，益母草 15g，泽兰 15g，益智仁 15g，水煎服，14 剂。

三诊：患者家住外县，服药后感觉很好，自己又在当地按原方取药 15 剂，自觉无任何不适，唯夜尿频多，遂做彩超检查：前列腺增生肥大。

验案 74

常某　男　50 岁　初诊日期：2014 年 10 月 18 日

口渴喜饮，疲乏无力 3 月余，近 3 个月来口干渴，总想喝水，疲乏无力，身体逐渐消瘦，食量减少，舌质淡，苔少而干，脉细弱。经医院检查血糖、肝功能、肾功能、内分泌均无异常发现，就诊于我门诊。

辨证分析：气阴两虚，则口渴引饮，疲乏无力；脾气亏虚，运化失职，故身体逐渐消瘦，食量减少；舌质淡，苔少而干，脉细弱，均为气阴两虚之候。说明病位在脾气、胃阴，病性属虚。辨证：脾胃气阴两虚证。

治法：健脾益气，生津养胃。

方药：生脉散合七味白术散加减。黄芪 50g，太子参 15g，麦冬 15g，五味子 15g，怀山药 30g，玉竹 15g，石斛 15g，葛根 20g，知母 15g，黄连 10g。水煎服，14 剂。

复诊：服药后口渴引饮明显减轻，仍感疲乏无力，食欲欠佳，舌质淡，苔薄白，脉细弱。原方加炒谷芽 30g，焦山楂 15g。水煎服，14 剂。

三诊：口已不干渴，饮水量明显减少，精神、食欲俱增，舌质淡，苔薄白，脉沉细。予以参芪地黄汤加减巩固治疗。

内 伤 发 热

内伤发热的病因主要是素体虚弱、饮食失调、劳倦过度、情志失调，以及外伤出血等。其起病缓慢，病程较长，多为低热，或自觉发热而体温并不升高。

现代医学中的功能性低热，肿瘤、血液病、结缔组织病、结核病、慢性感染性疾病、内分泌疾病等所引起的发热，均可参照内伤发热辨证论治。

一、辨证要点

1. 辨病位：主在脏腑，是由于脏腑功能失调，气、血、阴、阳亏虚所致。

2. 辨病性：病性大体可归纳为分虚（气、血、阴、阳之不足及脏腑功能虚损）、实（气滞、血瘀、痰湿）两类。

二、辨证论治

1. 气虚发热证

症候表现： 发热常在劳累后发生或加重，热势或低或高，头晕乏力，气短懒言，自汗，食少便溏，易感冒，舌质淡红，苔薄白，脉细弱。

辨证分析： 肺脾气虚，中气下陷，阴火内生，故发热；劳则耗气，故发热常在劳累后发生或加重；脾虚失于健运，气血生化不足，则食少便溏，头晕乏力，气短懒言；肺气虚卫表不固，故自汗，易感冒。说明病位在肺脾之气，病性属虚。辨证：（肺脾）气虚发热证。

治则：益气健脾，甘温除热。

方药：补中益气汤（《脾胃论》）加减。黄芪 30~60g，当归 10g，党参 15g，白术 15g，柴胡 10g，升麻 10g，桂枝 10g，白芍 10g，陈皮 10g，甘草 6g。

加减：若自汗多，加煅牡蛎、浮小麦、五味子；时冷时热，汗出恶风者，加桂枝、芍药；胸闷脘痞，苔腻者，加苍术、厚朴、藿香。

2. 血虚发热证

症候表现：发热多为低热，头晕眼花，身倦乏力，心悸不宁，面白少华，唇甲色淡，舌质淡，脉细弱。

辨证分析：血本属阴，阴血不足，则无以敛阳，故发热；血虚不能上荣头目，外濡肢体，故见头晕眼花，身倦乏力；血不养心，则心悸不宁；血虚不能上荣于面及充盈血脉，故致面白少华，唇甲色淡，舌质淡，苔微黄，脉细弱。说明病位在血，病性属虚。辨证：血虚发热证。

治则：益气养阴。

方药：归脾汤（《正体类要》）加减。黄芪 30g，当归 10g，党参 15g，茯苓 15g，炒白术 15g，阿胶（烊化）15g，龙眼肉 15g，酸枣仁（捣）30g，远志 10g，木香 10g，炙甘草 6g，生姜 10g，大枣 5 枚。

加减：若发热较明显，酌加银柴胡、白薇；心悸、失眠、多梦者，加合欢皮、夜交藤、柏子仁。

3. 阳虚发热证

症候表现：恶寒重，微发热，或不发热，形寒怯冷，四肢不温，或四肢发凉，头晕嗜睡，面色㿠白，舌淡胖润或有齿痕，

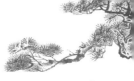

苔白，脉沉细。

辨证分析：阳虚之人，主要是肾阳虚衰，命火不足，机体失于温煦，故形寒肢冷，四肢不温或四肢发凉；偶感风寒，或微发热，或不发热；阳气虚衰，虽具表证，然脉不浮而反沉细，此乃阳虚与表寒相兼证。说明病位在表、阳，病性属寒、虚。辨证：阳虚表寒证。

治则：助阳解表。

方药：麻黄附子细辛汤（《伤寒论》）加味。麻黄 10g，黑附片（先煎）15g，细辛 10g，桂枝 15g，五味子 10g，干姜 15g。

加减：若咳嗽、咳痰剧烈，加杏仁、陈皮、紫菀、冬花。

4. 阴虚内热证

症候表现：午后或夜间发热，手足心热，或骨蒸潮热，心烦，少寐，多梦，盗汗，口干咽燥，尿少色黄，舌质干红，或有裂纹，无苔或少苔，脉细数。

辨证分析：阴津亏虚，阳气偏亢，虚火内炽，故见午后或夜间发热，或手足心热，或骨蒸潮热；虚火上炎，扰乱心神，则心烦，少寐，多梦；内热逼津液外泄，则盗汗；阴虚火旺，津液匮乏，则口干，咽燥，尿少色黄；舌质干红，或有裂纹，无苔或少苔，脉细数，均为阴虚内热之候。说明病位在阴，病性属虚。辨证：阴虚发热证。

治则：滋阴清热。

方药：清骨散（《证治准绳》）加味。银柴胡 15g，地骨皮 15g，胡黄连 10g，知母 15g，青蒿 15g，秦艽 15g，鳖甲（先煎）30g，玄参 15g，生地 20g，制首乌 15g。

加减：若盗汗较甚，去青蒿，加煅牡蛎、浮小麦；心烦失眠者，加酸枣仁、柏子仁、夜交藤；倦怠乏力，头晕气短者，加北沙参、麦冬、五味子。

5. 肝郁发热证

症候表现：时觉身热心烦，热势常随情绪波动而起伏，精神抑郁或烦躁易怒，胸胁胀满，喜太息，苔黄，脉弦数。女性常见月经不调，经来腹痛，或乳房发胀。

辨证分析：肝主疏泄，性喜条达，其经脉布胁肋，贯膈。肝气郁结，疏泄功能失调，经脉气机不畅，故见精神抑郁或胸胁胀满，喜太息或女性常见月经不调，经来腹痛，或乳房发胀；气郁日久，化火生热，故见发热，烦躁易怒，口苦咽干，苔黄，脉弦数。说明病位在肝，病性属郁（滞）、火（热）。辨证：肝郁发热证。

治则：疏肝解郁，清肝泻热。

方药：丹栀逍遥散（《内科摘要》）加减。丹皮15g，栀子15g，当归15g，白芍15g，茯苓15g，白术15g，柴胡10g，郁金15g，川楝子15g，薄荷（后下）10g，甘草6g。

加减：若热盛，舌红，口干，便秘，去白术，加黄芩、龙胆草。

三、验案举隅

验案75

吴某　女　22岁　初诊日期：2016年5月12日

发热10余日，住院1周，发热持续不退，热势不高，一般都在38.6℃上下，自觉呼气发热，咽喉不痛，不咳，四肢关节不痛，自感疲乏无力，食欲不振，平素易感冒。检查：T 37.8℃，体瘦，咽部无充血，肺部（-），舌质淡红，苔白厚，脉细微数。经住院检查，血常规、尿常规、血生化全项、肺部CT，均无异常发现，要求中医会诊。

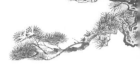

辨证分析： 患者体瘦，平素易感冒，说明肺脾气虚，中气不足，虚火内生，故发热持续不退，热势不高；脾虚失于健运，气血生化不足，故疲乏无力，食欲不振；肺气虚卫表不固，故易感冒。说明病位在肺气、脾气，病性属虚。辨证：肺脾气虚发热证。

治则： 益气健脾，甘温除热。

方药： 补中益气汤加减。黄芪 30g，当归 10g，党参 15g，柴胡 10g，升麻 10g，炒白术 15g，桂枝 10g，白芍 10g，陈皮 10g，焦三仙各 15g，甘草 6g。水煎服，3 剂。

二次会诊： 患者服完 3 剂中药后，体温一直在 37.2℃左右，精神、食欲略有好转，自述本人平常体温都在 36.5~37℃，超过 37℃就自觉不舒服。查：舌质淡红，苔白稍厚，脉细微数，继服原方 3 剂。

随诊： 患者于日前痊愈出院。

验案 76

张某　女　57 岁　医生　初诊日期：2010 年 9 月 18 日

潮热盗汗 1 个月余，患者行子宫肌瘤切除术后已有 1 个月余，术后一直感觉潮热盗汗，心烦失眠，烦躁不安，神疲乏力，胁胀脘闷，饮食不思，身体消瘦，面色萎黄，舌红少津，苔白，脉弦细微数。西医检查：甲状腺、内分泌、血象、心、肝、肾功能均无异常发现，服镇静药无效，极为痛苦，求服中药治疗。

辨证分析： 手术之后，气血俱伤，情绪抑郁。血虚不能滋养肝肾，阴虚生内热，故见潮热盗汗；热扰心神，故心烦失眠，烦躁不安；气虚则神疲乏力，饮食不思，身体消瘦，面色萎黄；肝气不疏，则胁胀脘闷，舌红少津，苔白，脉弦细微数，均为阴虚内热之象。综合以上分析，本证病位在肝肾；病性属阴虚＋

热。辨证：肝肾阴虚，虚火内生证。

治法：滋养肝肾，清热疏肝。

方药：一贯煎（《续名医类案》）加味。北沙参 15g，麦冬 15g，当归 15g，生地黄 30g，枸杞子 12g，川楝子 10g，丹皮 15g，地骨皮 15g，酸枣仁（捣）30g。水煎，分 3 次服，每日 1 剂，3 剂。

二诊：服完 1 剂后自觉全身舒服，已能入睡，服完 3 剂后，诸症悉减，情绪稳定，已有食欲，舌淡红，苔薄白，脉弦细。改为麦味地黄丸，每次 8 粒，一日 3 次，口服。

自汗、盗汗

自汗、盗汗是以汗液排泄失常为主症的一类病证。不因外界环境因素的影响，白昼时时汗出，动辄益甚者称为自汗；寐中汗出，醒来即止者称为盗汗。自汗多为气虚不固，盗汗多属阴虚内热。

一、辨证要点

1. 辨病位：病位主在肺卫，但亦涉及心（火）、肾（阴）。
2. 辨病性：虚或虚热。

二、辨证论治

1. 肺卫不固证

症候表现：自汗，汗出恶风，稍劳尤甚，易于感冒，倦怠乏力，面色少华，舌淡苔白，脉细弱。

辨证分析：肺气不足，卫表不固，营卫不和，故自汗，汗出恶风，易于感冒；动则耗气，气不摄汗，故劳则尤甚；面色少华，舌淡苔白，脉细弱，皆为气虚之候。说明病位在肺卫，病性属虚（不固）。辨证：肺卫不固证。

治法：益气固表。

方药：玉屏风散（《丹溪心法》）加味。黄芪 30g，党参 15g，白术 15g，防风 15g，浮小麦 30g，煅牡蛎（先煎）30g，桂枝 10g，白芍 10g，五味子 15g。

2. 阴虚火旺证

症候表现：夜寐盗汗，五心烦热，或兼午后潮热，两颧色红，口渴，舌红少苔，脉细数。

辨证分析：肾阴亏虚，虚火内灼，逼津外泄，故见夜寐盗汗；虚热内蒸，则午后潮热，两颧色红；阴虚津伤，故见口渴；舌红少苔，脉细数，皆为阴虚内热之候。说明病位在肾阴，病性属虚、火。辨证：阴虚火旺证。

治法：滋阴降火。

方药：当归六黄汤（《兰室秘藏》）加减。当归 15g，生地 15g，熟地 15g，白芍 15g，山萸肉 15g，山药 15g，胡黄连 10g，黄芩 10g，黄柏 10g，五味子 15g，乌梅 15g，煅牡蛎（先煎）30g，浮小麦 30g。

加减：若潮热甚加秦艽、银柴胡、白薇。

三、验案举隅

验案 77

赵某　男　16 岁　初诊日期：2015 年 4 月 25 日

自汗多已 8 年，加重 1 年余。患者从小爱出汗，近年来稍事活动或稍一紧张即大汗淋漓，考试时手汗常将试卷湿透，平日易感冒，其他无不适，面色萎黄，舌淡红，苔薄白，脉细弱。

辨证分析：肺气不足，卫表不固，营卫不和，故自汗多，易于感冒；肺金虚弱，肝木反侮，故稍一紧张即大汗淋漓，考试时手汗常将试卷湿透；动则耗气，气不摄汗，故稍事活动，即汗出不止；面色萎黄，舌淡苔白，脉细弱，皆为气虚之候。说明病位在肺卫，病性属虚（不固）。辨证：肺卫不固证。

治法：益气固表，平肝止汗。

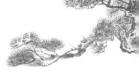

方药：玉屏风散加味。生黄芪 30g，党参 15g，白术 15g，浮小麦 30g，龙齿（先煎）30g，煅牡蛎（先煎）30g，银柴胡 15g，白芍 12g，五味子 15g。水煎服，14 剂。

外用：苦参 30g，蛇床子 30g，枯矾 30g，五倍子 30g。煎水泡手足，每天 1~2 次。

复诊：自汗明显减少，手足已不出汗，且精神、食欲俱增，面色微黄，舌淡苔白，脉细弱。患者对治疗很有信心，继以原方 14 剂。

三诊：进入五月，天气逐渐变热，但患者出汗明显减少，对治疗很有信心，唯每逢考试，多有失眠，查面带红润，舌红苔白，脉细微数。原方去银柴胡，加炒酸枣仁（捣）30g，合欢皮 15g，夜交藤 15g。水煎服，14 剂。

腰　痛

　　腰痛是以腰部疼痛为主要症状的一类病证。其病因有外感、内伤、跌仆挫闪。其发病常以感受外邪、肾虚为本，跌仆闪挫为标。

　　腰痛是一个症状，在临床上常见引起腰痛的疾病有腰肌劳损、腰椎骨质增生、腰椎间盘突出症、脊椎滑脱症、强直性脊柱炎、风湿性疾病和类风湿性疾病等。凡以腰痛为主要症状者，可参照本节辨证论治。

一、辨证要点

　　1. 辨病位：腰为肾之府，由肾之精气所充养。故腰痛的病位主要在肾，并与足太阳膀胱经、任、督、冲、代诸经脉相关。

　　2. 辨病性：外感腰痛多因风、寒、湿、热、瘀阻滞经脉，导致气血运行不畅。多起病较急，腰痛明显，常伴表证，多属实证。若腰痛沉重，难以转侧者，以湿为主；腰部冷痛，得热缓解者，以寒为主；腰部热痛，身热汗出，小便赤涩者，以湿热为主。内伤腰痛，多起病隐袭，腰部酸痛，病程缠绵，常伴有肾阴阳虚损症候者，多属肾虚。腰痛由跌仆闪挫引起，疼痛剧烈、部位固定者，属血瘀。

二、辨证论治

1. 寒湿伤肾证
症候表现：腰部冷痛重着，转侧不利，静卧病痛不减，遇寒冷或阴雨天疼痛即加重，舌淡，苔白厚，脉缓。

辨证分析：寒湿痹阻，气滞血瘀，经脉不畅，故腰部冷痛重着，转侧不利；寒湿为阴邪，得阳始化，得阴则寒湿停滞，故静卧病痛不减；阴雨气候，水湿偏盛，内外相合，故腰痛加剧；舌淡，苔白厚，脉缓，均为寒湿之候。说明病位在肾，病性属寒湿。辨证：寒湿伤肾证。

治法：散寒祛湿，温经通络。

方药：独活寄生汤（《备急千金要方》）加减。独活 15g，桑寄生 15g，杜仲 15g，牛膝 15g，细辛 10g，秦艽 15g，茯苓 15g，桂枝 15g，防风 15g，川芎 15g，党参 15g，当归 15g，白芍 15g，生地 15g，甘草 6g。

加减：若病久疼痛较剧，加制川乌、制草乌、白花蛇、地龙、红花。

2. 湿热痹阻证

症候表现：腰为肾之府，腰部疼痛，重着而热，暑湿阴雨天气症状加重，活动后或可减轻，身体困重，口苦烦热，小便短赤，舌质红，苔黄腻，脉濡数或弦数。

辨证分析：湿热蕴结，经气不畅，筋脉失舒，故见腰部疼痛，重着而热；湿热当令之际，内外之邪相引，故气候湿热偏盛时疼痛加重；湿热蕴结中焦，则见口苦烦热；湿热下注，则小便短赤。舌质红，苔黄腻，脉濡数或弦数，皆为湿热之候。说明病位在肾，病性属湿热，辨证：湿热痹阻证。

治法：清热利湿，舒筋止痛。

方药：四妙丸加减。苍术 15g，黄柏 15g，川牛膝 15g，薏苡仁 30g，木瓜 15g，络石藤 30g，炒元胡 15g。

加减：小便不利者，加萆薢、猪苓；湿热蕴久，耗伤阴津者，酌加生地、女贞子、旱莲草。

3. 瘀血痹阻证

症候表现：腰痛剧烈，痛有定处，痛处拒按，不可转侧，日轻夜重，舌质紫暗，或有瘀斑，脉涩。部分患者有跌仆闪挫病史。

辨证分析：足太阳膀胱经、任、督二脉皆循行于腰脊，瘀血阻滞，经脉痹阻，不通则痛，故腰痛剧烈，痛有定处，不可转侧；瘀血内阻，故痛处拒按；入夜阴盛，气滞血瘀加重，故疼痛日轻夜重；舌质紫暗，或有瘀斑，脉涩，均为气滞血瘀之候。说明病位在肾，在血，病性属瘀。辨证：瘀血痹阻证。

治法：活血化瘀，通络止痛。

方药：身痛逐瘀汤（《医林改错》）加减。当归20g，川芎15g，桃仁15g，红花15g，鸡血藤15g，香附10g，没药15g，五灵脂15g，地龙15g，牛膝15g。

加减：若新近有腰部跌仆闪挫病史，可加用云南白药兑服；若兼有风湿，加独活、秦艽、狗脊；腰痛日久，肾气亏损，腰膝酸软者，加桑寄生、杜仲；瘀血较重者，加全蝎、蜈蚣、白花蛇。

4. 肾阴亏虚证

症候表现：腰部隐隐作痛，酸软无力，缠绵不愈，伴心烦失眠，口燥咽干，手足心热，面色潮红，舌红少苔，脉弦细数。

辨证分析：腰为肾之府，肾阴不足，不能濡养腰脊，故见腰部隐隐作痛，酸软无力，缠绵不愈；肾阴亏虚，虚火上炎，则见心烦失眠，口燥咽干，手足心热，面色潮红；舌红少苔，脉弦细数，皆为阴虚内热之候。说明病位在肾阴，病性属虚。辨证：肾阴亏虚证。

治法：滋补肾阴，濡养筋脉。

方药：左归丸加减。熟地30g，枸杞子15g，山萸肉15g，山药 15g，菟丝子 15g，龟板胶（先煎）30g，怀牛膝 15g，杜仲 15g，续断 15g。

加减：若肾阴不足，相火偏亢，加知母、黄柏。

5. 肾阳虚衰证

症候表现：腰部隐隐作痛，酸软无力，缠绵不愈，喜温喜按，伴畏寒肢冷，面色㿠白，舌淡苔白，脉沉细无力。

辨证分析：肾阳不足，不能温煦筋脉，筋脉失养，故腰部隐隐作痛，酸软无力，缠绵不愈，喜温喜按；肾阳虚衰，不能温煦全身，故畏寒肢冷，面色㿠白；舌淡苔白，脉沉细无力，皆为阳虚之候。说明病位在肾阳，病性属虚。辨证：肾阳虚衰证。

治法：温补肾阳，填精益髓。

方药：右归丸（《景岳全书》）加减。黑附片（先煎）20g，肉桂 15g，鹿角胶（烊化）25g，杜仲 15g，续断 15g，菟丝子 15g，枸杞子 15g，熟地 30g，山萸肉 15g，山药 15g。

加减：若肾虚及脾，导致脾气亏虚，表现疲乏无力，食欲不振，加黄芪、党参、炒白术、茯苓。

提示：治疗本病，除内治外，尚可配合针灸、按摩、理疗、拔火罐、膏贴、药物熏洗等方法综合治疗，效果较好。

三、验案举隅

验案 78

毕某　男　38 岁　初诊日期：2014 年 11 月 15 日

腰痛半月余，患者于半月前下农村工作，由于腰部受凉，突发腰痛，转侧不利，在招待所腰部热敷，自服芬必得胶囊，略有缓解，遂回兰州诊治，就诊时舌质淡红，苔白厚，脉沉缓。

辨证分析：腰为肾之府，风、寒、湿邪客于腰肌，导致腰部气血运行不畅，经脉痹阻，故腰痛，转侧不利；寒湿为阴邪，得阳始化，得阴则滞，故热敷后腰痛略有缓解；舌淡红，苔白厚，脉沉缓，均为寒湿之候。说明病位在肾，病性属寒湿。辨证：寒湿伤肾证。

治法：散寒祛湿，温经通络。

方药：独活寄生汤加减。独活 15g，桑寄生 15g，杜仲 15g，牛膝 15g，细辛 10g，秦艽 15g，茯苓 15g，桂枝 15g，防风 15g，川芎 15g，党参 15g，当归 15g，白芍 15g，生地 15g，炒元胡 15g，甘草 6g。水煎服，7 剂。

复诊：服药后腰痛明显减轻，行走、侧身已灵活，仍喜热畏寒，舌淡红，苔白厚，脉缓。继服原方 14 剂。

三诊：腰已不痛，自觉比别人怕冷，稍遇寒冷或吃点凉东西即腹泻，舌质淡红，苔白稍厚，脉沉细。病位在脾胃，病性属虚寒。辨证：脾胃虚寒证，治宜温阳祛寒，补气健脾。方用桂附理中丸加减，药用：黑附片（先煎）15g，党参 30g，肉桂 10g，炮姜 15g，炒白术 30g，炙甘草 6g，焦枣 3 枚。水煎服，14 剂。

验案 79

庞某　男　30 岁　初诊日期：2014 年 7 月 20 日

腰痛 2 天，2 天前抬柜子时不慎将腰扭伤，突然腰痛如刺，痛有定处，不可转侧，自服止痛药无效，就诊于门诊。检查时患者活动受限，腰部拒按，舌质暗红，苔微黄，脉沉涩。

辨证分析：患者有明显腰部扭伤史，扭伤导致瘀血阻滞，经脉痹阻，不通则痛，故腰痛如刺，痛有定处，不可转侧；瘀血内阻，故痛处拒按；舌质暗红，苔微黄，脉沉涩，均为气滞血瘀之候。说明病位在血分，病性属瘀。辨证：瘀血痹阻证。

治法：活血化瘀，通络止痛。

方药：身痛逐瘀汤加减。当归 20g，川芎 15g，桃仁 15g，红花 15g，鸡血藤 15g，香附 10g，乳香 15g，没药 15g，五灵脂 15g，刘寄奴 15g，牛膝 15g。水煎服，7 剂。云南白药 0.5g，一日 3 次。

复诊：服药 3 剂，疼痛明显减轻，7 剂服完已无疼痛。今天主要是带母亲来看病。

验案 80

盛某　男　60 岁　初诊日期：2015 年 11 月 15 日

腰痛半月余。腰部疼痛，腰肌僵硬，遇寒加重，得热缓解，平日畏寒肢冷，喜温喜暖，面色㿠白，舌质淡红，苔白稍厚，脉沉细弱。

辨证分析：肾阳亏虚，命门火衰，不能温煦筋脉，筋脉失养，故腰部疼痛，腰肌僵硬，遇寒加重，得热缓解；肾阳虚衰，不能温煦全身，故畏寒肢冷，面色㿠白；舌质淡红，苔白稍厚，脉沉细弱，皆为阳虚之候。说明病位在肾阳，病性属虚寒。辨证：肾阳虚衰证。

治法：温补肾阳，填精益髓。

方药：右归丸加减。黑附片（先煎）20g，肉桂 15g，鹿角胶（烊化）25g，杜仲 15g，续断 15g，菟丝子 15g，枸杞子 15g，熟地 30g，山萸肉 15g，山药 15g。水煎服，14 剂。外用热力暖贴，每日 1 贴。

复诊：服药兼用热力暖贴后，腰痛明显减轻，腰肌松软，走路能伸直腰，仍感畏寒肢冷，食欲欠佳，舌质淡红，苔白稍厚，脉沉细弱。继以原方加党参 20g，炒白术 15g，茯苓 15g。14 剂。

三诊：服药 4 周，腰已不痛，精神、食欲俱增，舌质淡红，苔白稍厚，脉沉细，患者要去海南过冬，要求带成药治疗，遂予金匮肾气丸和独活寄生丸以巩固治疗。

关 节 痛

中医称关节痛为痹证。其是由于风、寒、湿、热等邪气痹阻经络，导致肢体筋骨、关节、肌肉发生疼痛、重着、酸楚、麻木，或关节屈伸不利、僵硬、肿大、变形等症状的一种疾病。

一、辨证要点

1. 辨病位：肝主筋，肾主骨，脾主肌肉。故本证病位主在肝、肾、脾，当此三脏的气血运行不畅，均可发为痹证。

2. 辨病性：病性主要为风、寒、湿、热等邪气痹阻经脉，导致肢体筋骨、关节、肌肉等处发生疼痛、重着、酸楚、麻木，或关节屈伸不利、僵硬、肿胀、变形等症状。

风邪胜着称行痹，病位偏上，表现为疼痛游走不定；寒邪偏胜者称痛痹，表现为疼痛较甚，痛有定处，遇寒加重；湿邪偏胜者称着痹，病位偏下，表现为关节酸痛、重着、肿胀；热邪偏胜者称热痹，表现为关节红肿热痛；痰湿偏重，则关节疼痛，反复消长，肿胀局限，或见皮下结节；瘀血偏重者，则见关节肿胀、僵硬、疼痛不移，夜间痛甚，或舌有瘀点、瘀斑。

二、辨证施治

1. 风寒湿痹（风邪偏胜——行痹）

症候表现： 肢体关节、肌肉疼痛酸楚，屈伸不利，疼痛呈游走性，可累及肢体多个关节，发病初期可见恶风、发热、头

286

痛等表证，舌质淡红，苔薄白或白腻，脉浮缓。

辨证分析：风邪偏盛，兼夹寒湿，留滞经脉，痹阻气血，故关节、肌肉疼痛酸楚，屈伸不利，疼痛呈游走性，可涉及肢体多个关节；风胜则卫气不固，营卫失和，则可见恶风、发热、头痛等表证。说明病位在关节，病性属风寒湿（风邪偏胜）。辨证：风寒湿痹（行痹）。

治法：祛风通络，散寒除湿。

方药：防风汤（《宣明论方》）加减。防风15g，麻黄15g，秦艽15g，桂枝15g，葛根30g，当归15g，茯苓30g，薏苡仁30g，甘草6g，生姜3片，大枣3枚。

加减：若以腰背酸痛为主，加杜仲、续断、桑寄生、淫羊藿；关节红肿热痛者，宜用桂枝芍药知母汤。

2. 风寒湿痹（寒邪偏胜——痛痹）

症候表现：肢体关节疼痛，痛势较剧，部位固定，遇寒则痛甚，得热则缓解，肢体沉重，关节屈伸不利，舌质淡，苔薄白，脉弦紧。

辨证分析：寒邪偏盛，兼夹风湿，留滞经络，痹阻气血，故肢体关节疼痛，痛势较剧，部位固定，遇寒则痛甚，得热则缓解；湿性重着、黏滞，流注关节经络，故肢体沉重，关节屈伸不利；舌质淡，苔薄白，脉弦紧，为寒邪偏胜之候。说明病位在经络，病性属风寒湿（寒邪偏胜）。辨证：风寒湿痹（痛痹）。

治法：散寒通络，祛风除湿。

方药：乌头汤（《金匮要略》）加减。制川乌（先煎）15g，制草乌（先煎）15g，麻黄12g，细辛10g，桂枝15g，白芍12g，黄芪30g，当归15g。

提示：制川乌、制草乌的祛寒止痛效果较好，其用法是：

病程短，病情轻者，用量 10~15g 即可；病程长，病情重，心、肝、肾功能正常者，用量可达 15~20g。煎药时应先煎半小时为宜。

3. 风寒湿痹（湿邪偏胜——着痹）

症候表现： 肢体关节、肌肉酸楚、重着、疼痛，关节肿胀，屈伸不利，肌肤麻木不仁，舌质淡，苔白腻，脉濡缓。

辨证分析： 湿邪偏盛，兼夹风寒，留滞经脉，痹阻气血，故见肢体关节、肌肉酸楚、重着、疼痛，关节肿胀，屈伸不利；风湿相搏，气血失和，则肌肤麻木不仁；舌质淡，苔白腻，脉濡缓，均为湿浊之候。说明病位在关节，病性属风寒湿（湿邪偏胜）。辨证：风寒湿痹（着痹）。

治法： 除湿通络，祛风散寒。

方药： 蠲痹汤（《医学心悟》）加减。羌活 15g，独活 15g，桂枝 15g，秦艽 15g，当归 15g，川芎 15g，海风藤 30g，桑枝 30g，乳香 15g，木香 10g，制没药 15g，炙甘草 6g。水煎服。

加减： 若关节肿胀甚，加猪苓、萆薢；肌肤麻木不仁者，加豨莶草、海桐皮；小便不利，肢体浮肿者，加茯苓、泽泻、车前子。

4. 风湿热痹证（热邪偏盛——热痹）

症候表现： 关节红肿热痛，痛不可触，活动受限，可有皮下结节或红斑，常伴有发热、恶风、汗出、咽喉疼痛等全身症状，舌红，苔黄或黄腻，脉滑数。

辨证分析： 风湿热邪壅滞经脉，气血痹阻不通，故见关节红、肿、热、痛，痛不可触，活动受限；湿热互结，故有皮下结节或红斑；发病初期，常因风热袭肺，故见发热、恶风、汗出、咽喉疼痛等全身症状；舌红，苔黄或黄腻，脉滑数，均为湿热之候。说明病位在关节，病性属风、湿、热。辨证：风湿热痹证。

治法：清热祛湿，祛风通络。

方药：白虎加桂枝汤（《金匮要略》）合宣痹汤（《温病条辨》）加减。生石膏（先煎）30g，知母15g，黄柏15g，连翘15g，桂枝15g，防己15g，杏仁15g，薏苡仁30g，滑石（包）30g，赤小豆30g，蚕沙15g，威灵仙15g。

加减：若出现皮肤红斑，加生地、丹皮、赤芍、紫草；关节肿甚者，加猪苓、苍术。

5. 湿热瘀阻证（湿热偏胜）

症候表现：起病急骤，单侧蹰趾关节或踝关节、膝关节，突发红肿热痛，可有关节腔积液，固定不移，夜间痛甚，时重时轻，反复发作，也可伴发热，多见于体型肥胖的中老年男性，舌质暗红，苔微黄厚腻，脉弦数。

辨证分析：常因饮食不节，膏粱厚味，导致湿浊互结，进而化热，湿热瘀阻经络，故见单侧蹰趾关节或踝关节、膝关节，红肿热痛，关节腔积液；湿浊瘀阻，脉络不畅，不通则痛，故疼痛固定不移，夜间痛甚；湿热之邪好聚好散，故见疼痛时重时轻，反复发作；湿热熏蒸，故而发热；舌质暗红，苔微黄厚腻，脉弦数，均为湿热之候。说明病位在关节，病性属湿热。辨证：湿热瘀阻证。

治法：清热祛湿，化瘀止痛。

方药：泄浊化瘀汤加减（经验方）。萆薢30g，薏苡仁30g，土茯苓30g，威灵仙15g，赤芍15g，土鳖虫10g，桃仁15g，地龙15g。

加减：若疼痛剧烈，加元胡、五灵脂、没药、全蝎、蜈蚣；关节僵硬，结节坚硬者，加炮山甲、露蜂房、蜣螂；症候偏热者，加生地、知母、水牛角、寒水石；症候偏寒者，加制川乌、制草乌、桂枝、细辛。

提示：湿热瘀阻证类似痛风性急性关节炎，临证可参照治疗。

附

骨性关节炎洗剂方：治疗关节痛，除内服中药外，尚可配合外用药治疗疗效更好。本方有活血化瘀，疏通气血，祛风除湿，消肿止痛之功效，用于各种关节疼痛。

骨性关节炎洗剂：制川乌 10g，威灵仙 30g，海桐皮 30g，川牛膝 30g，独活 20g，三棱 20g，莪术 20g，乳香 20g，没药 20g，土鳖虫 15g，红花 15g，舒筋草 30g。若偏重风寒者，加防风 20g，细辛 15g；偏气血虚者，加黄芪 30g，当归 20g；偏肾阳虚者，加淫羊藿 20g，杜仲 20g，肉苁蓉 20g；偏阴虚者，加女贞子 20g，菟丝子 20g；偏血瘀者，加桃仁 20g；痰湿偏重者，加苍术 20g，地龙 20g；湿热偏重者，加土茯苓 30g，薏苡仁 30g，蜂房 30g。

用法：上方加水 3000ml 浸泡半小时，然后煎 30 分钟，趁温热熏洗并热敷患膝关节 20 分钟，早晚各 1 次，10 剂为一疗程。

三、衷中参西

西医学中的风湿热、类风湿关节炎、反应性关节炎、肌纤维炎、强直性脊柱炎、痛风、骨性关节炎等出现痹阻的临床表现时，均可参照本节辨证论治。

四、验案举隅

验案 81

藤某　男　51 岁　初诊日期：2015 年 11 月 25 日

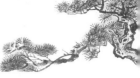

双膝关节疼痛 2 年余，天气寒冷时疼痛较剧，活动受限，关节屈伸不利，天热时自会减轻，平日自觉肢体沉重，怕冷，舌淡红，苔白厚，脉沉弦。

辨证分析：风寒湿客于肌表，阻于经络，气血运行不畅，故双膝关节疼痛，痛势较剧，遇寒则痛甚，得热则缓解；湿性重着、黏滞，流注关节经络，故肢体沉重，关节屈伸不利；寒为阴邪，伤及阳气，故怕冷；舌淡红，苔白厚，脉沉弦，为寒湿偏盛之候。说明病位在足厥阴肝经，病性属风寒湿（寒邪偏胜）。辨证：风寒湿痹（痛痹）。

治法：散寒通络，祛风除湿。

方药：乌头汤加减。制川乌（先煎）15g，制草乌（先煎）15g，麻黄 15g，细辛 10g，桂枝 15g，白芍 12g，川牛膝 15g，黄芪 30g，当归 15g，制没药 15g。水煎 2 次兑匀，分 3 次温服，14 剂。

复诊：服药后双膝关节疼痛减轻，活动较轻便，舌淡红，苔白厚，脉沉弦。原方加茯苓 15g，炒白术 15g。14 剂。

三诊：双膝关节疼痛明显减轻，活动也较轻便，时至寒冬，病情不仅未加重反倒明显减轻，治病有了信心，心情也较前愉悦，舌淡红，苔薄白，脉沉弦。原方制川乌、制草乌剂量减为 10g，麻黄 10g，继服 14 剂。

四诊：双膝关节已不痛，要求服中成药巩固疗效，遂予风湿寒痛片，每次 5 片，一日 3 次，口服。

验案 82

路某　男　14 岁　初诊日期：2015 年 4 月 8 日

膝关节红肿热痛 1 周。患者于半月前发热，咽痛，扁桃体发炎，就诊于某医院，予抗生素口服治疗，咽痛减轻，1 周前出现左膝关节红肿热痛，痛不可触，活动受限，咽喉干痛，检查：

扁桃体Ⅲ度肿大，充血，有脓点，舌质红，苔黄厚，脉细数，左膝关节红肿，皮肤发热。血常规检查：血白细胞 11.70×10^9/L，中性 0.84；ASO>800U，CRP 阳性，尿检：正常。西医诊断：急性风湿热。

辨证分析： 风湿热邪壅滞经脉，气血痹阻不通，故见关节红、肿、热、痛，痛不可触，活动受限；发病初期，常因风热袭肺，故见发热、咽喉疼痛等症状；舌红，苔黄厚，脉细数，均为湿热之候。说明病位在关节，病性属风、湿、热。辨证：风湿热痹证。

治法： 清热祛湿，祛风通络。

方药： 白虎加桂枝汤合宣痹汤加减。生石膏（先煎）30g，知母 10g，黄柏 10g，连翘 15g，桂枝 10g，苍术 15g，防己 10g，杏仁 10g，元参 10g，僵蚕 15g，马勃 10g，薏苡仁 30g，滑石（布包）30g，赤小豆 30g，蚕沙 15g，威灵仙 10g。水煎服，7 剂。配合外用关节炎洗剂热敷膝关节，每日 1 次。

复诊： 左膝关节红肿热痛明显减轻，患者已能下地。咽喉已不痛，检查：扁桃体Ⅲ度肿大，无充血，舌质红，苔微黄，脉细数，继服原方 7 剂。

三诊： 膝关节红肿热痛完全消除，活动自如，乏力，纳差，大便稀，舌质淡红，苔白稍厚，脉沉细微数。复查：血白总分正常，ASO<500U，CRP 阴性。治以益气健脾，方用六君子汤加减，药用：党参 15g，炒白术 15g，陈皮 10g，茯苓 10g，炒麦芽 15g，焦山楂 15g，炙甘草 5g，生姜 3 片，焦枣 3 枚。水煎服，7 剂。

验案 83

钟某　男　35 岁　初诊日期：2016 年 3 月 10 日

左踇跖关节红肿剧痛 1 天。患者于昨天与友人吃饭，饮酒

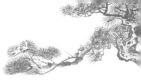

过多，于半夜突发左踇跖关节剧烈疼痛，局部发热、红肿，全身发热，遂来门诊求治，患者体型肥胖，舌质暗红，苔微黄厚腻，脉弦数。平日喜欢饮酒、吃肉。血脂、尿酸一直偏高。急查血尿酸 520μmol/L，西医诊断：痛风。

辨证分析：常因饮食不节，膏粱厚味，导致湿浊互结，进而化热，湿热瘀阻经络，故见单侧踇跖关节，红肿热痛，关节腔积液；湿浊瘀阻，脉络不畅，不通则痛，故疼痛固定不移，夜间痛甚；湿热熏蒸，故而发热；舌质暗红，苔微黄厚腻，脉弦数，均为湿热之候，说明：病位在关节，病性属湿热。辨证：湿热瘀阻证。

治法：清热祛湿，化瘀止痛。

方药：泄浊化瘀汤加减（经验方）。忍冬藤 30g，川草薢 30g，薏苡仁 30g，土茯苓 30g，威灵仙 15g，赤芍 15g，土鳖虫 10g，桃仁 15g，地龙 15g，元胡 15g，没药 15g。水煎服，7 剂。局部涂擦吲哚美辛搽剂。

复诊：左踇跖关节剧痛明显减轻，红肿也有减轻，已不发热，舌质红，苔微黄厚，脉弦数。原方去忍冬藤，继服 7 剂。

三诊：左踇跖关节红肿全消，已不疼痛，它无不适，舌质红，苔微黄，脉弦微数。上方去元胡、没药，加泽兰 15g，佩兰 15g，水煎服 7 剂。嘱饮食清淡，戒酒。

四诊：无症状，复查血清总胆固醇 6.8mmol/L，三酰甘油 3.6 mmol/L，血尿酸 520μmol/L，舌质红，苔微黄，脉弦微数。予排尿酸汤（作者经验方）加减：车前草 30g，威灵仙 15g，土茯苓 30g，赤芍 30g，制没药 15g，川牛膝 15g，土鳖虫 10g，地龙 15g。幸伐他汀 20mg，睡前服。

附录　汤药的煎煮、服用方法

汤剂具有组方灵活、起效快、易吸收的特点，仍为目前中医临床用药的主要剂型。汤药煎煮方法是否正确，与临床疗效和安全有密切关系。

汤药的煎煮方法如下。

1. 器皿以砂锅、陶瓷锅、搪瓷锅为佳，不宜使用铁、铜、铝锅。

2. 加水量以浸过药面 2cm 为宜，凡以花、叶、茎类为主的药物浸泡 30 分钟，矿物类、贝壳类药物，浸泡 2 小时为宜。

3. 煎煮方法：先用武火煎至煮沸后改用文火煎煮，使药液保持微沸状态。煎煮时间根据药物质地而定，凡以花、叶、茎类为主的药物，文火煎煮 20 分钟即可，凡矿物类、贝壳类及根块类药物，用文火煎煮 30 分钟，共煎 2 次，将两次的药液兑匀，分 3 次温服。

4. 特殊药物煎法：附子、川乌、草乌类有毒性的药物，用开水浸泡，并先煎半小时，然后与其他药物合并再煎 2 次，每次半小时。

凡气味芳香，含挥发油成分的药物，如藿香、豆蔻、肉桂、大黄等，应在药物煎好前 15 分钟投入药锅，不宜长时间煎煮。

对质地轻、细小的种子类药物，如蒲黄、车前子、苏子等，绒毛类药物如辛夷、旋覆花，以及易粘锅糊化的药物，如五灵脂、灶心土，均应用纱布包煎。

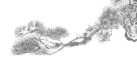

胶质类药物如阿胶、鹿角胶、龟板胶等，应采取烊化方法，即将药物捣碎放入水杯中，隔水煎煮，熔化后兑入药液服用。

5. 服药方法：治疗外感性疾病的发汗类药物，宜饭前半小时服用；补益类药物宜饭后半小时服用；安神类药物宜睡前半小时服用。

6. 服药次数：一般以一日 3 次为宜。对恶心、呕吐患者，宜少量多次服用，即将一日量分为多次，每次少量服用，药温不宜过热。

主要参考文献

1. 刘宝厚 . 杏林耕耘拾珍 . 病位病性辨证精要 [M]北京 : 人民卫生出版社 .2017 : 113~166.
2. 张伯礼 , 薛博瑜 . 中医内科学 (第二版) [M]北京 : 人民卫生出版社 .2013.

08柽